陆拯 著

陈明显 傅睿
薛今俊 陆举 整理

陆拯 临床医学丛书

毒证论

第 2 版

全国百佳图书出版单位
中国中医药出版社
·北京·

图书在版编目（CIP）数据

毒证论 / 陆拯著 ; 陈明显等整理 . -- 2 版 . -- 北京：
中国中医药出版社 , 2024.6
（陆拯临床医学丛书）
ISBN 978-7-5132-8766-1

Ⅰ . ①毒… Ⅱ . ①陆… ②陈… Ⅲ . ①中医病理学
Ⅳ . ① R228

中国国家版本馆 CIP 数据核字 (2024) 第 087040 号

中国中医药出版社出版
北京经济技术开发区科创十三街 31 号院二区 8 号楼
邮政编码　100176
传真　010-64405721
山东临沂新华印刷物流集团有限责任公司印刷
各地新华书店经销

开本 787×1092　1/16　印张 14　字数 278 千字
2024 年 6 月第 2 版　2024 年 6 月第 1 次印刷
书号　ISBN 978 - 7 - 5132 - 8766 - 1

定价　68.00 元
网址　www.cptcm.com

服 务 热 线　010-64405510
购 书 热 线　010-89535836
维 权 打 假　010-64405753

微信服务号　zgzyycbs
微商城网址　https://kdt.im/LIdUGr
官 方 微 博　http://e.weibo.com/cptcm
天猫旗舰店网址　https://zgzyycbs.tmall.com

如有印装质量问题请与本社出版部联系（010-64405510）

内容提要

本书重点论述以毒邪为基础，以毒证为核心的毒理学说，在病因病机上详细阐述毒邪的危害性不同种类及各种特征等。在辨证上，该书增添了新的"四层辨证法"，以拓宽辨证视野。同时，为了全面掌握毒邪的多变性，又列举了毒邪的不同特殊症状，多角度观察毒邪的变化。在治法选方用药上，介绍了毒邪的特殊治法与有效药物和解毒验方110余首，并附有验案以资印证。全书有上中下3卷，计11章。上卷为通议篇，列有绪论、毒邪究源、毒证特征、辨毒纲要4章；中卷为治法篇，列有治毒原则、治毒方法、解毒要药3章；下卷为临床篇，列有内、妇、儿等各科的应用4章。

此次为二版重订，第十一章中增加了"癌瘤术后辨治要法"内容，扩充了临床应用。

学验俱丰　锐意创新（代序）

——记老中医药专家、浙江省名中医陆拯主任中医师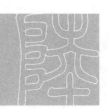

　　陆老先生 1938 年 1 月出生，浙江省湖州市人。现为全国老中医药专家学术经验继承工作指导老师，浙江省名中医，浙江省中医药研究院、浙江省立同德医院主任中医师，享受国务院政府特殊津贴；兼任浙江中医药大学教授，浙江省名中医研究院研究员，中医古籍出版社特约编审，日本陆拯汉方医学研究会顾问等。历任《浙江中医杂志》社主编兼社长、中华中医药学会学术委员会委员、全国中医编辑学会理事、全国中医各家学说专业委员会委员、全国中医文献学会委员会委员等。

　　陆氏早年师承宋代御医陈沂（陈木扇）第 27 代传人陈立功先生学习中医妇科和儿科，师从著名中医学家朱承汉先生学习中医内科和妇科 5 年，后又师从著名中医文献学家马继兴先生学习文献研究。他长期从事中医临床医疗和中医药文献研究工作，治学谨严，主张创新，在学说研究上，对中医毒理学说、脾胃学说、精气学说、激发肾气说、天癸学说，以及活血化瘀疗法和中药临床生用与制用的不同作用研究均有独特见解，其创新观点备受国内外中医药专家好评。在临床治病专长上，精于中医内科、妇科和儿科，擅长治疗萎缩性胃炎、肝胆病、心脑血管病、支气管炎、支气管哮喘、类风湿关节炎、肿瘤、顽固性口腔溃疡、不孕症、痛经、乳癖、更年期综合征等。陆氏在 50 多年的医药研究生涯中，除临床忙于诊务外，还勤奋好学，或读书研究，以博助专，读过古代医书 6000 多种，汲取和借鉴前贤经验；或笔耕不辍，著述己见，发掘前人精华，出版著作 6000 多万字。1998 年和 2002 年曾应邀去澳大利亚、日本讲学，深受欢迎。日本以他的姓名，专门成立了研究会，以研究他的学术思想。其著作颇多，已出版《毒证论》《脾胃明理论》《中药临床生用与制用》《症状辨证与治疗》《近代中医珍本集》（共 14 分册）《本草全录》（共 6 大集）《实用中医气病证治》《天癸病论与临床》等 20 余部著作，先后获国家级、省部级等科技成果奖和优秀图书奖 10 项。其中一等奖 4 项，二等奖 2 项，三等奖 2 项，中国国家图书奖 1 项。

录自《同德院报》2009 年 8 月 1 日

修订丛书前言

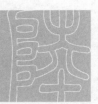

  陆拯临床医学丛书（共 5 册）是对中医学不断继承创新所取得的一些成果总结，尤以发展中医学术为根本，自问世以来，深受广大读者喜爱，并受到出版界的好评。该丛书编纂起于 20 世纪 70 年代，成书于 21 世纪初期。其中《症状辨证与治疗》出版最早，已问世 45 年；《中药临床生用与制用》已刊行 41 年，《脾胃明理论》已付梓 33 年，《毒证论》已面世 27 年，《天癸病论与临床》已出版 13 年。这 5 种临床医学书籍，未结集成丛书前，均出版于国内知名出版社，如人民卫生出版社、中国中医药出版社、中医古籍出版社、浙江科学技术出版社等，并多次单独重印。

  近些年来，癌瘤病变多发，较为猖獗，危害民众健康。此次修订，《毒证论》主要增加了第十一章第三节癌瘤术后疗法。临床所见常有八法：补气健脾，化湿解毒；益血养阴，清火解毒；脾肾双补，祛寒散毒；肝肾并补，清热疗毒；温肺益气，化痰解毒；疏肝利胆，调气解毒；益肾化浊，祛湿渗毒；清脑通络，坚骨疗毒。早手术，早调养，拔毒邪，祛痰湿，补气血，和阴阳，其理尽在此中。《天癸病论与临床》改名为《新天癸论》，增加"方剂索引"，便于查阅。其余订正错字误句，不再详述。

  总之，水平有限，敬希雅博，有以匡正。

苕溪医人　陆拯

2024 年 2 月于浙江省中医药研究院

浙江省立同德医院

一版丛书前言

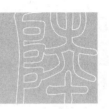

余不才，虽行医五十余载，尚时感不足。性好静，不善社交，既无豪言之壮语，又无闻达之厚望，以书为友，常亦乐陶陶。有曰勤奋读书，贵在不断实践，专心研探，重在发现新见；为医之道，旨在救死扶伤，其责任之重胜乎泰山是也。

俗曰人生有二苦，一也苦于贫穷，二也苦于疾病。余在孩童时已有所感触，每见患病之痛苦总是难以忘却。有见面无血色、形神憔悴，有见遍体虚肿、喘促乏力，有见咳嗽痰血、骨瘦如柴等诸如此类，历历在目。更有甚者，曾见一青年奄奄一息，据说为三代单传之后生，可能顷刻间有丧生之变，故而不久撒手人寰。于是举家上下，天昏地暗。其祖父母悲痛之极，欲哭无泪，并要亦死陪孙而去。更见其父母丧子之悲伤情感，其父自责上不能孝敬祖上，下不能保全子孙安康，我之罪孽；其母捶胸顿足，哭叫不绝，突然昏厥不省人事。余看到这些凄惨不堪的悲哀之象，便联想起医疗的重要性。人民的贫穷不是那么容易改变，是国之大事；而疾病虽属大事，民众若有志为医者，或可救治二三。由此，余对中医药产生了一些兴趣。在读中学时，每逢寒暑假阅读四小经典，即《药性赋》《汤头歌诀》《濒湖脉学》《医学三字经》，以及《内经知要》，认为这些书虽较为浅显，但内涵极其丰富。同时，要学好中医，必须先修古文，故习读《古文观止》《古文辞类纂》等著作。17岁时，余正式步入学医之路，兴奋有余，学习读书昼夜不辍。吾师曰："子勿浮躁，持之以恒，有志者事竟成。"告诫学习只有靠长期不懈的努力，才能完成学业。1959年，余学业初成，开始行医，自以为在学5年间，屡次考试成绩优异，在临床诊治中一定会得心应手，疗效卓著。不料，与之前所想大相径庭，所治者两成有效，八成无效。于是，余再请教老师指点，或转益多师，向其他老师请教解惑，以提高诊疗水平。

20世纪60年代初期，余虽然已掌握了中医学的基本内容，但对历代各家学说了解不多。因此，加倍努力，发奋读书，不仅向现代医家求教，而且还向古代医家学习，研究各家的学术思想和学术价值，同时还收集、揣摩诊法操作、辨治方法、用药法度，以及经验用方、用药等，重点以提高疗效为核心，但有时疗效确实难求。在治疗无效的情况下，自己从不气馁，认为是学之不广、不精之故，必须加强研读，坚信失败往往是成功的开始。在读书的过程中，又发现了多种书籍有良劣不同，所以又重视版本和校勘等问题。譬如，有些书籍的内容虽好，但版本较差，错字漏字甚多；有的版本虽早，但校勘不佳，差错较多；有的虽多次重印，却缺乏校勘，以讹传讹；有的校勘浮泛，讹误众多，脱字错简比比皆是；更有校勘中的普遍现象，即旧错得改，新误又增。亦有书贾觅人乱抄粗编，委托名人所著，以假充真，牟取暴利，可谓是非颠倒，祸亦不小。因此，读书还要重视文献研究，好书有益于人，差书害人不浅。同时，读书一遍不够，千遍不多，温故才能知新。只读书，不研究，囫囵吞枣般地不易消化，尤其如四大经典之《黄帝内经》《伤寒论》《金匮要略》《神农本草经》（有以《温病条辨》代之，似只有医而无药了），必须进行系统研究，以历代医家的不同见解注释，分析归纳，了解精华实质，又紧密联系临床实际。即读之后勤研究，研之后勤应用，使之读、研、用达到统一。因此，只会读书，不会动手，不去研究，不做实践，不知书本理论正确与否，甚至可致书读得愈多愈糊涂。所以余在读书之时，极为重视理论研探、临床观察及实际运用价值，一边读书，一边研究，一边实践，周而复始，遇有心得体会或失败教训，总是及时总结，对己对人均有裨益。对人者有启发，可借鉴；对己者有提高，可教训。久而久之，由少至多，集腋成裘，年二十七，初有著述，并非沽名钓誉，实是有感而发。

余曾有耳闻，以重视理论者，鄙视临床，嗤之以鼻，认为只会治病，不知其理，武夫之悲；而又一从事临床者，则蔑视理论无用。某某曰，之乎者也，纸上谈兵，口舌之徒。实际上是五十步笑百步，两者均为偏见，甚至是认识上的错误。理论并非是臆测空洞之说，而是来源于反复实践，有系统的总结，有明确的结论；临床医疗并非是个人的感性经验，而是在理论的指导下，结合操作规程，有序进行诊断与治疗。因此，两者不可分割，有因果关系，有互相补充、相互提高的作用。如不断实践，可以出现新的认识、新的见解，再经验证为新的认识、新的见解，正确可靠，又可充入理论，使理论更丰富完美；新的理论又可进一步指导临床，开创新的疗法或进一步提高疗效，故两者同等重要。同时，读书有规矩之书和活法之书。规矩之书是不可不读，无法替代；活法之书量力而行，最好亦要多读。规矩之书，是中医学的基础性根本著作，不读此类书籍，无法了解中医药学，诸如四大经典以及古时各代的代表性著作、现代各高校的教材等；活法之书，极为广泛，包括历代各家著作，尤其有特色，有观点，条理清楚，实用价值高之著作，读之能活跃思维，开拓眼界，并且此类书籍还可补充规矩之作受时代或社会的限制或不足，可充入相对新的内容，促进中医药学的发展。

对于著书立说，余不敢妄为，既无大医之风范，又无名家之技能，仅在平凡医事活动中，有感则随笔，有验则随记，或有新见，亦即录之。2009年10月，中国中医药出版社学术编辑室华中健主任来函，建议余出版临床医学丛书，先以20世纪70年代至90年代中期选择部分著作适当修订为丛书之初集。余知华先生热爱中医药出版事业，大江南北了如指掌。余恭敬不如从命，欣然赞同。因此，一为着手选书，重点是以临床实用价值高，理论实践兼顾，医药紧密结合，疾病辨治、证候辨治、症状辨治并重，特色鲜明，操作性强为宗旨。二为修订工作，在保持原貌的情况下，重点改正错字别字，删去不必要的衍文，增加必要的内容，使书稿质量有所提高。入选之书有四种，即《毒证论》《脾胃明理论》《症状辨证与治疗》《中药临床生用与制用》。这四书内容各有侧重，有理论创新研究，有学术系统研究，有具体症状辨治研探，有药物生制不同用法研探，但均围绕以临床应用与实际使用价值为中心。

上述四书曾在 20 世纪 70 年代至 90 年代中期由人民卫生出版社、中医古籍出版社、浙江科学技术出版社出版，并多次重印。其中《症状辨证与治疗》印数达 10 万多册。在此，谨向上述三家出版社深表谢意，亦感谢中国中医药出版社热忱出版此丛书。此外，本书在修订过程中又得到后起之秀方红主任、陈明显博士复核原文和校对工作，在此亦深表谢意。

一个人的认识总是肤浅，一个人的水平总是有限。书中缺点错误在所难免，敬希海内雅博，有以匡正为幸。

陆拯

2011 年 11 月 12 日于浙江省中医药研究院

一版前言

中医学的产生和发展，是从远古偶然或有目的地观察发现，至春秋战国以后，不断发掘整理，继承提高，补充完善，逐渐形成了中医学的独特理论体系。早在《黄帝内经》中已记载了生理、病理、诊断、治疗和预防等重要内容，奠定了基本的医疗体系。至汉代张仲景在总结前人经验基础上，结合个人体会，撰写了《伤寒杂病论》，提出了外感病从六经辨治，内伤病从阴阳寒热虚实辨治，建立了临床医学体系。到了晋代，王叔和重视切诊，撰写了第一部脉学专著《脉经》。隋代巢元方等编撰《诸病源候论》，专论病因证候，是我国第一部病因证候学专著。唐代孙思邈，躬身医疗 80 年，先后撰写了《千金要方》《千金翼方》，倡导脏腑虚实辨证，对后世医家影响极大。到了金元时期，医学门户大开，出现了各家争鸣的繁荣景象，金元四大家在学术上均有新的创见。如刘完素力倡六气化火论，善用寒凉药物；张从正倡导病由邪生，攻邪已病论，善用汗吐下三法；李杲主张内伤脾胃百病由生论，善用调补脾胃，以资化源；朱震亨则主阳有余阴不足论，善用滋阴降火法。及至明代，李时珍潜心研究本草，历时 27 载，著成《本草纲目》，为药医结合的巨著。清代和近代以来，更是名医辈出。如叶天士长于内科，于温病学说尤有贡献，创立了卫气营血辨证；王清任治病重在气血，擅用祛瘀活血，颇有实用价值；近人张锡纯注重实际，勇于探索，创制新方均有实效。这说明了中医学是在总结前人经验基础上，经过长期的临床实践，不断发现，不断充实，不断提高，逐步发展起来的。

笔者长期从事临床医疗实践和文献研究工作。在临床诊疗中常遇同属一病，同用此方，同投是药，其疗效差距甚大的情况。有的疗效十分显著，有的全无效果。初起不以为然，后经仔细观察，发现这些患者的症状表现虽无大异，但有其不同之疑点。究其病因，属疗效差者，似非一般六淫之邪所为，也非七情郁结为患，更非痰瘀作祟所致。观其发病，或急骤或缓慢，病情递变又不同于六经、卫气营血等，与寻常病症有明显区别，如头痛者常呈疼痛欲裂、身痛者常呈疼痛如被杖、恶寒者常兼战栗或汗出不解等。经反复揣摩，发现此类病症是属于毒邪所致，用以解毒为主的方法，则疗效显著提高，由此初步认识了毒邪与其他病邪的不同。嗣后经过周密观察，反复验证，逐步摸清了毒邪的性质、特点及传变规律，进行分析归纳，逐步建立了四层辨治总则（即浮层证、动层证、沉层证和伏层证），便于指导临床具体运用。四层辨证建立后，又进行了严格考察：对划分病程阶段是否合理，是否符合传变规律；对立法用药是否确有疗效，是否符合辨证论治法则；对时病、杂病是否均可适用，是否符合客观规律等开展了一系列的研究，由初步设想到初步成功，约经历了 10 年时间。在这段试用时间中，亦有失败的，亦有取效甚微的，经过不断认识，不断改进后，又经历了 25 年时间的广泛运用，证实疗效确切，有较高的实用价值。

初起时，只认为传染性病邪才具有毒质，其他一般病邪都是无毒的。后经临床观察分析，发现毒邪并不是单纯在传染性病邪中所固有，而是非传染性诸多病邪侵入人体后，也可产生病理性毒质，甚至七情郁结、饮食积滞等，均可产生毒质。外来性原毒，是属于感染性毒邪；内生性继毒，则属于病理性毒邪。毒性病邪既能严重损害脏腑，又能诱发恶性病变。所以毒邪乃是分布最广，损害最大的一类病邪。在辨证治疗上，凡感染性毒邪所致的时病，往往病变发展是由浮层证→动层证→沉层证→伏层证等传变。浮层者，是指邪浅病轻的阶段；动层者，是指邪盛病重的阶段；沉层者，是指毒邪深入脏腑、血分，正不胜邪的阶段；伏层者，是指毒邪蕴伏于内，虽无明显外候，实属隐患阶段。若毒邪重烈者，可由浮层直接传入沉层，损脏毒血，不一定循层递变。凡杂病者，一般无浮层证，大都由动层证开始，或经沉层，或不经沉层，直至伏层。故在四层辨证中，时病以浮沉两层为基础，杂病以动伏两层为核心，合而则四层，分用则两对，灵活掌握运用，不可拘泥不变。

本书既成，又历数年。广示同仁好友，恳求高见，但诸君敬辞洋溢，实不敢当。本书观点，多属己见，虽无意于标异，将难免乎疏漏。舛错之处，抑或有之。故将好友志贺序言等，一概略去，恐于诸君清望有污也。本书得之于数十年临床实践，个中甘苦，自不待言。但一人之管见，是非誉毁，尚有待公断。望同仁诸君，不吝赐教。

一了子陆拯
1995 年 5 月 5 日于浙江省中医药研究院

目录

中卷 治法篇

上卷　通议篇

第一章 | 绪 论

第一节 毒的含义

毒的本义是指毒草，故《说文解字》说："毒，厚也，害人之艸。"徐灏笺："毒之本义为毒草，因与笃同声通用而训为厚耳。"但古代广泛引申运用，如或毒物，或罪恶，或祸害，或危害，或苦痛，或狠毒，或厉害，或杀害，以及憎恶和憎恨等，均有毒的含义。故《易·噬嗑》说："噬腊肉，遇毒。"此"毒"字是指有毒物质。《广雅·释诂三》说："毒，犹恶也。"《广韵·沃韵》说："毒，害也。"《广雅·释诂二》说："毒，痛也。"《山海经·西山经》说："礜可以毒鼠。"毒在医学中其义更为广泛，不论对其认识还是在病因、病机、诊断、治疗、处方用药等方面均有广泛运用。如《素问·生气通天论》说："虽有大风苛毒，弗之能害。"此指外界致病的邪气。《灵枢·寒热》说："瘰疬在于颈腋者，此皆鼠瘘寒热之毒气也。"此指邪毒之气。《周礼·天官·医师》说："聚毒药，以共医事。"《素问·至真要大论》说："有毒无毒，所治为主。"《素问·异法方宜论》说："其病在于内，其治宜毒药。"《素问·脏气法时论》说："毒药攻邪，五谷为养，五果为助。"《素问·五常政大论》说："大毒治病，十去其六，常毒治病，十去其七。"此指药物，或药物的偏性与峻烈性。

毒，在古代医药典籍中，既常与病邪通义，又常与药物通义，或与治疗通义，毒即病邪，毒即药物，毒即治疗。毒的本身是一个相对的概念，既对人体有伤害性的危害，又对人体有治疗疾病的作用，故《说文通训定声》说"毒假借为督"，督与治通义。所以在研究古医籍中，不能将"毒"理解为单一的烈性病邪和有毒药物，必须分别对待，区分有毒病邪与一般病邪、有毒药物与无毒药物，真正认识"毒"的相对性与绝对性，避免概念上的错误认识是十分重要的。

第二节 毒邪的范围

毒邪，又称毒气，在古代医药书籍中常称时气、非时之气、异气、戾气、疠气、杂气等。外来感染性毒邪，如《素问·六元正纪大论》说："疠大至，民善暴死。"《温疫论》说："伤寒与中暑，感天地之常气，疫者感天地之疠气。"又说："温疫之为病，非风、非寒、非暑、非湿，乃天地之间别有一种异气所感。""疫气者亦杂气中之一，但有甚于他气，故为病颇重，因名之疠气。"以上所指大都是引起急性传染病的毒邪。但亦有指及杂病者，如《温疫论》说："杂气为病最多，然举世皆误认为六气。假如误认为风者，如大麻风、鹤膝风、痛风、历节风、老人中风、肠风、疠风之类，概用风药，未尝一效，实非风也，皆杂气为病耳。至又误认为火者，如疔疮、发背、痈疽、流注、流火、丹毒，与夫发斑、痘疹之类，以为诸痛痒疮皆属心火，投之芩、连、栀、柏未尝一效，实非火也，亦杂气之所为耳。"然而，毒邪在古代又有指为六气之邪者，如《注解伤寒论·伤寒例》："其伤于四时之气，皆能为病，以伤寒为毒者，以其最成杀厉之气也。中而即病者，名曰伤寒，不即病者，寒毒藏于肌肤，至春变为温病，至夏变为暑病。"此毒邪，实为寒邪。因此，古代不称毒邪者，而今是属于毒邪；古代称为毒邪者，而今并非都是毒邪。

毒邪，是指对人体有明显伤害性的病邪，较六淫病邪损害性更强。毒邪与邪毒也有所区别，毒邪常指由外界直接侵袭而来，如疫疠病邪等。邪毒则往往指六淫病邪（常邪）侵袭人体后，得不到及时解除；或七情郁结不解等产生病理性毒质，也就是在疾病过程中所产生的毒物，诚如感受风寒而得不到及时外散，由寒转化为热毒；因湿邪未及时排除，由湿转化为火毒；因气滞郁结而转化为瘀毒等。毒邪亦称外来原发性毒邪，邪毒又称内在继发性毒邪，临床上常将二者统称为毒邪。但实质上是有区分的，前者为病因性毒邪，后者是病理性毒邪。

中医学的毒邪，与西医学的内外毒素，有相近的一面，但中医学的毒邪较为广泛，不能等同对待。西医学中的外毒素，多数是革兰阳性菌所产生，如破伤风杆菌、白喉杆菌、溶血性链球菌、金黄色葡萄球菌等，另有某些革兰阴性菌如痢疾志贺菌、霍乱弧菌、鼠疫杆菌等也能产生外毒素。外毒素的毒性作用：一为神经毒，临床可见眼睑下垂、复视、斜视、吞咽困难，甚至引起呼吸麻痹而死亡。二为细胞毒，可见外周神经麻痹和引起心、肺等内脏坏死性损伤。三为肠毒素，可见恶心、呕吐、腹痛、腹泻等，甚至可出现微循环衰竭、代谢性酸中毒。内毒素，为革兰阴性菌细胞壁中脂多糖成分，其毒性表现：其一为发热反应；由于内毒素引起中性粒细胞等释放出内源性热原质，并作用于下丘脑体温中枢，使体温调节紊乱而出现发热，甚至高热；其二为弥散性血管内凝血；内毒素作用于血小板和肥大细胞，使之释放组胺，血管内皮受到破坏，胶原暴露，造成凝血；其三为毒血症与休克；由于内毒素大量进入血液，形成毒血症，除发热外，还有出血倾向，以及心、肝、肾、脾功能减退或衰竭，甚至引起休克。以上情况与中医学中毒邪所引起的病变和症状有诸多相似。近几年来，许多学者在中医"毒"与西医内毒素相关性的研究方面取得了一定成果，在外感热病中普遍认为存在"毒"的现象，更有甚者提出了"无邪不有毒，无毒不发病""毒寓于邪，毒在邪入""热乃毒生，变由毒起"的观点。当然，在外感时病中，毒邪致病是主要方面，但也不能全部否认六淫常邪的致病，如感冒（流行性感冒除外）恶寒发热，鼻塞头胀，骨节酸楚，多系风邪或寒邪所引起，临床表现常无毒邪特征，病变过程中也少见传变，难于冠以毒邪为病。若将诸病一味责之于"毒"，也未免扩大了毒邪的范围，掩盖了其他病邪的危害性，与中医理论和审证求因、辨证论治有所相悖。引入万病皆毒而排斥诸邪，对发展中医理论，开拓多种有效治法是不利的。此外，日本汉方医家吉益东洞（1702—1773）曾力倡"万病一毒说"，认为疾病虽千状万态，悉归一毒，治疗则以毒药攻之而已。"寒暑不病于人，人因寒暑，毒动而病。无毒，虽逢大寒大暑而不病。"（《古医书言》）"病者，非情也，毒也。毒不动，则虽怒而不病。"（《医断·理》）东洞对"毒"，未作明确定义，通常邪与毒并论，并认为发病是非正虚邪入，而是因邪致虚，故在治疗上专旨祛毒，一意攻伐，排斥补益，因而说："医之于术，攻而已，无有补矣。"（《医断·攻补》）以上三书均见《皇汉医学丛书》。吉益东洞对"毒"虽然作了较详细的论述，但与中医学的基本理论不相吻合，片面地以"毒"统揽发病原因。所以，伊藤清夫说："专门技术实用的强调，就自然规律和理论认识来说，是非常不利的"（日本东洋医学会总会《东洞展纪念集》）。

毒邪也有与其他病邪同时共存的，四时不正之气往往是毒邪产生的先决条件，所以毒邪时兼风邪、时兼寒邪、时兼暑邪、时兼湿邪、时兼燥邪。同时毒邪也有一定属性，常有类似六淫的现象，故临床习称为风毒、寒毒、暑毒、湿毒、燥毒等。因此，在某些疾病中不能将毒邪与六淫决然分开，全无联系。

在急性温热病中，对毒邪的存在已趋公认，但在各科的杂病中（除外科外），毒邪有否存在，尚少论及。笔者经多年的临床观察，认为确有毒邪存在，尤其是继发性邪毒，经用解毒与非解毒的对照治疗，其疗效比较，解毒疗法显著高于非解毒疗法，且好转快，疗程短，易康复。并以此推断，如七情、劳伤、食滞、虫积等以及人体老化过程中，均有毒邪存在或潜伏体内，引发恶性病变，或难治性疾病，应予注意，不可疏忽。

第三节　毒证的传统分类

毒证，是指由毒邪引起或其他病邪转化邪毒所产生的证候。毒证一般认为多见于温热病和痈疽、疔疖、疮疡，以高热、红肿、热痛、流脓溢脂等为临床特征。在病理上常认为初起为温，温甚为热，热甚为火，火入血分为毒；或初为湿盛，久郁化热，湿热酿毒。故毒由温转化而来，亦可由湿演变而生。实际上，毒证的发生原因和病理变化不是这样单纯，其临床特征亦不是这样简单，其发病范围亦不是这样局限，可发生于临床各科疾病中。现将毒证传统分类概括如下。

一、阳毒证

阳毒证是由外感风毒、或暑毒、或燥毒、或火毒，以及其他病邪转化为邪毒所致的证候。《金匮要略·百合狐惑阴阳毒病脉证治》："阳毒之为病，面赤斑斑如锦纹，咽喉痛，唾脓血。"《脉经·卷八》进一步阐发曰："阳毒为病，身重腰背痛，烦闷不安，狂言，或走或见鬼，或吐血下痢，其脉浮大数，面赤斑斑如锦纹，咽喉痛，吐脓血。"从症状表现看本证属于急性传染病或其他急性热病的范畴，故赵献可认为："阳毒是感天地疫疬非常之气，沿家转染，所谓时疫证也。"章太炎则认为是西医所称的"猩红热"。当然只要符合上述临床特征，不局限于某种疾病的固有证候，无须刻板规定。

二、阴毒证

阴毒证多由外感寒毒，或其他病邪从寒从毒转化所致的证候。《金匮要略·百合狐惑阴阳毒病脉证治》："阴毒之为病，面目青，身痛如被杖，咽喉痛。"《脉经·卷八》所论更为详尽："阴毒为病，身重背强，腹中绞痛，咽喉不利，毒气攻心，心下坚强，短气不得息，呕逆，唇青面黑，四肢厥冷，其脉沉细紧数，身如被打。"《诸病源候论·伤寒病诸候》亦说："夫欲辨阴阳毒病者，始得病时，可看手足指，冷者是阴，不冷者是阳。……阴阳毒病无常也，或初得病便有毒，或服汤药经五六日或十余日后不瘥，变成毒者。"从上述所列症状表现，本证也属于疫病范畴，且病势较重。同时又指出阴阳毒变化无常，有开始发病时即是毒候，或经治疗失当而转化为毒候。阴毒证亦可发斑，其色淡者易治，其色深黑者凶险。同时亦有肾阳素亏，聚寒化毒，发为红斑，此属非疫毒性阴毒证，应与疫疬者相区别。此外，还有寒湿内蕴酿毒，气血被阻，发为阴毒者，初起不红不肿，继则肿胀微红，腐烂不已，臭水淋漓不断等。此证也属非疫疬性毒邪所致，但属外疡阴疽范围。

三、湿毒证

湿毒证是由外感湿毒病邪或其他病邪转化所引起的证候。《素问·五常政大论》说："阳明在泉，湿毒不生。"此湿毒是指慓盛暴烈之病邪。湿毒之邪若从外界直接感染而来的大都具有传染性，而从其他病邪转化来的均无传染性。湿毒病邪内阻肠道，可引起赤白毒痢；湿毒下注大肠则为湿毒便血，色紫黯不鲜或秽浊紫黑；湿毒侵袭肌肉，则可发为湿毒流注，疮形平塌，根脚漫肿，色青紫或紫黑，溃破后脓水浸渍蔓延，久不收口；湿毒外溢肌肤，可发为湿毒疮疡，脓疱或湿疹流水瘙痒；湿毒内袭肝胆，则可发为黄疸，色深黄，久而不退；湿毒伤于肾者，则遍身漫肿，小便短少，神困体倦，久而不愈。

四、暑毒证

暑毒证是由外感夏季暑热毒邪所引起的证候。暑热毒邪多为夏季烈日所产生的毒气。故《论衡·言毒》说："夫毒，太阳之热气也。"谢观亦说："夏日汗透之衣，向日晒晾，忽暴雨将至，急为收捡，则烈日之毒，即蕴于内，如遇酷暑汗出时，偶一衣之则暑以引暑，立中其毒。"暑毒之邪性热属阳，又兼夹湿，故其临床表现为身热口渴，心烦面赤，舌质红，苔黄干，脉象洪数；或手足抽搐，神志昏糊，唇红口燥，舌质红，脉弦数；或发热头痛，咽喉红肿，咳嗽气喘；或夏季疮疡痈疖，痒痛难忍，舌红苔黄，脉象洪数。《素问·六元正纪大论》说："在天为热，在地为火，其性为暑。"说明暑邪属于热邪范畴，暑毒则属于热火范围。暑毒又常有垢湿秽浊相夹，故阳热盛行之下，必有阴邪所留。

五、风毒证

风毒证是由外感风毒所致的证候。《素问·生气通天论》说："清静则肉腠闭拒，虽有大风苛毒，弗之能害。"《素问·阴阳应象大论》又说："邪风之至，疾如风雨。"说明风毒病邪亦可预防，同时指出邪风的发病十分迅速，危害甚大。风毒的特性善于走窜，在外者或奇痒或剧痛，在内者或角弓反张，或咳唾脓血，故《诸病源候论》称"逢热则痒，逢寒则痛""风毒肿者，其先赤痛飚热，肿上生瘭浆，如火灼是也""伤肺变咳嗽唾脓血""风邪伤人，令腰背反折，不能俯仰，似角弓者，由邪入诸阳经故也"。上述古人虽言风邪，但实属风毒，一般风邪未有此重候出现。除此之外，风毒引起的证候甚多，如风火疬（耳下或颈项肿块，皮色红亮，发热恶寒，或破溃，类似西医所称急性淋巴结炎）、风火眼（双眼红肿、痛痒难忍、羞明流泪）、风火相煽（多由风毒袭内，化火入营，神志不清，惊厥抽搐）等。总之，风毒引起的病证起病急，发展快，既有风性的特点，又有毒邪的见症，即可断为风毒所为，无须疑惑。

六、瘀毒证

瘀毒证是由多种病邪致病后产生的病理性毒物所致的证候。本证既可由毒邪直接影响血分产生瘀毒，亦可由非毒邪性其他病邪影响血分，形成瘀血，久而化为瘀毒。瘀血在《内经》中常称"恶血"，如《灵枢·邪气脏腑病形》说"有所堕坠，恶血留内"。《伤寒论》则称"蓄血"。瘀血从寒化毒，常可发生阴疽、肿瘤、中风等；瘀血从热化毒，常可出现出血、发热、烦躁、痈疽疔疖。《诸病源候论》说："血瘀在内，时时体热面黄，瘀久不消，则变成积聚癥瘕也。"此"血瘀"，实际上也是属于瘀毒。此外，临床还有瘀毒发黄、瘀毒流注、瘀毒发斑、瘀毒头痛、瘀毒肺痈等。毒邪直接入血，血毒相搏，其发病多为急骤，证势较凶；亦有瘀毒内伏，晚发凶症。

七、痰毒证

痰毒证也是由多种病邪所引起的病理性毒物所致的证候。痰的产生，大都由湿邪内阻，气机不畅，久而酿痰，或津液输布失常，火热灼津为痰，或脾胃虚弱，水谷不能运化，而成为痰等。故《诸病源候论·痰饮诸病候》说："诸痰者，此由血脉壅塞，饮水积聚，而不消散，故成痰也""痰饮者，由气脉闭塞，津液不通，水饮气停在胸府，结而成痰""热痰者，谓饮水浆，结积所生也，言阴阳否隔，上焦生热，热气与痰水相搏，聚而不散……故云热痰也"。由于诸痰结聚日久，酿成邪毒，痰毒内伏，可发生痰核、痰疬、阴疽、肿瘤、痴呆，以及顽咳、暴咳、喘息、肺痨、神志模糊等。以上诸病，历代医家一般多责之于痰，实际上属于痰毒所致，因而采用祛痰解毒法，其疗效较为显著。与单纯祛痰疗法相比较，差距颇大，前者疗程短而效果佳，后者疗程长而效果差。

第二章 ｜ 毒邪究源

毒邪常称毒气，有外来原发性毒邪（简称原毒）和内在继发性毒邪（简称继毒）之分，原毒者大多由外而入，如疫疠毒邪、六淫毒邪（有六淫特征的毒邪）等；继毒者则为感受六淫外邪（不含毒气），或七情所伤，或饮食失节等转化而成，以及正气不足，无力推邪外出所致者，如六淫继毒、七情酿毒、饮食失节致毒等。疫疠毒邪、六淫毒邪古人已有论及，唯独七情酿毒、饮食致毒古人论及尚少，或感费解。笔者于临床常遇因七情不遂，或饮食失宜，长期不调，发为毒证者屡见不鲜。所以，毒邪之形成，其径非一端，不可不察。同时毒邪有相染易和非相染易之区别。相染易者，大都具有强烈的传染性，甚至造成流行，诚如《诸病源候论·温病诸候》所说："岁时不和，人感乖戾之气而生病，则病气转相染易，乃至灭门。"此属疫疠毒邪所致的各种传染病。非相染易者，则多为不易传染或继发的毒邪，可见于多种难治病或各种急性疾病中。

第一节　疫疠毒邪

疫疠毒邪是外来的致病因素之一，它与六淫外邪不同，其具有强烈的传染性，是凶恶的病邪。疫与疠有所区别，疫通常指大面积流行的传染病，并非全指致病因素。故《素问·刺法论》说："五疫之至，皆相传易，无问大小，病状相似。"而疠是一种致病因素，故《温疫论》说："疫者，感天地之疠气。"疠气又称"戾气""异气"。疠，杀也（《管子·五行》注）；戾，劲急，猛烈；异，特殊的意思。所以疠气的形成，常与气候的异常变化，如与久旱、洪水、酷热、湿雾瘴气等相关；同时与环境卫生不良，如污水、垃圾处理不当，以及禽畜昆虫传播等也有关联。为此，疠气的形成，既有自然界气候异常变化，也有人为因素，不能偏一责之。

疫疠毒邪可分烈性疠毒和非烈性疠毒两类。从毒害本质来看，它们之间无大的区别，而从损害程度上来比较，则大有不同。烈性疠毒，大都不夹六淫邪气，毒性甚剧，故《温疫论·序》说："夫温疫之为病，非风、非寒、非暑、非湿，乃天地间别有一种异气所感。"烈性疬毒传染性强，易于流行，病死率高，可见于天花、鼠疫、霍乱等；非烈性毒邪，也易传染，易于流行，但病死率较低，可见于流行性感冒、麻疹、痄腮（腮腺炎）、烂喉丹痧（猩红热）、白喉以及病毒性肝炎等。新中国成立后，制定了以"预防为主"的卫生工作方针，消灭了天花、鼠疫，控制了烈性传染病。疬毒的危害，是人类健康的头号敌人，未病必须先预防，有病必须极早治，控制疾病发生，杜绝蔓延，才能保障人民的身体健康。

第二节　六淫毒邪

外感疾病常以风、寒、暑、湿、燥、火六淫侵袭某脏某腑来解释发病原因和病变机理，已为公认。但对某些危重病和难治病仅按上述方法分析病因病机，难以说明实质问题，因其所见常有似风非风、似寒非寒、似暑非暑、似湿非湿、似燥非燥、似火非火之征象。在临床观察中，发现六淫之邪有无毒与有毒之区别，而无毒之邪又能转化为继发性邪毒，酿成毒证者也屡见不鲜。现将六淫毒邪（以下称六淫原毒）的致病特点和无毒六淫转化为继发性邪毒（以下称六淫继毒）酿成毒证的病机特点，分述于下。

一、风淫毒邪

风淫毒邪，是指从外而感受的风性毒邪而言。《素问·风论》说："风气藏于皮肤之间，内不得通，外不得泄；风者善行而数变，腠理开则洒然寒，闭则热而闷。"此虽言风邪，实属包括风毒于内。风毒与风邪特性雷同，变幻甚多，走上走下，入经入络，袭脏袭腑，无所不到，又善与他邪相合，风得寒、暑、湿、燥、火而邪势更为嚣张，寒、暑、湿、燥、火遇风而易病发，故称风邪为诸邪之首。风邪与风毒的主要区别：风邪善走，而风毒则易停滞，风邪喜走肌表而风毒好袭脏腑，风邪常与诸邪结伙为病而风毒则常单独伤人，所以风毒较之风邪更凶一筹。

（一）风毒致病特点

1. 风毒为阳中兼阴邪，易于入里

风为阳邪，毒属阴淫，阳中兼阴，善走表而又易入里，故风毒侵袭不局限于卫表，而最易伤脏腑，客营血。如风毒客于心者，常见恶风发热，骨节酸疼，继而胸闷心悸，脉结代；客于肺者，咳嗽胸痛，咯痰带血，气促喘急，鼻翼扇动；客于肝者，发热不退，胁肋疼痛，痛不可近或深度黄疸；客于肾者，畏风发热，小便不利，肢体水肿或尿血尿浊。

2. 传递迅速，变化多端

风毒善行而数变，既可由卫入气、由气入营、由营至血，又可由卫分直入营分；既能从阳化火，又能从阴寒化，临床所见证候，颇不一致。如风毒在卫表者，恶风发热，肢节疼痛，头痛如裂，咽喉焮红肿痛，或肌肤奇痒，舌红，苔黄，脉象浮数；风毒在气分者，高热口渴，面赤烦躁，干呕气粗，头痛欲劈；毒客营分者，斑疹隐露，烦躁不安，舌质红，脉细数；毒入血分者，常见吐血、衄血、便血、溲血，舌绛脉小。上述所出现的征象，均属于风毒从阳化热化火为病。若属于从阴寒化者，可见于阴疽肿毒诸证。两者相比，阳化为多，阴化则少。

3. 在表腐皮，在里发痈

风毒侵袭，最易伤形，如邪毒在表者，常可出现皮肤奇痒或渗出稠水，或溃烂流脓；邪毒入里者，常易发生内痈，故肺痈、肝痈等均与风毒入脏，营血阻滞，血瘀酿脓所致有关。此外，风毒留滞肌肉、经脉，气血互阻，还可酿成外疡疔疖诸病。

（二）风邪转化毒证的病机特点

1. 风邪郁表形成毒证

风邪侵袭，客于肌表，既不得外散，又未传入脏腑，郁阻化热，风与热搏结肌肤，酿成风毒证，临床可见皮肤风疹、瘙痒难忍，或皮肤红肿作痛。若皮肤干燥脱屑，或见红疹奇痒，搔之出血方休，则为营血不足，风邪乘之，久郁化毒，而成血虚风毒证。

2. 风邪入里酿成毒证

风邪外客，先犯卫表，而后入里化热，热炽生毒，热毒壅盛。如毒淫于肺者，则肺气壅阻，肃降失司，可见身热咳嗽、气急喘促、鼻翼扇动；毒淫于心者，则心神被扰，可见身热面赤、烦躁不安或时时谵语，甚则神昏不省人事；毒淫于肝者，则肝风内动，可见身热头痛、四肢抽搐等。

二、寒淫毒邪

寒淫毒邪，是指从外而感受之寒性毒邪而言。它与无毒寒气虽然属性相同，均为阴邪，主凝滞，主收引，但在特性上有明显差异。如寒毒易于入里，损脏损腑，伤络伤血，病变常易恶化；而无毒寒气常先束表，嗣后入里，犯脏少见损脏，入络少见伤络，恶变也较少见。此是寒毒与无毒寒气之主要区别，然而无毒寒气在一定条件下也可转化为毒证，不可不知。

（一）寒毒致病特点

1. 急骤迅发

寒毒虽为阴邪，但毒淫性暴，与单纯寒邪不同，最易迅发。毒邪侵袭，常与营卫剧争，即出现恶寒战栗，头痛如劈，骨节疼痛如被杖。如毒袭于肺者，可见咳嗽气促，胸膈满闷；毒淫于心者，可见心悸胸闷，脉象结代；毒淫于肝者，身目皆黄，或右胁下疼痛；毒淫脾胃与肠者，可见剧烈腹痛，或下脓血便；毒入于肾者，可见水肿尿少，或尿血，或淋浊等。

2. 潜伏幽发

寒毒既有迅发暴性，又有阴沉深藏隐伏之能，故寒毒侵入，最易内伏五脏六腑和奇恒之腑，少则半载一年而发，多则数十年而作。发者其症状无定，有咳喘，有诸痛，有诸血，有癫狂，有痴呆，有癥瘕，有阴疽等，与其他一般无毒病证不同，难以治愈。

3. 入营成瘀

寒毒内犯，善袭营血，毒邪与营血相搏，酿成瘀血，可见于内外痈疡、肢体肿瘤等病。

（二）寒邪转化毒证的病机特点

1. 寒从阳化致成毒证

寒邪客于卫表，在表不能速散，则入里从阳化热，热化为火，火化为毒，火毒炽盛，而成毒证。其伤于营血者，则血滞为瘀，瘀腐成脓，可发为痈疽；其犯脏腑者，在心者可出现神志迷乱，在肝胆者可见黄疸胁痛，在肺者可见肺痈咳唾脓血，在脾胃者可见烦渴吐血，在肾膀者可见身热尿血。

2. 寒从阴化形成毒证

寒为至阴之邪，外受寒淫，袭入于内，蕴伏不散，酿成寒毒，邪毒损营伤血，可发为流注，或阴疽，或阴斑等。同时寒邪又常夹湿，寒湿久蕴，化痰生毒，可发为寒疮、瘰疬等病。

三、暑淫毒邪

暑淫为夏季常见之病邪，有明显的时间性，故《素问·热论》说："先夏至日为病温，后夏至日为病暑。"暑毒与无毒暑气不同：无毒暑气虽能伤人，但损害较小，病势较轻；而暑毒发病急骤，易于转化，病势较重，或暑毒内伏，非即刻而发，可潜伏数月，甚至可达几年。暑毒与无毒暑气有所区别，但无毒之暑气如感受重者，也可转化为暑毒证。

（一）暑毒致病特点

1. 性善化火劫液

暑毒侵袭，善从火化，火毒内炽，津液被劫，阴液不能制阳热，内外火热充斥，可见壮热、烦渴、汗出、面赤、谵语，甚则惊厥、抽搐、角弓反张、神志昏糊、舌苔黄燥、脉象疾数等一派火毒征象。

2. 易于入营伤血

暑毒既善从火化，又喜入营耗血，故其毒内侵，常入营血，在营则耗营阴，在血则伤阴血，营血与毒邪相搏，常见身热不退、神志不清、吐血衄血、皮肤斑疹透露，舌质红绛、脉象小数。此外，暑毒伤及营卫，气血凝滞，可发为暑疖痈疽。

3. 常易蕴伏阴脏

暑毒发病不外两端。一为暴发，无潜伏期；一为蕴伏盘踞，纠缠不出。大都暑毒属于阳热盛者，即暴发而不潜伏；暑毒属于阴盛者，则多为潜伏于内，不即迅发。暑毒属于阴盛者，为暑毒内侵，伏于阴脏，初不淫伤，既久则损诸脏，可出现身热不退，或潮热骨蒸，或内痈及肿瘤等。

（二）暑邪转化毒证的病机特点

1. 暑湿毒证

暑必兼湿，即暑气常夹有湿气在内，夏季在天为炎热，在地为湿蒸，故称之"暑必兼湿"。如感受暑气不及时得解，外伤于卫，内伤于营，暑湿化毒，气血阻滞，酿成暑湿毒证，可见于暑疖或暑湿流注等。此外，暑邪侵犯中焦，脾胃气机升降失司，清浊互混，形成暑湿毒证，可见胸膈痞满、呕吐大作、或腹痛大泻、或吐泻交作。

2. 暑热毒证

多因感受暑气后，邪从热化，暑热酿毒，邪毒凶盛，正气不能胜邪，乃成暑热毒证（或暑温毒证），可见身热面赤、口渴欲饮、胸膈烦闷、小便短赤，甚则惊厥抽搐、神志昏糊等。

四、湿淫毒邪

湿虽为长夏之主气，夏季为多见，但亦不局限于夏季时令，一般连绵阴雨，水汽较多，不论何季均可感受湿邪。湿邪为病，亦有外湿内湿之分，外湿者当从外而感受，内湿者则为脾运失常而形成。湿淫毒邪，指从外而感受的湿性毒邪，其属性虽与湿邪相同，类归阴邪，主重浊，主黏滞，可是在特性上有显著差别。如湿毒侵袭易于损害脏腑，伤筋骨，腐血肉，变化痈肿疮疡，甚至产生恶疮癌肿；而无毒湿气虽能伤人，但损害不大，变化不多，临床无毒证表现。这是湿毒与湿气的主要鉴别。同时也要指出，湿气虽无毒邪，但感湿较多，又无外渗之机，湿蕴酿毒，也能形成湿毒证。

（一）湿毒致病特点

1. 损脏腑，伤筋骨

湿性重浊，毒为凶邪，故湿毒最易损害脏腑，淫伤筋骨。如：①湿毒内侵，戕伐脏腑：毒淫于肝，疏泄失职者，常见突然身目黄染，发为急黄；毒邪犯肾，开阖失司者，可见通身浮肿、二便俱闭，或身热尿血；毒入肠胃传化失常者，则见发热烦躁、腹痛血痢；湿毒上犯于脑，元神之府失宁者，常见头痛如劈、头脑闷重，甚则神志昏糊；毒注胞宫，带脉受伤者，可见小腹疼痛、黄赤带下、气味秽恶。②湿毒淫伤筋骨：毒犯筋脉，气血不行，常见筋脉疼痛，或红斑透露；邪淫骨节，气机阻滞，则见骨骺红肿、疼痛剧烈；毒袭骨中，骨髓受伤，可发为附骨疽。

2. 腐皮肉，生痈疮

湿毒既善入内，又喜留连于皮肉之间。如邪毒入侵，伤卫损营，卫营之气被阻，发于皮肤者，则皮疹焮红、瘙痒难忍、搔破滋水淋漓；发于肌肉者，乃恶寒身热、痈疽疔疖、红肿疼痛。同时，亦有湿毒先入脏腑，而后外发于皮肌，诚如《素问·至真要大论》所说："诸痛痒疮，皆属于心。"

（二）湿邪转化毒证的病机特点

1. 湿热毒证

多系感受湿邪，在表失于宣散，入里湿化为热，酿成湿热毒证。可见于湿温发热不退，头重身痛，或壮热面赤，或身热夜甚，谵语神昏，四肢抽搐，大便下血。又如湿气外袭，郁而化热，湿热内蕴，酿成邪毒，外溢肌表，毒腐肌肤，可见湿癣、湿风疮；内淫脏腑，可发为黄疸、痢疾诸病。

2. 湿痰毒证

湿为阴邪，其性重浊，易伤阳气，又善凝滞，故感受湿邪后，常伤脾阳，脾阳受困，运化失常，其湿更甚，湿聚为痰，湿痰久阻，形成湿痰毒证，可出现湿痰流注、瘰疬、瘿瘤、癥瘕积聚等病。

五、燥淫毒邪

燥气虽为秋季常见病邪，但在其他季节亦有发生，如干旱无雨，燥气所胜，即能产生燥邪。燥淫毒邪，是指从外而感受燥性毒邪而言。它与常气燥邪属性虽然相同，主干涩，伤津液，但在特性上有明显差异。如燥毒发病急骤，易于伤阴耗血，又喜蕴伏脏腑，消烁真阴，且易变化；而常气燥邪虽能伤人，但损害不大，且少变化，临床无毒证表现。故它们的区别在于病变之轻重，伤津之多寡，变化之多少，而决定何邪为病。同时亦必须指出，燥气虽无毒质，但感受邪气较重者，亦能酿成燥毒证。

（一）燥毒致病特点

1. 性烈干涩，劫津耗液

燥毒性暴烈而干涩，善于消烁阴液。燥毒侵袭，不限于损伤肺胃，凡有阴液所藏之处，即能劫之。如犯于肺，则肺津大伤，咽喉燥痛，干咳无痰，身热皮灼，甚则气逆而喘，胸胁疼痛；淫于心，则心阴大亏，心中烦热，心悸不宁，身热，少寐，舌尖干红；袭于肝，则肝阴大耗，胁肋疼痛，身热，咽干，口苦燥，筋脉拘挛，甚则四肢抽搐；侵于脾胃，则脾胃津液大损，口渴引饮，身热躁烦，唇红干裂，大便干结；入于肾，则肾液大虚，咽燥舌干，腰膝无力，小便短少，身热肤燥，耳鸣目涩，以及女子阴户干燥等。

2. 善从火化，入血伤络

燥毒既善于从火化，又喜于入血伤络。故感受燥毒后，常见火热现象明显，出血倾向较多，身热烦渴、咽喉红痛、目红干痛、衄血、咳血等为临床常见症状。

（二）燥邪转化毒证的病机特点

1.肺燥毒证

燥气袭人，多从口鼻而入。燥邪入肺，肺津受伤，燥从火化，火热炽盛，酿成燥热毒证。可见身热不恶寒，胸胁疼痛，干咳无痰或少痰，或痰中带血，甚则喘息，烦躁不安。

2.胃燥毒证

燥邪侵袭，由肺入胃，燥热内郁，化火灼津，胃津受伤，燥火更炽，形成胃燥毒证。临床常见身热烦渴，面赤气粗，口舌生疮，大便秘结，小便短赤，甚则烦躁谵语。

六、火淫毒邪

火为阳邪，其性属热。但火与热，热与温，在程度上有所差异。热为温之渐，火为热之极。同时在病变范围上，亦有所不同，火证常以局部火象为明显，如目赤肿痛为肝火、舌尖糜烂为心火、鼻中生疮为肺火、口唇热疮为脾胃之火等；温热证则全身热象较明显。这是相对而言，若火邪炽盛，火气四溢时，也可以出现全身性火证，常见于危笃之候。总之，火与温热为同一属性病邪，无非在某些情况下程度不同而已。

火毒之邪，是指从外而感受的火热毒邪而言。它与无毒火邪虽然属性相同，主阳热、伤阴液，但在特性上有明显差异。如火毒侵袭，发病急骤，易袭于内，善入营血，易伤脏腑，病变常易恶化；而无毒火邪伤人，则以局部为主，发病较缓，病变较轻，且少恶变。同时亦必须认识到无毒火邪虽无毒质，但感邪较重者，亦能产生火毒证候。

（一）火毒发病特点

1.急暴剧烈，善伤脏腑

火毒性暴而烈，发病迅速，变化多端，常易恶化。如火毒淫犯于心，扰乱神明，可出现壮热口渴、狂躁妄动、神志不清、胡言乱语、斑疹透露；火毒淫犯肝胆，疏泄失常，可出现身热不退、胁下剧烈疼痛、恶心呕吐、面目俱黄，甚或吐血；火毒淫肺，肺气不能肃降，可出现身热不退、咳嗽气喘、咯痰黄稠或腥臭、咯血或痰血相杂、胸膺疼痛；火毒淫犯脾胃，运化失司，可出现身热不退、脘腹剧烈疼痛、呕吐、泄泻或大便秘结、口中恶臭、牙龈红肿，甚或呕血；火毒淫肾，水液分利失常，可出现身热不退、小便短少或尿血、肢体水肿、腰部疼痛等。

2.消烁津液，戕伐元气

火毒既能消津劫液，又能耗伤元气，故《素问·阴阳应象大论》说："壮火食气。"壮火，是指阳热亢盛之实火，亦包括火毒在内。若火毒入侵，伤津耗气，津气两伤，临床除发热现象外，常见口渴喜饮、咽干舌燥、小便短少、大便干结、自汗盗汗，甚或舌光干，脉细数。

3. 腐蚀血肉，易致肿疡

火毒既能入营动血，导致各种出血，又能腐蚀血肉，发为肿疡。故《医宗金鉴·痈疽总论歌》说："痈疽原是火毒生。"如火毒内侵，入血成瘀，腐肉为脓，即可酿成痈疡。因此，火毒是痈疽、疔疖、疮疡，以及内痈之肺痈、肝痈、肠痈等主要发病原因之一。

（二）火邪转化毒证的病机特点

1. 实火毒证

火为阳热之邪，易于入内，形成实火证。如火邪内犯，郁阻化毒，火毒交炽，遂致实火毒证。与单纯实火证相比，其病势较重，且易恶化。临床常见高热口渴，烦躁谵语，大便秘结，小便短赤，或见痈疽疮疡等。

2. 虚火毒证

本证多由素体阴虚，复感火邪，或"五志过极"，化火伤阴所致。阴虚火盛，虚火内炽，毒因火生，遂成虚火毒证。临床可见午后潮热反复不愈，形体消瘦，两颧潮红，手足心热，咯血衄血，病情日趋严重者。

第三节　七情化毒

七情，是指喜、怒、忧、思、悲、恐、惊七种情志变化而言。情志活动是人体对外界环境的一种生理反应，在一般情况下，不至于发生疾病。如果由于长期精神刺激或突然剧烈的精神创伤，超越了生理活动所能调节的范围，就有发生病变的可能。其中一部分病变由于一时之阴阳、气血、经络、脏腑等功能失调所致，如经过适当治疗或疏导，就会解除；还有一部分病变由于情志过极，不能及时平衡阴阳，恢复气血正常运行，反而趋向逆行，冲逆化火，或寒凝，或血瘀，或痰阻等变化，产生毒邪（毒质），酿成毒证。气有余便是火，火过盛便生毒；气不足便有寒，寒过胜便化毒；气不畅便成郁，郁至甚便酿毒。这是七情化毒的一般规律。此外，由于情志失调，气机不畅，虽无化火、生寒等变化，但气血运行不利，经络受阻，三焦水道分利失常，体内有毒之物不能及时排出，可致毒质蓄积，形成毒证。现将七情化毒致病和七情蓄毒致病的特点，分述于下。

一、七情化毒致病特点

情志有喜怒忧思恐等之分，各种情志的化毒机理也随之而异。

1. 喜则气缓

喜则气缓指心气涣散，神不守舍，可出现惊悸、怔忡、健忘、不寐，甚则精神错乱等，故《灵枢·本神》说："喜乐者，神惮散而不藏。"如长期放荡不羁，喜乐无度，心气日渐亏损，阴寒聚集，化生寒毒，可发为胸痹，甚则癌肿。

2. 怒则气上

怒则气上指过度愤怒，肝气上逆，血随气逆，并走于上，可出现气逆面赤，或呕血，甚则昏厥猝倒，故《素问·生气通天论》说："大怒则形气绝，而血菀于上，使人薄厥。"若愤怒不止，气火内盛，火毒乃生，可发生肝痈、肝癌，以及乳腺癌等。

3. 忧则气郁

忧则气郁指忧愁过度，气机郁结，肺阴受伤，可出现干咳少痰，或痰中带血、呼吸短促等症。如忧愁日深，气郁化火，阴液被灼，火毒自生，可发生劳瘵、肺痈、肺癌等病。

4. 思则气结

思则气结指思虑过度，损伤心脾，心神失守，脾运无力，可出现饮食减少、心悸健忘等症。如长期思虑过度，阴血暗耗，元气内伤，正不胜邪，或湿盛于内，或火盛于内，化为毒邪，可发为胃痛经久不止、胃溃疡、萎缩性胃炎、胃癌、肠癌等。

5. 悲则气消

悲则气消指过度悲哀，心气受伤，肺气耗损，气虚则阴结，痰瘀互滞，胸闷心悸，咳喘乏力，日久不已，可发为肺痨、肺癌等病。

6. 恐则气下

恐则气下指恐惧过度，肾气不固，气泄以下，可出现二便失禁，或遗精滑泄等。如恐惧反复不断，肾气虚损，水湿内停，水毒乃成，可发生淋浊、膀胱癌等病。

7. 惊则气乱

惊则气乱是指突然受惊，心无所倚，神无所归，虑无所定，可出现心神不安、惊慌失措。若长期所惊，化火生毒，扰乱神明，可发生精神错乱、狂躁不安等病。

古人认为，某种情志归属某脏，《素问·阴阳应象大论》说"人有五脏化五气，以生喜怒悲忧恐"，心"在志为喜"，肝"在志为怒"，脾"在志为思"，肺"在志为忧"，肾"在志为恐"。若情志过度，即能损害其脏，《素问·阴阳应象大论》又说"怒伤肝""喜伤心""思伤脾""悲伤肺""恐伤肾"。七情既可损伤归属之脏，同时又可相互影响，如思虑过度，劳伤心脾；愤怒不解，可致肝脾不和，等等。

此外，七情过极，有从火化毒，有从寒化毒，这与患者的体质属寒属热有密切联系。如素体阳盛阴虚，复因七情受伤，气机转运失常，易于从火化毒；若禀赋阴盛阳虚，则常从寒化毒，并非全由情志属性所决定。

二、七情蓄毒致病特点

七情太过，久而不解，虽无化毒，但常有气血运行不畅，五液生成输布失常和三焦气化不利，使体内有毒物质不能及时排出体外而蓄积于内，可引起多种疾病的发生。如长期妄乐大喜或屡遭惊吓，使心气受伤，血液运行失利，以及影响汗液的生成和排泄，引起寒毒或瘀毒内蓄，可发生胸痹、怔忡，甚则癌肿；愤怒经久不息，气火有余，肝阴耗伤，血行失常，以及影响"泪"的生成和排泄，形成火毒、瘀毒内积，发生目赤昏糊、癥瘕积聚，甚则脑部肿瘤；悲忧过度，既可耗肺气，又能损肺阴，以及影响"涕"的生成和排泄，产生火毒或痰毒内积，可发生劳瘵、肺痈，甚则肺癌；思虑太过，气结于内，脾运不健，聚湿生痰，以及影响"涎"的生成和输布，形成痰毒，或湿毒，或火毒，或瘀毒内积，可发生噎膈、反胃，甚则癌肿；过于恐怖，肾气受损，水液分利失常，水湿寒浊内阻，以及影响"唾"的生成和输布，产生水毒或寒毒内蓄，可发生水肿、淋浊、尿血、癃闭，甚则癌肿等。

七情化毒与蓄毒的主要区别点：七情化毒在于由原来病邪属性发生质的变化，如寒邪化火、积火化毒等；七情蓄毒大都为原来病邪属性尚未发生质的变化，如寒邪仍为寒性病邪，唯独寒邪不断增加，蓄积于内，邪之过盛，便生毒邪。其二，七情化毒为病较之蓄毒为病迅速，其病变多数在血分，而蓄毒为病大都缓慢，其病变不限血分，常见于气分。总之，七情化毒和蓄毒历代医家虽无明文所示，但在七情内伤病中，由于情志失调，长期郁抑不畅，导致沉疴不起也有记载。若能情志舒畅，百脉通利，则既无毒邪可化，又无毒邪可积，内伤大病何以患之！

第四节　饮食致毒

饮食是摄取营养，维持生命活动所不可缺少的物质，故《灵枢·五味》说："谷不入半日则气衰，一日则气少矣。"因此，饮食得宜则可增进人体健康，饮食失宜则又会引起疾病。诚如《金匮要略·禽兽鱼虫禁忌并治》所说："所食之味，有与病相宜，有与身为害，若得宜则补体，害则成疾。"正常的饮食不会发生毒变，更不会引起疾病，若发生毒变则多由饮食不洁和饮食偏嗜两个方面所致。前者毒化迅速，后者毒化缓慢，往往多因伏火、聚湿等转化而来。

一、饮食不洁的毒质

进食不洁的饮食物，可以引起多种病证。因不洁之饮食物除不洁或附有诸虫卵外，常由于变质、污染等原因，大都有毒害机体的破坏作用，如《金匮要略·禽兽鱼虫禁忌并治》说："秽饭、馁肉、臭鱼，食之皆伤人……六畜自死，皆疫死，则有毒，不可食之。"《诸病源候论·蛊毒诸病候》说：六畜"自死及着疫死者皆有毒，中此毒者，亦令人心烦闷，吐利无度……凡人往往因饮食忽然困闷，少时致甚，及致死者，名为食物中毒"。古人早已认识了饮食物带毒或致毒的原因，故明确提出了"食物中毒"之名称。所以凡有变质、污染、禽兽因病而死的各种食物，均含有毒质，若食了此种有毒饮食物，就可发生多种中毒性病症，轻者出现腹痛、呕吐、泄泻等，重者出现剧烈腹痛、吐泻交作、汗出、厥逆、脉微弱，甚则昏迷或死亡。

二、饮食偏嗜致毒

饮食要适当调节，不应有偏嗜。如过食偏寒偏热，或五味所偏，非但可以导致阴阳失常，或缺乏某些营养，而且可以使气血不和，酿成毒邪，发生毒证。《素问·五脏生成》说："多食咸，则脉凝泣而变色；多食苦，则皮槁而毛拔；多食辛，则脉急而爪枯；多食酸，则肉胝胎而唇揭；多食甘，则骨痛而发落。"这五味偏嗜虽未指出毒邪为病，但实际上已是因毒致患，如长期过食咸味，容易血瘀化毒，内可使血脉凝涩不畅，外可使皮色异常；过食苦味，容易耗伤阴血，阴不制阳，化生邪毒，肌肤失养，毛发失荣，可出现皮肤枯槁、毛发脱落；过食辛味，常因阴液受伤，燥毒内生，筋脉受累，爪甲失濡，可出现筋脉拘急、爪甲枯槁；过食酸味，易使湿邪内停，湿郁化毒，营卫阻滞，可出现肌肉变厚皱缩，而嘴唇也会掀起；过食甜味，常因聚湿生寒，酿成毒质，淫犯于肾，可出现骨骼疼痛、头发脱落。以上这些解释，看起来牵强附会，但实际上的确有邪毒存在，否则不会引起伤脉伤血、损筋损骨、害肌害肤等病变，所以《素问·生气通天论》明确说："高粱之变，足生大丁。"高粱同膏粱，多食肥美厚味饮食，气血壅滞，酿成邪毒，可发生疔疮。

第三章｜毒证特征

毒证，是指由各种毒邪所引起的毒性病证而言。毒证初起与其他病证很难区别，往往到了疾病的中期才能鉴别，但此时疾病常常已至严重阶段，甚至危及生命。因此，掌握毒证特征，早期明确诊断，辨别毒邪性质，采取治疗措施，十分重要。现将毒证临床特征和病变特征分别阐述于下。

第一节　临床特征

掌握毒证的临床特征是非常重要的，特征抓不牢，就很难甄别毒证与非毒证，即使是最典型的毒证也颇难认识，只好统而言之或称外感为病，或称七情为病罢了。毒证的临床特征，不能只看皮肤红肿为火毒，稠水不断为湿毒，肿胀柔软为痰毒，皮紫硬核为瘀毒，假如只从这些外表形态上去看，往往得到的是局部，失去的是全局，当然有时也能"一叶知秋"，但究属不是普遍现象。所以，应该从多方面去探索、分析，掌握毒证的主要临床特征。具体归纳为以下几个方面。

一、暴发性

凡发病急骤，突然而作者，大都为毒邪所引起的病证，其表现多呈进行性加重，如先为恶寒，渐即寒战，再者高热，继之神昏谵语等。

二、剧烈性

凡症状剧烈，与一般证候不可相比，此多属毒邪所致，而且持续不减，甚至逐渐加剧。如大吐不止，继而大泻，吐泻交作；又如先为大便泄泻，继之脓血，甚至神志昏迷。

三、危重性

凡是病情不断加重的，无转机征象，甚至日趋危险，大都由毒邪所致。如黄疸不退，反之加深，甚则出现谵语神糊；又如发热咳嗽，继而咳喘痰血，鼻翼扇动。

四、传染性

凡是具有传染性的疾病，相互传易，均系毒邪所致。如时行感冒（流感）、麻疹、痄腮（腮腺炎）、乙型脑炎、流行性脑脊髓膜炎、病毒性肝炎、水痘等。

五、难治性

凡是难以治好的疾病，多数是由于毒邪内伏，气血受伤，脏腑被损，甚至形成恶性病变，如癌肿、白血病、阴疽疮毒，以及痴呆、尿毒症等。

六、顽固性

凡是长期不能痊愈或反复发作，不能根治的疾病，大都由于内伏毒邪，营卫失和，气血亏损，脏腑受伤所致。如劳瘵、肝积、肾着、胃病、泄泻、痹证等，近似西医学的肺结核、慢性肝炎、慢性肾炎、慢性胃炎、慢性肠炎、类风湿性关节炎等病。

第二节　病变特征

在诊断上，必须掌握毒证的临床特征，便于迅速识别证候。在治疗上，必须掌握毒证的病变特征。毒邪致病后，其发展变化常有一定规律，如掌握了病变发展规律，不论是诊断还是治疗，其正确率均会提高。再者，毒邪为病常因发展迅速而易于误治，若掌握了病情的发展变化，就能避免误治，消灭事故。其病变特征归纳起来，大致可分为以下几个方面。

一、传递迅速

由于毒邪不同于一般病邪，危害性大，传递迅速，如感受毒邪后，尤其温热毒邪，非但发作迅猛，而且病变传递也甚急速。例如暑温（乙型脑炎）方见卫分证，瞬间即出现营分证，神昏谵语；又如疫痢（中毒性菌痢）开始仅见恶寒发热，渐见腹痛、赤痢（甚至还未见下利），迅即出现心营证，神志昏糊。所以毒邪为病，变化甚快，传递迅速，在诊治上必须引起重视。

二、易于恶化

由于毒邪为烈性病邪，一旦侵害人体，即损伤正气，破坏防御能力，促使病变恶化或并发其他疾病，产生不良后果。如急黄（急性肝坏死），初起恶寒发热，继而出现目黄、身黄，黄疸不断加深，神昏谵语；又如麻疹（并发肺炎），初起发热微咳，继而出现红疹，疹子密布，咳嗽气急，鼻翼扇动，神烦不安等均为毒邪病变的特征，不可忽视。

三、兼火兼热

毒邪虽有阴邪、阳邪之分，但其性多变，有从寒化，有从热化，经临床观察，尤其继发性邪毒从热化较多，有明显的兼火兼热特征，可见显著的热象和火象，如高热、烦躁、斑疹、出血、口腔糜烂、皮肤红肿等症状。又如阳毒与阴毒的比较，阳毒证候明显多于阴毒证候，这也证明了毒邪常有兼火兼热特性。

四、夹瘀夹痰

毒邪之性既好入血分，又善入津液聚集之处，使营血成瘀，津液酿痰，故毒气为病常有夹瘀夹痰的病变特点。如痈疽疔疖、瘀血发黄、痰核肿瘤、斑疹痘疮等毒邪引起的病证，均有夹瘀夹痰的表现。此外，由于某些病邪过甚，不断产生毒质，其毒也能伤血成瘀，化津为痰，临床屡见不鲜，所以不论是原发性毒邪，或是继发性邪毒，均有夹瘀夹痰的病变特点。

五、入经入络

不论是外来原发性毒邪或内在继发性毒邪，其性恶而好窜，尤为原发性毒邪最易侵经袭络，既腐经与络，又损血与气。既可从阳化火，迫血外溢，出现诸出血证；又可从阴化寒，寒毒与血互结，可发为阴疽恶疮。继发性邪毒善窜经络，常从热化，迫血妄行，可见吐血、衄血、斑疹等，其阴寒病变则相对较少见。

六、伤阴伤阳

毒邪一般本身无寒热之偏性，常因季节冷与热、地区燥与湿、禀赋寒与热之不同，感受毒邪后，其病变也随之寒热而迥别，其病证因之也有阳毒阴毒之差异。毒邪好生于天之酷热，地之潮湿季节；或气温突变，忽冷忽热之时；或卫生不佳，污染水源等。故其病变大都来势凶猛，不是损阴就是损阳。毒邪从阳化热则伤阴，从阴化寒则伤阳，但是毒邪发病多数急骤，消耗阴液甚速，所以伤阴见证多于伤阳见证。常因阴伤损阳，继发阳伤，进而阳气衰微，也是常见毒证病变的发展规律。

第四章 | 辨毒纲要

正确掌握毒证的辨证论治，首先必须弄清毒邪在表在里、入脏入腑、属寒属热，以及疫疠毒与非疫疠毒、毒邪与非毒邪的病变机理、传变途径等。胸中了然，方能治之得法，否则茫然无措，无的放矢。所以辨毒一关，至关重要。辨毒是甄别毒邪为病的性质、转归、预后，为治疗毒证提供依据。毒证的辨证，既不同于伤寒六经、温病卫气营血和三焦的辨证，又异于杂病的气血津液辨证和脏腑辨证。它是根据毒证的特殊病变和临床症状来划分阶段，判断毒邪的轻与重、性质的寒与热、病位的表与里、邪正的盛与衰。为此，笔者建立了四层总纲和主症独析作为毒证的辨证纲要。

第一节　四层总纲

大凡毒邪致病，先至浮层，次至动层，三至沉层，四至伏层。亦有浮层而直至沉层，动层而直至伏层；亦有由里出外，从伏层而至动层，从沉层而至浮层。总之，以各类病种、各种见症之不同，灵活掌握，不可死板硬套。浮层者，为毒邪外袭肌表，或蕴毒外越肌腠，治疗不宜过汗，当用透表解毒以达邪；动层者，为邪毒壅盛，变化多端，或原毒入里，或继毒内壅，邪正剧争，犹似时病气营之间、阳明之病，或似杂病中期阶段，急宜直折其邪，或以苦寒消毒，或以攻下逐毒。沉层者，为毒邪深入阴分，正虚邪沉，不但易伤阴血，而且又易耗精。若毒伤阴血者，以祛毒为主，兼用凉血安络或活血化瘀之品；毒伤元精者，则予滋阴益阳或扶阳济阴，败毒托邪。伏层者，为毒邪内潜深藏，隐伏于五脏六腑和奇恒之腑等要害区域，外症虽不剧烈，但危害甚大，应予拔毒与扶正并施。拔毒为间接保护正气，毒去则正安；扶正为间接祛邪，正充则邪自去，后患自然可以杜绝。

一、浮层证辨要

（一）肺系病浮层证

1. 寒毒犯肺

恶寒多，发热少，咳嗽痰白，声音重浊，头痛如裂，无汗，舌苔薄白，脉象浮紧。治以散寒解毒，宣畅肺气。方用一枝黄花汤（作者验方）。

处方：一枝黄花 15g，净麻黄、防风、醋常山各 6g，细辛 3g，制僵蚕、杏仁各 10g，桔梗、甘草各 5g，葱白 12g，制大黄 8g，生姜 3 片。

以上诸药，武火水煎，温服，每日 2 次，头汁 250mL，二汁 200mL。

方解：本方专散肌表寒毒，适用于外受寒毒，肺气受阻，上窍不利的病证。取一枝黄花配麻黄、生姜迅散肺卫之寒毒；防风得细辛，善除内外之寒邪；与葱白相合，则化三焦之寒淫；细辛合大黄能速去凝结之寒毒；常山伍僵蚕，劫痰而解毒；杏仁共桔梗宣降肺气以导毒；甘草既调和诸药，又能解毒。

加减：如头痛不止者，可加白芷 6g；咳而气促者，可加白前 10g。

2. 风毒入肺

恶寒发热，热甚寒微，咽喉红痛，咳嗽少痰，头脑昏痛，少汗，舌尖红，苔薄黄，脉浮数。治宜疏风解毒，清热宣肺。方用野菊汤（作者验方）。

处方：野菊花、大青叶、金银花、连翘各 20g，生石膏（先煎）30g，玄参、制僵蚕、牛蒡子各 10g，生甘草 5g，紫背浮萍、蝉蜕各 8g。

以上诸药，武火水煎，每日 3 次，温服，头汁 250mL，二汁 200mL，三汁 200mL。

方解：本方有疏风解毒，清热宣肺功用；适用于风热毒邪侵袭肺卫，清肃之令失常的病证。以野菊花、大青叶、金银花、连翘、牛蒡子清热毒，利咽喉；石膏清热，浮萍疏风，两相配合，既能直折肌表热毒，又能引毒邪从皮腠而出；玄参与浮萍相合解表不过汗，滋阴不碍邪；僵蚕配蝉蜕，解毒又祛风，通络又化痰；生甘草既泻火解毒，又能调和诸药。

加减：若兼口干明显者，可加天花粉 15g。

3. 温毒袭肺

发病急骤，高热微恶风，头痛剧烈，咽喉红肿疼痛，咳嗽声浊，口干，舌质红，苔薄黄，脉象浮数。治宜清温败毒，宣肺利咽。方用板蓝根清毒汤（作者验方）。

处方：板蓝根 30g，人工牛黄 0.6g（分吞），生石膏 50g（打碎，先煎），大青叶、金银花各 20g，制僵蚕、牛蒡子、玄参各 12g，制大黄 10g，炒栀子 15g，蝉蜕、薄荷各 8g，桔梗、生甘草各 5g。

以上诸药，武火水煎，每日 3 次，微温服，头汁 300mL，二汁 250mL，三汁

200mL。

方解：本方功专清温解毒，宣通肺气；适用于温毒侵袭，肺卫受伤的病证。取牛黄、板蓝根、大青叶、金银花清温败毒；石膏、玄参解毒护阴；牛蒡子、桔梗宣肺清咽；僵蚕、蝉蜕、薄荷泄毒疏风；毒邪善于变化而又好入脏腑，故用大黄、栀子直折火毒；甘草调和诸药，兼能解毒。

4. 燥毒犯肺

突起恶寒发热，热多寒少，无汗，头痛，咽燥口干；或咽喉出现白色伪膜，干燥疼痛，声音嘶哑，有犬吠样咳嗽；或咽喉突然焮红肿痛，吞咽困难，口鼻干燥，舌红，苔白燥或薄黄，脉象浮数。治宜清燥败毒，润肺利咽。方用天花粉败毒汤（作者验方）。

处方：天花粉20g，四叶参、蒲公英、生石膏各30g（先煎），金银花、野菊花、连翘各18g，北沙参、生麦冬、土牛膝各15g，玄参12g，生甘草5g，生白蜜30g（分冲）。

以上诸药，武文火水煎，微温服，每日3次（或频频饮服），头汁300mL，二汁250mL，三汁200mL。

方解：本方具有润燥败毒，凉肺清咽的作用；适用于燥毒侵袭，肺卫受伤的病证。取天花粉、四叶参（羊乳）、生甘草、白蜜润燥解毒；蒲公英、石膏、金银花、野菊花、连翘清燥败毒；沙参、麦冬、玄参养阴润燥，清咽泄毒；土牛膝泻火解毒，破血通咽，善治咽喉肿痛。

（二）心系病浮层证

1. 风湿毒犯心

恶寒发热，身重，骨节疼痛，心胸不舒，心悸时作，舌苔薄白或薄黄，脉浮数或兼促结。治宜祛风胜湿，解毒宁心。方用贯众解毒饮（作者验方）。

处方：贯众、苦参各18g，蝉蜕、炒常山各6g，秦艽、制僵蚕各10g，连翘、金银花各15g，生甘草、炙甘草各6g，生薏苡仁30g，大豆卷20g，炒党参12g。

以上诸药，武文火水煎，每日3次，温服，头汁300mL，二汁250mL，三汁200mL。

方解：本方具有祛风胜湿，清热解毒，活血宁心作用；适用于风湿毒邪侵袭于心，营卫不和，筋脉不利的病证。取贯众、金银花、苦参、生甘草解毒和血；蝉蜕、僵蚕息风泄毒；连翘、秦艽、常山、大豆卷疏表透邪，配合薏苡仁则为祛风胜湿；"心气不足，因为邪气所乘，则使搏动不安"（《诸病源候论》），故用党参、炙甘草固护心气。诸药相合，以祛风胜湿，清热解毒，活血宁心。

2. 温热毒袭心

憎寒发热，咽喉焮红疼痛，胸膈不适，或心胸作痛，或心中悸动，舌红，苔薄黄，脉浮数或结代。治宜清温败毒，益阴护心。方用板蓝根清毒加苦参汤（作者验方）。

处方：板蓝根清毒汤（见肺系病浮层证）加苦参 20～30g，生麦冬、玉竹各 15g，白薇 30g。

以上诸药先用水浸半小时后，武火快煎，每日 3 次，温服，头汁 300mL，二汁 250mL，三汁 200mL。

方解：本方具有清温败毒导邪于外，固护阴液濡养于心的作用；适用于温热毒邪外侵，内袭于心的病证。取板蓝根清毒汤清温败毒，直折病邪；加配苦参解毒活血，宁心安神；麦冬、玉竹、白薇既能滋养阴液，又可祛邪疗毒。

（三）肝系病浮层证

1. 温毒袭肝

发热微恶寒，头脑剧痛，颈项不适，或轻度项强，四肢抽搐，舌红苔黄，脉象浮数，此属痉病。治宜清温败毒，凉肝舒筋。方用板蓝根清毒汤（见肺系病浮层证）。

本方非但善治肺系病的毒证，而且又能治疗肝经温毒。笔者于 1976 年夏曾会诊一乙型脑炎患者姜某，男，12 岁。诊时发热微恶寒，头剧痛，颈项稍强，四肢微有抽动。乃为温毒入肝，筋脉受累，慎防邪犯心包，以板蓝根清毒汤加紫雪丹 2 剂，症状显著好转，头痛、项强、抽动已除，身热渐退，原方去薄荷、桔梗、牛蒡子，加鲜石斛、麦冬、天花粉，连服 3 剂，身热尽退，诸症尽除，再以滋阴解毒法调理善后。

2. 湿毒恋肝

恶寒发热，头痛身重，食欲不振，小便短赤，身目发黄色鲜明，舌苔黄腻，脉浮数或濡数。治宜逐毒退黄，渗湿疏肝。方用茵陈鲜皮解毒汤（作者验方）。

处方：茵陈 50g，黄连 6g，大黄 10g，连翘 25g，土茯苓、虎杖根各 30g，贯众、白鲜皮、栀子、柴胡各 15g，芦荟 3g，秦艽 12g，生麦芽 20g，适加生姜 3 片，红枣 5 枚。

以上诸药，水浸半小时后，武火煎，每日 3 次，温服，头汁 300mL，二汁 250mL，三汁 200mL。

方解：本方具有利湿疏肝，清热解毒的作用；适用于湿毒酿热，或湿热化毒，侵袭于肝，疏泄失职的证候。取茵陈、白鲜皮、土茯苓解毒利湿以退黄；大黄、芦荟、黄连、栀子燥湿泻火，疗毒清肝；连翘、秦艽解表散毒，兼能利湿；虎杖根、贯众活血解毒，配柴胡且能疏肝清热，逐毒消肿；生麦芽散肝积，运脾胃。另加姜、枣则既防苦寒伤中，又能调和诸药之性。

3. 风毒入肝

发热恶风，头脑剧痛，汗出，项背强急，四肢抽搐，舌质红，苔薄黄，脉浮数或弦数。治宜祛风解毒，清肝舒筋。方用野菊汤（方见肺系病浮层证）。

本方虽能治肺中风毒，但也能治肝经风毒，用之得法，其效甚佳。笔者1969年春曾会诊一流行性脑脊髓膜炎患者，周某，男，15岁。诊时高热有汗，头痛如劈，时有畏风寒，颈项不利，四肢抽搐，舌红苔黄，脉象浮数，以上方加羚羊角、钩藤2剂，症状明显好转，头痛、畏风寒、颈项不利、抽搐已止，身热衰半，原方略作加减，续服3剂热退身和。

（四）脾胃系病浮层证

1. 风寒毒袭中

起病急骤，恶寒发热，头痛，四肢酸痛，脘腹疼痛，呕吐，泄泻频作，肠鸣，舌苔白腻，脉浮紧。治宜散寒解毒，健脾和胃。方用苏藿祛毒汤（作者验方）。

处方：紫苏、藿香、制厚朴、姜半夏、炙鸡内金各10g，炒黄连、石菖蒲各8g，白蔻仁、玉枢丹（分吞）各3g，焦山楂30g，生姜10g。

以上诸药，武火水煎，每日3次，温服，头汁200mL，二汁250mL，三汁200mL。或少量多次服，以防胃中不能承受多量药汁。

方解：本方具有散寒解毒，运脾和胃的作用；适用于风寒毒邪侵袭胃肠，运化失常的病证。取紫苏、藿香、生姜散寒解表，败毒和中；半夏、厚朴降逆化浊，配合石菖蒲、白蔻仁能醒脾胃之气，又疗中焦寒凝之毒，更得玉枢丹，败毒散寒之功尤为显著；黄连味苦，性寒，苦能燥湿，助生姜、厚朴散寒毒，寒能牵制香窜之药乱走他脏，耗伤阴液；鸡内金、山楂专以运脾化滞。诸药相合最善理脾调胃，疏散内外寒毒。

2. 湿热毒犯中

发热恶寒，腹中疼痛，下利频作，粪如黄水，舌苔黄腻，脉象浮数或濡数。治宜清热解毒，化湿和中。方用凤尾草解毒汤（作者验方）。

处方：凤尾草、地锦草各30g，黄连6g，酒炒黄芩、炒车前子各12g，陈艾叶8g，焦山楂20g，莱菔子、焦神曲各15g，煨木香10g，炙甘草5g。

以上诸药，先用水浸半小时，武火煎，温服，每日3次，头汁250mL，二汁200mL，三汁200mL。

方解：本方具有解毒与清化湿热、调胃与理肠并重的作用；适用于湿热毒邪壅阻中焦，脾胃运化失司，腹痛暴泄的病证。取凤尾草、地锦草、黄连、黄芩清热解毒，兼能祛湿；艾叶、木香祛湿理气，专止暴泻，且能反佐黄连诸苦寒过甚之品；车前子渗湿解毒，又能利尿止泻；莱菔子、山楂、神曲消积化滞，兼能悦脾醒胃；配以甘草者，和中兼缓诸药之烈性。

3. 食积酿毒阻中

暴饮暴食后，脘腹疼痛，恶心欲吐，吐不能出，欲泻不得泻，烦躁不安，恶寒或发热，或兼头痛，舌苔白黄相兼，脉象浮紧或弦紧。治宜消积攻毒，通腑和中，方用莱菔子解毒汤（作者验方）。

处方：莱菔子 30g，生大黄、制大黄各 8g，制厚朴 12g，淡干姜 6g，紫苏 10g，黄连、番泻叶（后下）各 5g。

以上诸药，先用水浸 10 分钟，再用武火急煎，温服，每日 2 次，头汁 250mL，二汁 200mL。

方解：本方具有消积通腑，攻毒泻火作用；适用于食积停滞，化热酿毒，脘腹疼痛，上不能吐，下不能泻，壅阻中焦的病症。取莱菔子消积食，祛痰液，善除胃肠积滞、气机之闭塞；大黄、番泻叶攻泻导积，其中大黄生用取其速泻，制用则缓图余毒宿滞尽去；厚朴理气兼去宿垢；紫苏和里兼解表，既可疏胃肠气结，又可解肌表之风寒；黄连、干姜一寒一温，平调胃肠寒热，散结和中。诸药相合，以奏消积攻毒之功。但此方性较烈，不可长服，只宜暂投。

（五）肾系病浮层证

1. 风毒犯肾

浮肿骤起，小便量少，兼有发热恶风，或咽喉肿痛，微有咳嗽，舌苔薄黄，脉象浮数。治宜疏风解毒，分利小便。方用风毒消肿汤（作者验方）。

处方：净麻黄 5g，生石膏、白茅根各 30g，连翘、金银花、野菊花、车前子各 15g，冬瓜皮 20g，生姜皮、蝉蜕、紫背浮萍各 8g。

以上诸药，先用水浸半小时，再用武火急煎，每日 2 次，微温服，头汁 250mL，二汁 200mL，避风寒。

方解：本方具有祛风解毒，消肿利肾，兼有宣肺清咽作用；适用于风毒由肺入肾，水液分利失常的证候。取麻黄、石膏清宣肺气，疏散风热；连翘、金银花、野菊花清热解毒，兼疏外邪；白茅根配浮萍、蝉蜕外能发散表邪，内可清泄里热，上可疏解肺热，下可通利小便；冬瓜皮、生姜皮、车前子利水通淋，使毒邪从小便而出。诸药配合，以清解肾中毒邪为主，兼以宣肺散邪，肺气得宣，水道通调，水肿自然消退。如咽喉肿痛剧者，可加射干、玄参清热解毒，消肿利咽。

2. 湿毒袭肾

通身浮肿，小便量少，湿疹瘙痒，或发热畏寒，舌苔黄白腻相间，脉象弦滑。治宜化湿拔毒，通利小便。方用湿毒消肿汤（作者验方）。

处方：苍术、蚤休各 10g，白茅根、土茯苓、蒲公英各 30g，苦参、茯苓皮、冬瓜皮、金银花各 20g，地肤子 15g，生姜皮 8g。

以上诸药，先以冷水浸 30 分钟后，再用文武火煎，每日 2 次，温服，头汁 300mL，二汁 250mL，忌服动风发物。

本方具有解毒渗湿，利尿消肿的作用；适用于湿毒伤肾，水液分利失常的证候。取苍术燥湿解毒兼能祛风；苦参、土茯苓、地肤子解毒利湿；蚤休、蒲公英、金银花清热解毒，兼以活血；白茅根凉血解毒，清热利尿；茯苓皮、冬瓜皮、生姜皮利水消肿，导毒外泄。

二、动层证辨要

（一）肺系病动层证

1. 痰火毒壅肺

咳嗽气急，身热汗出，面色潮红，神魄不安，胸络疼痛，或鼻翼扇动，咯痰黄稠，或痰中带血，或脓痰腥臭，舌质红，苔黄燥，脉象滑数。治宜清火攻毒，豁痰肃肺。方用天竺黄化毒汤（作者验方）。

处方：天竺黄、制僵蚕各10g，桑白皮、生石膏（先煎）、鱼腥草各30g，大黄、川贝母各8g，瓜蒌20g，蚤休、白头翁各15g，西洋参（另炖冲）、生甘草各5g，猴枣散2支（分吞）。

以上诸药，先用冷水浸泡半小时后，再用武火煎沸后以文火煎，每日3次，微温服，头汁250～300mL，二汁200mL，三汁200mL。

方解：本方具有泻火攻毒，清肺豁痰，兼有生津益气等作用；适用于火毒壅肺，痰火拚结，腑气不通的证候。取天竺黄清肺解毒，豁痰定魄；鱼腥草善解肺系热毒，得白头翁则解毒之功更强，且能凉血化瘀；川贝母、桑白皮、瓜蒌相合，清肺泻火，化痰平喘，散结解毒；僵蚕伍大黄，既能化痰散结，又可泻火解毒，其更可贵者是上能泻肺中痰火毒邪、下可去大肠之积滞，上下通畅，痰火毒邪则自去矣；石膏得西洋参，清中有滋，擅治邪热壅盛，津气渐耗之证；猴枣散清热化痰，止咳平喘，亦有中坚之功用；生甘草既有清热解毒、祛痰止咳之功，又可调和诸药，发挥协同作用。

2. 郁火毒腐肺

咳嗽频作，咯吐脓痰，或痰血相兼，腥臭异常，胸痛气喘，面色潮红，口干神烦，大便秘结，舌红苔黄，脉滑数。治宜泻火毒，化瘀腐，益肺阴。方用葶苈泻肺解毒汤（作者验方）。

处方：甜葶苈、地龙、制大黄、桃仁各10g，水牛角（先煎）、鱼腥草、金荞麦根、芦根各30g，败酱草、冬瓜仁各20g，天花粉、生麦冬各15g，人工牛黄0.5g（分吞）。

以上诸药除水牛角先煎和牛黄分吞外，其他药物则以清水浸泡30分钟后，中文火煎，每日2次，微温服，头汁300mL，二汁250mL。证势重者，每日2剂，分4次服。

方解：本方既注重解毒泻火，又考虑毒邪易入血分、易伤阴液、易累及其他脏腑的特性，在选药配伍上，以一药多效，相互兼顾为准则。取大黄、水牛角、牛黄、鱼腥草、金荞麦根、败酱草，专清肺经之火毒。其中大黄又能导肺火从大肠而出，水牛角又能清血分之毒，鱼腥草、金荞麦根、败酱草又能化瘀解毒。葶苈子泻肺中痰火，桃仁化瘀止咳，地龙通络平喘，冬瓜仁祛痰行瘀，芦根、天花粉、麦冬生津润肺、化痰活血。

加减：如肺火毒邪累及心经，可加黄连、黄芩、栀子、黄柏等苦寒药直折火毒。

3. 痰瘀毒阻肺

咳嗽气促，胸胁刺痛，咯痰不爽，发热不退，神魄不安，舌红或微紫，脉弦数或滑数。治宜祛痰化瘀，肃肺解毒。方用水蛭化毒汤（作者验方）。

处方：水蛭 3～5g（或研粉吞服），丹参 20g，桑白皮、蒲公英各 30g，连翘、金银花、白头翁各 20g，葶苈子、桃仁各 10g，瓜蒌、海藻各 15g，川贝母 8g。

以上诸药，用清水浸泡 40 分钟后，武文火煎，每日 2 次，微温服，头汁 300mL，二汁 250mL。

方解：本方具有活血化痰，祛痰肃肺，清热化毒的作用；适用于痰瘀互结，毒邪内炽，肺气痹阻，络脉不畅的病证。以水蛭、丹参、桃仁活血化瘀，解毒消肿；桑白皮、川贝母、葶苈子、瓜蒌、海藻祛痰散结，清热肃肺；白头翁清热凉血，解毒安络；蒲公英、连翘、金银花清热疗毒，消痈散结。

4. 水浊毒贮肺

咳嗽气喘，不得平卧，神魄不安，痰带白沫，胸胁疼痛，反复不愈，渐见加重，或兼面目浮肿，微有寒热，舌苔白腻，脉象弦滑。治宜蠲水饮，化浊毒，肃肺祛痰。方用蜂房化毒汤（作者验方）。

处方：露蜂房 5～10g，制僵蚕、葶苈子、炒当归、制胆南星、蚤休各 10～15g，土茯苓 30g，红花、炙麻黄、炙甘草各 5g，炙紫菀 12g，莱菔子 15g，或入适量生姜、红枣。

以上诸药，用清水浸泡 40 分钟后，中火煎，每日 2 次，温服，头汁 250mL，二汁 200mL。

方解：本方具有蠲饮化毒，祛痰理肺的作用；适用于水饮酿浊，因浊化毒，浊毒停积肺中的病证。以露蜂房、僵蚕祛风攻毒，化浊祛痰，定魄安神；制胆南星、土茯苓、莱菔子化饮，利水湿，疗毒邪；葶苈子、紫菀、麻黄下气化痰，止咳平喘；当归、红花化瘀通络，善除宿饮顽痰；炙甘草配蜂房，既能补上焦之气，又可疗诸般毒邪；毒邪易于热化，故用蚤休清热解毒，平喘止咳，息风止痉。

（二）心系病动层证

1. 热毒犯心

神昏谵语，或昏聩不语，或烦躁不安，壮热不退，四肢厥冷，口唇干燥，小便短赤，舌质红绛，脉象滑数。治宜解毒清心，醒神开窍。方用穿心莲化毒汤（作者验方）。

处方：穿心莲、大青叶、生地黄、白头翁各 15g，水牛角（先煎）、生石膏（先煎）

各 30g，苦参 20g，玄参、石菖蒲各 10g，黄连、生甘草各 6g，安宫牛黄丸（躁烦不宁者，宜用紫雪丹；深度昏迷者，则用至宝丹）一颗（研末分冲）。

以上诸药，冷水浸泡 30 分钟，其中水牛角、石膏先煎 30 分钟，再入他药武火煎，每日 2 次，微温服，头汁 300mL，二汁 250mL。

方解：本方具有解毒凉血，清心开窍，生津养阴等作用；适用于热毒壅盛，至深至动，邪正剧争的证候。以穿心莲、黄连、大青叶、苦参、生甘草清心解毒，直折热邪；水牛角与白头翁配合，其解毒凉血之功屡试屡效，胜于犀角；石膏伍生地黄、玄参既可增强清热作用，又能倍加滋阴之功，三药合用，清热不伤真阴，养液不滋毒邪；石菖蒲开窍醒神，得安宫牛黄丸，则开窍之功更强，又能清热解毒。

加减：如大便秘结，可加大黄、玄明粉通便解毒，兼能存阴保津。

2. 浊毒蒙闭心窍

神志似清似昧，时明时昧，或神志痴呆，语言错乱，面色垢滞，身热不扬，胸闷恶心，或喉中痰声辘辘，舌苔白腻或灰腻，或厚黄腻，脉濡数或沉滑。治宜化浊解毒，通窍醒神，方用石菖蒲解毒汤（作者验方）。

处方：石菖蒲 15g，青木香、徐长卿、制大黄、僵蚕、制胆南星、郁金各 10g，黄连 8g，山慈菇、白檀香各 6g，水牛角 30g（先煎），生姜汁少许。

昏迷不语，急与苏合香丸 1 粒，研粉灌服。

以上诸药，冷水浸泡 15 分钟，水牛角另煎 30 分钟，再入他药，武文火交替煎，每日 2 次，稍温服，头汁 250mL，二汁 250mL。

方解：本方具有祛浊解毒，泻火坚阴，开窍醒神的作用；适用于湿浊毒邪内阻，湿遏热伏，神志被蒙的证候。以石菖蒲、郁金、檀香芳香开窍，辟毒化浊；山慈菇、徐长卿、青木香、胆南星祛浊解毒，兼以化痰理气；大黄、黄连、水牛角泻火坚阴，解毒和血；僵蚕祛痰搜风，配合生姜汁善治风痰。浊毒内壅，常夹火邪于内，故立方以祛浊毒、醒神志为主，兼以泻火坚阴为辅。此外，浊邪时有夹痰夹气，故佐以祛痰理气。如喉中痰声甚者，可加川贝母、青礞石化痰降气。

3. 痰瘀酿毒扰心

心胸疼痛，如刺如绞，或痛引于臂，或牵连肩背，或痛有定处，心悸气短，或心烦不安，甚则狂躁妄动，舌质紫黯，脉弦涩或结代。治宜活血化瘀，祛痰解毒，定志安神。方用丹参化毒汤（作者验方）。

处方：紫丹参、生山楂、绞股蓝、生黄芪各 30g，红花、炙甘草、红参（另炖冲）各 5g，参三七 3g（研粉冲），露蜂房、陈胆南星各 6g。

以上诸药除红参、三七外，用冷水浸泡 30 分钟后，文火水煎，每日 2 次，温服，头汁 250mL，二汁 250mL。

方解：本方具有活血化瘀，祛痰解毒，兼以益气安神的功用；适用于痰瘀互阻化毒，心中气阴受伤，神志不宁的证候。以丹参、山楂、三七、红花活血化瘀，解毒通脉，兼以益气和阴；红参、黄芪、绞股蓝、甘草补心气，益心阴，解毒邪；胆南星、蜂房祛痰燥湿，搜风通络，使毒邪速去。

加减：如胸痛剧者，可加檀香、制乳香调气止痛；心烦不安甚者，可加琥珀、珍珠母安神宁心；心阴不足明显者，可加生麦冬、玄参滋养心阴。

（三）肝系病动层证

1. 温（火）毒内陷淫肝

身体灼热，头痛如裂，迅即颈项强直，四肢抽搐，昏迷惊厥，舌质红绛，苔黄干燥，脉象弦数。治宜清温泻火，解毒凉肝。方用僵蚕解毒汤（作者验方）。

处方：制僵蚕、地龙各12g，羚羊角3g（先煎），山羊角（先煎）、玄参各10g，大青叶、野菊花、金银花、栀子各15g，生石膏（先煎）、鲜生地黄各30g，黄连8g。

以上诸药，将羚羊角、山羊角、石膏先煎30分钟后，再入余药，文武火煎，每日3次，凉服，头汁250mL，二汁200mL，三汁200mL，口服或鼻饲。

方解：本方具有清温解毒，凉肝息风，护养阴液作用；适用于温毒入侵肝经，累及心包的证候。取羚羊角、山羊角、大青叶、野菊、栀子、黄连清温解毒，兼以平肝；僵蚕、地龙协同羚羊解、山羊角凉肝搜风，佐以拔毒；石膏、玄参、鲜生地黄清热滋阴。诸药相合，重在清温毒，次以护阴液，标本兼顾，邪去正安。

2. 湿热毒壅肝

黄疸急起，迅即加深，烦躁不安，高热口渴，呕吐频作，脘腹胀痛，大便秘结，小便短赤，舌边尖红，苔厚黄糙，脉象弦数。治宜清化湿热，解毒退黄。方用清肝拔毒汤（作者验方）。

处方：生大黄6g（后下），制大黄10g，黄连、厚朴各8g，黄芩、栀子各12g，茵陈、半枝莲、白花蛇舌草各40g，水牛角100g（先煎），人工牛黄1g（分吞），芦荟3g。

以上诸药除人工牛黄、生大黄外，清水浸泡30分钟，将水牛角先煎30分钟，再入余药，武文火煎，每日2次，微温服，头汁300mL，二汁250mL。

方解：此方具有直化湿热毒邪，泻火退黄作用；适用于急黄重候。取生大黄急下导毒，制大黄缓下搜毒，兼能凉血活血；黄连、黄芩、芦荟、栀子泻火燥湿，攻毒除黄；茵陈、半枝莲、白花蛇舌草解毒退黄；肝主藏血，热毒入肝，最易引起血热，故用水牛角、牛黄凉血解毒；厚朴宽中理气，燥湿化浊，且能牵制苦寒之性，以免损伤脾胃。

3. 寒湿毒阻肝

阴黄日久，黄色晦暗，脘腹痞胀，食欲减退，身重困倦，四肢不温，大便溏薄，舌淡胖，苔白腻，脉沉小而迟。治宜散寒化湿，解毒退黄。方用温肝拔毒汤（作者验方）。

处方：淡附片、苍术、山慈菇、当归、蒲黄各 10g，干姜、红花、露蜂房各 6g，茵陈、岩柏草各 30g，椒目、吴茱萸各 3g。

以上诸药，清水浸泡 30 分钟后，文武火煎，每日 2 次，温服，头汁 300mL，二汁 250mL。

方解：本方具有祛寒湿，解毒邪，化瘀血，退黄疸作用；适用于阴黄黄疸，寒湿内蕴，酿成毒邪之候。取附子、吴茱萸、干姜散寒化浊，苍术燥湿和中，蜂房、山慈菇专败毒邪，当归、蒲黄、红花活血化瘀，茵陈、岩柏草退黄解毒，椒目利水祛浊。其中当归又兼补血，寓攻中兼补，邪去而不伤正。

（四）脾胃系病动层证

1. 脾胃火毒内炽

憎寒高热，满口赤烂，灼热疼痛，干渴口臭，胸脘痞满，烦躁不安，大便秘结，舌质红，苔黄厚燥，脉象滑数。治宜清火解毒，方用黄连解毒汤合大承气汤加味。

处方：黄连、芒硝（分冲）各 8g，黄芩、黄柏、绿升麻、栀子、大黄、厚朴、枳实各 10g，玄参 15g，人中白 6g。

以上诸药，除芒硝外，以冷水浸泡 20 分钟，武文火煎，每日 2 次，凉服或微温服，头汁 250mL，二汁 200mL。

方解：此是复方，泻火攻毒，导邪从大肠而出；适用于火毒内炽，劫夺津液的证候。取黄连解毒汤直折脾胃火毒，兼清心热；配承气汤攻下毒邪从大肠而走；伍升麻、人中白以助芩、连解毒，配玄参救液以清解，且能制止升麻升发太过。

2. 胃肠热毒壅盛

呕吐恶心，痢下脓血，色呈紫红，剧烈腹痛，里急后重，高热口渴，烦躁不安；亦有未见下利或下利不重，仅见呕恶、腹痛、腹皮胀急、壮热口渴、神昏谵语者。舌质红，苔黄燥，脉象弦数或沉疾。治宜清热解毒，清营凉血，化滞消积。方用重剂白头翁汤（作者验方）。

处方：白头翁 30g，北秦皮 15g，川黄连 8g，炒黄柏 12g，炒枳实、制大黄、炒赤芍各 10g，水牛角（先煎）、马齿苋、白花蛇舌草各 40g，金银花 20g，生甘草 5g。

以上诸药，用清水浸泡 20 分钟后，文武火煎 2 次，微温服，头汁 300mL，二汁 250mL。

方解：本方具有解毒凉血、化滞攻积的作用；适用于热毒赤痢、疫痢等病。取白头翁、秦皮、黄连、黄柏苦寒折火以疗毒，且能兼护肠胃；马齿苋、白花蛇舌草、金银花清热解毒，引血分之热毒从气分而出，兼能和胃理肠；赤芍、水牛角凉血解毒，直折血分毒邪；枳实、大黄消积导滞，清热攻毒，俾毒邪从下而泄；生甘草解毒和中，调和诸药。全方配合，重在解毒凉血，次在引热透气，导毒外出，再者理肠安中，不使肠胃大伤，为本方组成之旨意。

（五）肾系病动层证

1. 肾经热毒壅阻

浮肿下肢为甚，小便量少，尿色深黄或血尿，或腰部疼痛，口干苦，大便或结，舌质红，苔黄少津，脉象滑数。治宜泄热解毒，清肾利尿。方用土茯苓饮（作者验方）。

处方：土茯苓、鸭跖草、白茅根、白花蛇舌草各40g，海金沙、生地黄各15g，小蓟、紫花地丁、蒲公英、冬瓜皮各20g，蝉蜕8g，制大黄10g。

以上诸药，以冷水浸泡30分钟后，文武火煎2次，微温服。头汁300mL，二汁250mL。

方解：本方具有泄热、解毒、利尿和凉血、活血、生津作用；适用于热毒入肾，水道分利失常之证候。取土茯苓、鸭跖草、白花蛇舌草清热解毒，兼利小便；白茅根、小蓟凉血利尿，兼解毒邪；海金沙、冬瓜皮利尿消肿，导毒于外；紫花地丁、蒲公英清热败毒，兼能凉血；生地黄滋阴养液，活血凉血；蝉蜕清热泄毒，安肾息风；大黄攻积活血，导毒从大便而出。

2. 肾中湿毒内壅

浮肿以下肢为明显，按之没指，面色苍白灰暗，胸腹满胀，小便不利，食欲减退，舌质淡，苔白腻，脉沉缓。治宜燥湿解毒，健脾安肾。方用萆薢祛毒汤（作者验方）。

处方：川萆薢、粉萆薢各15g，苍术、猪苓、泽兰各10g，茯苓皮20g，益母草、土茯苓各30g，蝉蜕8g，官桂、生姜皮各6g，蜈蚣2条。

以上诸药，以清水浸泡20分钟后，文武火煎2次，微温服，头汁250mL，二汁200mL。

方解：本方以燥湿祛毒之品为核心，湿毒最易碍气滞血，壅阻络脉，故配以活血化瘀之品，以通经脉；适用于湿聚化毒，肾阳被遏，水湿分利失司的证候。取二萆薢、土茯苓化湿浊，祛毒邪；官桂、苍术燥湿散毒，其中官桂又善通阳利尿，苍术又能振奋脾阳；猪苓、茯苓皮、生姜皮导水从外而出，善消水肿，又能去水毒；蝉蜕祛风解毒；益母草、泽兰活血行水。如见恶心呕吐，可加姜半夏，呕吐甚者，更加玉枢丹，燥湿祛浊，和胃止呕；大便秘结，可加大黄以导浊毒下行。

若湿浊毒邪偏于困脾者，可用实脾散（《严氏济生方》）温脾化水以导湿毒。

处方：厚朴、白术、木瓜、木香、草果仁、大腹子、炮附子、白茯苓、炮干姜各8g，炙甘草5g，生姜3片，大枣6枚。

以上诸药，以清水浸泡20分钟后，文武火煎2次，微温服，头汁250mL，二汁200mL。

方解：本方取附子、干姜温阳抑阴，振奋脾肾阳气；厚朴、木香、大腹子、草果下气导滞，化湿行水；茯苓、白术、木瓜健脾和中，渗湿行水；甘草、生姜、大枣和中益脾，兼调诸药。众药相合，以奏温阳行气，利水祛毒之功。

3.肾脬火毒内炽

起病急骤，尿痛而频，量少色赤，或伴尿血，或尿道口灼痛，寒战高热；或下肢浮肿，尿少色赤，烦躁不安，口渴咽干，大便秘结。舌红绛，苔黄燥，脉滑数或弦数。治宜泻火败毒，清肾安脬。方用清肾败毒汤（作者验方）。

处方：水牛角60g，鸭跖草、白茅根、半枝莲各30g，牡丹皮、赤芍、黄柏、生栀子各10g，生地黄、蚤休各15g，生大黄、蝉蜕各8g。

以上诸药，用清水浸泡40分钟后，水牛角先煎，后入诸药，武文火交替煎，每日2次，凉服或微温服，头汁300mL，二汁250mL。

方解：本方重点以泻火解毒，次以安肾利尿；适用于毒火内阻，肾脬受灼的证候。取生大黄、生栀子、黄柏泻火攻毒；水牛角、牡丹皮、赤芍凉血解毒；鸭跖草、半枝莲、蚤休、白茅根清热祛毒，和血安络，通淋利尿；生地黄益阴凉血，兼护肾阴；蝉蜕泄热息风，和肾安络。

如夹有湿邪者，也可用八正散（《太平惠民和剂局方》）清热泻火，通淋利尿。

处方：木通6g，瞿麦、萹蓄各15~30g，滑石15g，制大黄、车前子、栀子各10g，甘草5g。

以上诸药，以清水浸泡20分钟后，武文火煎2次，微温服，头汁300mL，二汁250mL。

方解：本方取木通、瞿麦、萹蓄、车前子、滑石、生甘草清热解毒，通淋利尿；大黄、栀子泻火祛毒。合而以奏清热泻火解毒、通淋利尿渗湿之功。

三、沉层证辨要

（一）肺系病沉层证

1.热毒深入，肺阴受伤

身热昼轻夜甚，午后两颧绯红，咳嗽少痰，或干咳无痰，咳时或有气促，胸胁隐痛，口干咽燥，大便结，舌质红，苔光剥少津，脉小滑数。治宜滋阴解毒，润肺止咳。方用肺经增液解毒汤（作者验方）。

处方：生麦冬、生地黄、玄参、天花粉、北沙参各15g，鱼腥草、生石膏各30g，川贝母6g，蚤休、地骨皮各12g，生甘草5g，生白蜜（分冲）30g。（儿童用量酌减）

上药除蜂蜜分冲服外，其他药物均以清水浸泡30分钟后，中火煎2次，微温服，头汁250mL，二汁200mL。

方解：本方具有滋阴润肺，清热解毒作用，适用于肺阴亏损，热毒沉内的证候。取麦冬、生地黄、玄参、沙参、天花粉滋阴养液，兼以解毒和血；蚤休、鱼腥草、石膏、地骨皮既能直折肺经热毒，又可导邪外至气分；川贝母利气止咳，兼化痰毒；蜂蜜、生甘草滋肺解毒，且有润肠通便的作用。

2. 浊毒沉内，肺气亏损

咳嗽反复不愈，咯痰浊腻，胸闷气喘，语声低沉，舌胖淡或浅紫，苔白腻滑，脉沉滑少力。治宜祛浊毒，益肺气。方用蜂房紫菀拔毒汤（作者验方）。

处方：露蜂房、炙甘草各6~10g，蜈蚣2条，炙紫菀、姜半夏、炒当归各12g，红花5~8g，苏子15g，炙黄芪30g，红参5~10g（另炖冲），熟附子6~10g（先煎），淡干姜4~6g，煅赭石20~30g（先煎）。

上药人参另炖，熟附子、赭石先煎，余药用清水浸泡30分钟后，文火煎2次，温服，头汁300mL，二汁250mL。忌生冷滋腻物，避风寒。

方解：本方重点有三。一为祛痰浊毒，以振阳活血；二为降逆达下，以舒肺气；三为补气益血，使宿邪去而正即复。取蜂房、附子、干姜、蜈蚣化浊攻毒，振阳活血；黄芪、人参、甘草、当归补益气血，兼能托毒；赭石、半夏、苏子、紫菀降逆肃肺，祛痰止咳；红花活血散瘀，以舒肺络。

加减：如痰浊较甚，饮食不佳，可酌加莱菔子、白芥子理肺宽中，兼祛痰食郁毒。人参与莱菔子同用习俗少见，但笔者于临床应用中，未见人参功效大减；如为谨慎，也可将人参煎汤另服。虚证甚者人参先投，隔一两个小时后再服诸药；实象明显者可先服药后投参。

（二）心系病沉层证

1. 热毒内攻，心阴耗伤

心悸时作，心烦少寐，或胸闷气促，口干咽燥，或有盗汗，舌质红，苔黄干，脉数而促。治宜解毒清热，滋阴宁心。方用苦参安心解毒汤（作者验方）。

处方：苦参、灵磁石、丹参、蚤休各20~30g，金银花、玄参各15g，生蒲黄（包煎）、石菖蒲各10g，生晒参（另煎冲）、生甘草各6g。

上药除生晒参另煎外，其余诸品以清水浸泡30分钟后，中火煎2次。微温服，头汁300mL，二汁250mL。

方解：本方重点在于解毒清热以保心阴，活血化瘀旨在增强解毒作用。阴愈亏，血易碍，血行不畅，毒邪无以得去。取苦参解毒清热，活血宁心；蚤休、金银花清热解毒，直攻热毒；丹参、蒲黄活血化瘀，兼能疗毒；磁石、石菖蒲宁心定志，开窍醒神；玄参清热养阴；生晒参、生甘草生津益气，以推毒外出。如见胸痛胸闷甚者，可加参三七（研粉分吞）3g，瓜蒌皮15g，宽胸和络。

2. 寒毒内居，心气虚损

心悸怔忡反复不愈，胸闷气短，或胸痛，神疲少力，舌淡紫，脉缓或结。治宜益气解毒，活血宁心。方用参附蜈蚣汤（作者验方）。

处方：红参（另煎冲）、红花、炙甘草各5~8g，淡附片（先煎）、炙桂枝、炒川芎各6~10g，细辛3~5g，炙黄芪、丹参各30g，石菖蒲10g，蜈蚣2条。

以上诸药除红参另煎、附子先煎外，其余诸味用清水浸泡30分钟后，文火煎2次，温服，头汁250mL，二汁200mL。忌生冷油腻厚味。

方解：本方着重祛寒毒，振心阳，毒去阳振，气血得和，心神乃安。以人参、附子、黄芪、甘草温阳益气，附子又善攻寒毒；桂枝、细辛通阳散寒，使阴寒之邪得以外散，细辛又能劫寒毒；蜈蚣搜风解毒；红花、丹参、川芎活血化瘀，瘀阻得化，阳气方可伸布；石菖蒲开窍醒神，激发心气舒展。如胸膺闷痛甚者，可加参三七（研分冲）3g，降香6g活血调气，以止疼痛。

（三）肝系病沉层证

1. 热毒深居，肝阴受伤

身热不退，项背强急，四肢抽搐，神昏谵语；或黄疸如赤金色，衄血便血，皮下斑疹，神志不清。舌质红绛，脉弦细数。治宜清热解毒，滋阴养液。方用犀角散（《千金方》）合增液汤（《温病条辨》）。

处方：犀角尖1g（磨粉冲，可用水牛角60~100g煎汤代之），绿升麻8~15g，黄连5~8g，茵陈30~50g，玄参、生麦冬、生地黄各20g。

上药除犀角粉外，他药用清水浸泡20分钟后，中文火煎2次，微温服，头汁250mL，二汁200mL，或分多次服。

方解：以上两方相合，犀角散以清热泻火，解毒凉血为主；而增液汤以滋阴拔毒，清营凉血为主。取犀角（水牛角）凉血解毒，升麻清热泄毒，黄连泻火攻毒，茵陈清肝经郁热之毒；玄参清热凉血兼解毒，生地黄凉血清热兼滋阴，麦冬专滋阴以养液。诸药相合，故有清热、解毒、滋阴作用。

加减：如抽搐甚者，可加羚羊角粉2~3g（分冲），僵蚕10g，野菊花15g，息风定惊，清热解毒；若出血明显者，可加牡丹皮、赤芍各10g，白茅根30g，凉血活血，清热泄毒。

2. 湿毒沉蕴，肝血瘀阻

黄疸晦暗，面色黧黑，胁下癥块胀痛，脘腹痞胀；或头痛如刺，痛有定处，项背强急，四肢抽搐。舌质紫黯、边有紫斑，脉象弦涩。治宜活血化瘀，祛湿解毒，以血府逐瘀汤为主方。如黄疸者，宜配合温肝拔毒汤；头痛抽搐者，宜配合五虎追风散。

血府逐瘀汤（《医林改错》）：当归、桃仁、红花、赤芍、牛膝、生地黄各10g，炒川芎、柴胡、炒枳壳各8g，桔梗、炙甘草各5g。

以上诸药首先以清水浸泡30分钟后，中火煎2次，微温服，头汁300mL，二汁250mL。

温肝拔毒汤（见肝系病动层证）。

五虎追风散（山西史传恩家传方）：僵蚕、制胆南星、天麻各10g，全蝎5g，蝉蜕10～30g，朱砂1g（分冲）。

温肝拔毒汤、五虎追风散分别与血府逐瘀汤同煎共服。

血府逐瘀汤与温肝拔毒汤配合，其作用既能活血化瘀，又能燥湿祛毒，兼有疏肝调气之功，但毒与瘀相结，去毒必先化瘀，瘀化毒亦去。取当归、桃仁、红花、赤芍、川芎、蒲黄活血化瘀，苍术、附子、干姜、吴茱萸燥湿散寒，山慈菇、露蜂房解毒消癥，茵陈、岩柏草利湿退黄，绞股蓝、甘草益气解毒，柴胡、枳壳疏肝调气，牛膝、桔梗降阴浊、升清气，生地黄滋阴益血，且能牵制姜附烈性。诸药相合，以奏瘀化毒祛之功。

血府逐瘀汤与五虎追风散配合，其作用重在活血通络，息风止痉。取前方行血以通经络，兼理升降气机；以后方之僵蚕、全蝎、蝉蜕搜风解毒，天麻息风止痉，胆南星燥湿化痰，朱砂安神定惊。

（四）脾胃系病沉层证

1. 热毒入内，脾胃阴伤

口干唇红，不思饮食，肌肤干燥，形体日渐消瘦，手足心热，大便干燥，舌质红，苔光干，脉细数。治宜滋阴解毒。方用黄连绞股蓝汤（作者验方）。

处方：绞股蓝、山海螺各15～30g，天花粉、生地黄、生麦冬、鲜石斛各15～20g，生白蜜（分冲）、生赭石各30g，青黛3～5g，黄连4～6g。

以上诸药，以清水浸泡40分钟后，文火煎2次，微温服，头汁250mL，二汁200mL。

方解：本方与其他滋阴养液之方不同处，在于具有解热毒与制阳热的双重作用，所以适用于热毒伤阴者。取绞股蓝、山海螺养阴益气，清热解毒；天花粉、石斛滋阴解毒，兼以活血；麦冬、生地黄滋养阴液，兼以凉血；生赭石、青黛制阳热，解热毒；生白蜜润燥排毒，兼和诸药；特用黄连者，专折毒邪而坚阴。

加减：如热毒盛者，亦可用黄连解毒汤（《外台秘要》引崔氏方）合益胃汤（《温病条辨》）。

处方：黄连8g，黄芩、黄柏、栀子、冰糖各10g，沙参、麦冬、玉竹各12g，生地黄15g。

方解：两方配合，取黄连解毒汤直折火热之毒，配以益胃汤滋养阴液，使热毒去，而阴液亦复矣。

2. 湿毒内滞，脾胃气虚

脘腹痞胀，经久不愈，大便不实，解而不爽，饮食衰减，神疲少力，舌质胖，苔白腻，脉象濡缓。治宜化湿毒，健脾胃。方用苍术鸡金化毒汤（作者验方）。

处方：苍术、白术、大腹皮、鸡内金各 10g，炒党参 12g，干姜 5g，地骷髅 20g，制厚朴、露蜂房、制大黄各 8g。

以上诸药，用清水浸泡 30 分钟后，先武后文火煎 2 次，温服，头汁 250mL，二汁 200mL，忌生冷、油腻物。

方解：本方具有健脾燥湿，温中化毒的作用；适用于脾虚湿毒内阻的证候。苍术、白术健脾燥湿，苍术又有祛湿毒之功；党参益气，地骷髅消胀，二药并用补而不滞（有云地骷髅能解党参，笔者临床所验，此言难信）；大黄与干姜并用寒温相济，能化积滞以攻毒邪；大腹皮、制厚朴、鸡内金化滞消胀，以除郁毒；露蜂房专化结毒。诸药相伍，攻毒祛邪与健脾扶正相互兼顾，邪渐去而正渐复。

加减：如兼寒毒者，可加附子、花椒、草豆蔻散寒解毒。

（五）肾系病沉层证

1. 热毒内侵，肾阴耗损

头晕耳鸣，午后颧红，盗汗，腰酸，性情躁急，或有梦遗，小便短赤，或下肢浮肿，舌质红，苔中光，脉细数。治以滋肾阴，拔热毒。方用知柏拔毒汤（作者验方）。

处方：炒知母、炒黄柏、生蒲黄各 10g，生地黄、生白芍各 15g，白茅根、鸭跖草、生牡蛎各 30g，桑寄生、绞股蓝各 20g，车前子 12g。

以上诸药，以清水浸泡 30 分钟后，武文火煎 2 次，微温服，头汁 250mL，二汁 200mL。

方解：本方具有滋阴拔毒作用，适用于肾阴亏损，毒邪内沉的证候。以知母、生地黄、白芍滋阴降火，黄柏坚阴祛毒，白茅根凉血解毒，车前子、鸭跖草解毒利尿，桑寄生益肾强腰，蒲黄活血排毒，绞股蓝益气阴、清热毒，牡蛎潜阳敛阴。诸药相合，滋阴与解毒共济，补正于内，推邪于外。

2. 浊毒内停，肾气受伤

头晕耳鸣，畏寒，腰膝软弱，面色灰白，四肢不温，或水肿反复发作，迁延不愈，小便量少，舌质淡，苔白腻，脉沉细。治以温肾蠲毒，方用附子蠲毒汤（作者验方）。

处方：熟附子、炒白术各 10g，炙黄芪、益母草、晚蚕沙各 30g，威灵仙、补骨脂、杜仲各 15g，炙甘草、川椒目各 5g，带皮茯苓 20g。

以上诸药，以清水浸泡 40 分钟后，文武火久煎 2 次，温服，头汁 200mL，二汁 250mL。忌生冷、油腻。

方解：本方具有温阳气，祛寒浊，蠲毒利水的作用；适用于肾阳不足，浊毒内沉的证候。取熟附子温肾阳，化浊毒；白术、黄芪、补骨脂、杜仲、甘草补肾气，兼以解毒；益母草活血和血，以通肾络；晚蚕沙、威灵仙祛浊毒，兼以通络；茯苓、椒目渗湿利水，驱除浊毒。诸药相合，攻补兼施，补肾气则有利于排除水浊邪毒，攻浊毒则有利于扶持正气，两全其美。

四、伏层证辨要

本层证候，一般症状均不十分明显，应以病因为辨证依据。凡疫疠毒邪、六淫夹毒，以及内湿、痰浊、气郁、瘀血等化毒为病者均不可忽视，继续排毒以消除隐患。

（一）肺系病伏层证

气阴少复，余毒内伏：低热反复不退或无身热，咳嗽少痰，夜间盗汗，或胸膈烦闷，或胸络作痛，口咽干燥，舌尖红，或苔光剥，脉小带数。治宜滋阴润肺，解毒安络。方用羊乳抽毒饮（作者验方）。

处方：羊乳30g，天花粉、地骨皮各15g，生麦冬、北沙参各12g，生甘草、川贝母、青黛各5g，制僵蚕、玄参、炒栀子各10g。

以上诸药，以清水浸泡40分钟后，先武火后文火煎2次，头汁250mL，二汁200mL，微温服。忌辛辣动风发物。

方解：本方具有滋养肺阴，清热疗毒之功；适用于肺阴不足，毒邪内伏的证候。取羊乳（又名山海螺、四叶参）、北沙参滋阴益气，解毒祛痰；麦冬、天花粉、玄参、地骨皮滋阴润肺，泻火清毒；栀子、青黛、生甘草清热泻火，搜毒安络；僵蚕、川贝母祛痰散结，搜风解毒。如大便干结者，可加生蜂蜜30g（分冲），瓜蒌仁15g润肠解毒。

如肺气不足，痰浊毒邪内阻，咳嗽痰白，或咳时喘促，舌淡胖，脉小滑少力，则宜补气益肺，解毒祛痰。可用蜜根搜毒饮（作者验方）。

处方：蜜根皮、生黄芪各30g，炙紫菀、炙款冬花、苏子、炒当归各12g，绞股蓝20g，炙甘草、露蜂房、红花、五味子各6g。

以上诸药，以清水浸泡30分钟后，武文火煎2次，头汁250mL，二汁200mL，温服。忌生冷、油腻物，避风寒。

方解：本方具有补益肺气，搜毒祛痰作用；适用于肺气虚弱，痰浊邪毒蕴伏于肺的证候。取蜜根皮（棉花根皮）、黄芪、绞股蓝、炙甘草补益肺气，托毒散邪；紫菀、款冬花、苏子祛痰止咳，顺气理肺；当归、红花活血通络，以防痰瘀互结；蜂房攻毒祛风；五味子既敛肺气，又能散结解毒。诸药配合，补中寓消，消中有祛痰，有化瘀，有解毒，诸般邪毒咸能尽去，邪去正复，病乃痊愈。

（二）心系病伏层证

气阴少复，余毒内蕴，偶有心悸胸闷，神疲少力，舌质较红，脉小数或结。治宜滋阴益气，解毒和血。方用绞股蓝清毒饮（作者验方）。

处方：绞股蓝、苦参、丹参各 15～30g，生晒参（另炖冲）、五味子、生甘草各 6g，生蒲黄 10g，生酸枣仁、生麦冬各 12～20g，生牡蛎、生龙骨 20～30g。

以上诸药均用生药，如经制炙后疗效显著下降，应予注意。诸药以清水浸泡 30 分钟后，先武火煎后文火煎 2 次，头汁 250mL，二汁 250mL，微温服。忌辛辣香燥之物。

方解：本方以扶正祛毒并重，补其气液，去其余毒为主要作用；适用于心中气阴受伤，余毒内伏的证候。取绞股蓝、生晒参、生麦冬、生甘草生津益气，清热托毒；苦参、丹参、蒲黄活血祛瘀，宁心解毒；生酸枣仁、五味子安神宁心，敛阴疗毒；生牡蛎、生龙骨敛阴涩气，散结祛毒。诸药相合，以奏扶真元，捣邪巢之功。

加减：如心阳不足，气短，心悸，畏寒，舌淡胖，脉迟或代，则治宜温补心阳，祛寒解毒，方用参附蜈蚣汤（方见心系病沉层证）。

（三）肝系病伏层证

阴血少复，余毒留伏，午后低热，虚烦少寐，或下肢瘫痪，或手足震颤，舌边尖红，脉小数。治宜滋阴养液，祛毒通络。方用鳖甲清毒汤（作者验方）。

处方：炙鳖甲 15～30g，生地黄、百合、地骨皮、麦冬各 15～30g，胡黄连 4～8g，赤芍、白薇各 12～20g，野菊花 10～15g，制僵蚕 10g。

以上诸药，以清水浸泡 30 分钟后，先武后文火煎 2 次，头汁 250mL，二汁 200mL，微温服。

方解：本方具有滋阴清热，凉血解毒作用；适用于温热毒证后期的证候。取鳖甲、地骨皮、生地黄、麦冬、百合滋阴退热，兼以清毒；白薇、胡黄连、赤芍、野菊花、僵蚕清热凉血，解毒祛风。如见瘫痪，可酌加怀牛膝、当归、白芍、黄芪，并配用针灸治疗。

加减：黄疸退后，低热，口干，右胁隐痛，小便短黄，大便干结，舌质红，苔光干，脉小数少力。治宜滋阴解毒，方用芍药疗毒汤（作者验方）。

处方：生白芍、生赤芍、石榴皮各 12～15g，木瓜 10g，五味子 6～10g，蚤休、生地黄、玄参、栀子各 12～15g，川楝子、生鸡内金各 10g，丹参 15～30g。

以上诸药，以清水浸泡 30 分钟后，先武火后文火煎 2 次，头汁 250mL，二汁 200mL，微温服。忌油腻厚味。

方解：本方以祛毒为主，滋阴为辅，相合为方，适用于温毒或湿热毒证的后期阶段。取生赤芍、丹参活血祛毒；蚤休、石榴皮、栀子清热解毒；木瓜、五味子、生白芍、生地黄、玄参滋阴疗毒；川楝子疏肝化毒；生鸡内金散积运脾。

（四）脾胃系病伏层证

气阴少复，余毒深伏，身热已退，神疲少力，口干唇燥，食欲不启，大便或结或溏，舌光或干，脉象小弱。治宜滋阴益气，利湿解毒，方用薏苡仁疗毒汤（作者验方）。

处方：生薏苡仁、生山药各 20 ～ 30g，生鸡内金 8g，生黄芪 12 ～ 30g，生白术 10g，生晒参（另炖冲）6g，绞股蓝、天花粉、炒麦芽各 15 ～ 20g。

以上诸药除吉林人参外，余药以清水浸泡 30 分钟后，文火缓煎 2 次，头汁 250mL，二汁 200mL，微温服。

方解：本方具有健脾益气，滋阴拔毒的作用；适用于气阴两伤，余毒深伏的证候。取薏苡仁、山药、黄芪、白术健脾益气，托毒于外；人参、绞股蓝、天花粉滋阴益气，生津清毒；生鸡内金、麦芽散积去毒，健脾运中。

加减：如正伤未复，或复之不多，邪毒偏盛，可用黄连绞股蓝汤扶正解毒（方见脾胃系病沉层证）。

（五）肾系病伏层证

元阴元阳少复，余毒隐伏肾病症状消退，小便通利，无水肿，但或有头晕目眩，腰酸膝软，舌光淡或尖红，脉尺弱或小数。阳毒蕴伏常见热象，阴毒隐伏则呈寒象。

属热毒内伏者，治宜滋阴养液、清泄热毒，方用知柏地黄丸加减（《医宗金鉴》）。

处方：熟地黄 25 ～ 30g，山萸肉、干山药各 12 ～ 15g，泽泻、牡丹皮、茯苓、黄柏、知母各 9 ～ 12g。

上药研细末，炼蜜为丸，每次 6 ～ 9g，温开水或淡盐汤送服。如作汤剂，将诸药用清水浸泡 30 分钟后，文火缓煎 2 次，微温服，头汁 250mL，二汁 200mL。

方解：此方具有滋肾补阴，清火解毒作用；适用于肾阴亏损，热毒内伏的证候。取熟地黄滋阴填精，山萸肉补肝涩精，山药益脾固精，知母滋阴生津，牡丹皮凉肝解毒，茯苓和脾渗湿，泽泻泻肾中浊火，黄柏清火解毒。合而善滋肾阴，专祛虚火毒邪。头晕甚者，可加枸杞子、女贞子；腰酸剧者，可加桑寄生、川续断。

属于寒毒内蕴者，治宜补益肾气，抽去毒邪，方用济生肾气丸（《严氏济生方》）加减。

处方：炮附子 6 ～ 15g，官桂 3 ～ 8g，茯苓、泽泻、山药、山萸肉、牡丹皮、牛膝、车前子各 10 ～ 15g，熟地黄 20 ～ 30g。

方解：此方具有温补肾阳，散寒抽毒的作用；适用于肾阳不足，寒毒内伏的证候。取附子、官桂温肾祛毒；山药、山萸肉、熟地黄补肾兼益肝脾；茯苓、车前子、泽泻利湿浊，化毒邪；牡丹皮活血调肝；牛膝益肾强腰。并可加露蜂房、蜈蚣等温阳逐毒之品，以增强疗效。

第二节　主症独析

有诸内者，必形于外，围绕症状辨证是诊治疾病过程中不可缺少的一个环节。审证而求因，抓住症状详细分析，了解疾病由何因所致，掌握病变发展规律，是辨证论治的重要部分。虽然只凭症状不能确定疾病的本质，但百时一叶也能知秋，从现象着手，深入剖析要害，获得真实的病情。同时，还须分别主症与兼症，主症是代表疾病的主要表现，兼症则是相伴症状，常用于鉴别在表在里，或寒或热，属虚属实，两者不可混淆。此外，还要结合舌苔、脉象等体征以及各种化验和生化指标进行辨证，某些疾病由于患者体质因素，临床症状可不明显或症状出现缓慢，应与各种化验指标结合进行辨证。在辨证中各种检验和生化指标与舌苔、脉象同等重要，绝不能置之于辨证内容之外。现将毒证的临床特殊症状，分述于下。

一、寒战

寒战是急性毒证的常见症状之一，其表现在憎寒的同时伴有全身不自主地颤抖。在《内经》中称为"振寒""战栗""寒栗"等。如《素问·骨空论》说："风从外入，令人振寒。"《灵枢·寒热病》说："振寒洒洒，鼓颔，不得汗出。"《素问·六元正纪大论》说："少阴所至为惊惑，恶寒战栗，谵妄。"《灵枢·经脉》说："气不足则身以前皆寒栗。"于此又可见，寒战有表里、寒热、虚实之分，故在临床常分风寒毒束表、寒包火毒、疮毒内陷和寒瘴疟毒内侵等证候，尤其前三证更为多见。

1. 风寒毒束表寒战

为风寒两性或纯寒性的毒邪，侵袭肌表，经络被阻，腠理闭塞，卫气郁遏所致。症见恶寒战栗，高热无汗，头痛如裂，身痛如被杖，舌苔白，脉浮紧。治以解散风寒毒邪，方用代麻黄汤。

2. 寒包火毒寒战

由于火毒内伏，复感外寒，火欲外出而寒欲内入，寒邪与火毒相争，形成外寒以包内之火毒。症见恶寒战栗，四肢厥冷，头身疼痛，发热口渴，烦躁不安，小便短赤，大便秘结，舌红苔黄，脉象洪数。治以外散表寒，内清火毒。方用仿防风通圣散。

3. 疮毒内陷寒战

由于火热毒邪壅盛，经络被阻，气血凝滞，血肉腐败，疮毒内攻所致。症见痈疽红肿热痛，或疮疡黑腐，寒战高热，口渴烦躁，甚至神昏谵语，舌质红，苔黄糙，脉洪数。治以泻火拔毒，方用升麻托毒汤。若神昏谵语者，可加安宫牛黄丸开窍解毒。

4. 寒瘴疟毒寒战

疟疾发生寒战，多见于正疟（初起肢体酸楚，呵欠乏力，继则畏寒战栗，寒罢则遍体灼热，头痛面赤，口渴心烦，嗣后汗出淋漓，身热渐退）和寒瘴疟。寒瘴疟的发生，多由湿浊瘴毒，壅遏三焦，阳气被遏，不能宣达所致。症见恶寒战栗，寒多热少，甚则神昏谵语，苔白厚腻，脉象弦滑，治以解毒蠲浊，化湿通阳。方用解毒辟秽止疟汤。如神志昏糊不清者，可加苏合香丸（原名吃力伽丸，出自《外台秘要》引《广济方》）。《太平惠民和剂局方》引此方无光明砂。此方多制为成药用，可开窍醒神。

二、高热

高热，习称为壮热或但热不寒，常见于急性热病的初中期阶段。临床以身灼热、时烦渴、脉疾数为特征。其病变大都属于实证，故《伤寒论·辨太阳病脉证并治》说："不恶寒，但热者，实也。"有关引起高热的病证，可分为热毒犯肺、热毒壅胃、热毒郁结肠道、湿热毒蕴中、暑毒耗气伤阴和热毒侵入心营等证候类型，对于其他非毒邪或内伤病变引起的高热，这里不一一详述。

1. 热毒犯肺高热

多由于风热毒邪或寒毒化热，壅阻于肺所致。症见发热不恶寒，咳嗽胸痛，咯痰黄稠腥臭，气促鼻扇，口渴咽痛，舌质红，苔黄燥，脉滑数。治以疗毒清热，肃肺化痰。方用天竺黄化毒汤。

2. 热毒壅胃高热

多由于温毒热邪内入阳明或寒邪侵袭，化热酿毒，壅阻胃经所致。症见不恶寒，反恶热，面赤气粗，大汗出，大烦渴，小便短赤，舌质红，苔黄燥，脉洪大。治以泄毒清热。方用白虎汤加玄参、鲜石斛、天花粉。如火毒腐胃，口唇热疮，齿龈红肿，气秽臭等，则用清胃散合泻黄散清火疗毒。

3. 热毒郁结肠道高热

多由于温毒热邪或寒邪化毒郁结肠中，腑气不通所致。症见壮热不恶寒，日晡为甚，腹满硬痛，按之坚实，大便秘结，烦躁不安，甚则神昏谵语，舌红，苔黄燥或焦黑，脉沉实有力。治以攻毒泄热，方用大承气汤合黄连解毒汤。

4. 湿热毒蕴中高热

由于外感湿热毒邪或湿邪内阻，久郁化热酿毒，脾胃受伤，气机不畅所致。症见身热不恶寒，朝轻晡盛，汗出不解，口渴，溲赤，胸闷脘痞，不思饮食，或颈项、胸胁出现白痦，舌苔微黄腻，脉多濡。治以解毒清热，利湿化浊。方用甘露消毒丹。如胸腹出现红疹，舌质红，脉洪大者，宜加黄连、金银花、牡丹皮，增强解毒清热作用。

5. 暑毒耗气伤阴高热

由于感受盛夏暑毒，气阴受伤所致。症见发热不恶寒，头痛，面赤气粗，胸闷，烦躁，汗出量多，舌质红，苔黄燥，脉来洪数。治以泄毒清暑，方用解毒白虎汤。若暑毒壅盛，热极生风，颈项强直，四肢抽搐，可加羚羊角、地龙、僵蚕解毒息风。

6. 热毒侵入心营高热

由于热毒炽盛，逼迫心营所致。症见发热不恶寒，昼轻夜重，烦躁不寐，甚则谵语神昏，斑疹透露，舌质红绛，苔光而干，脉来细数。治以清营解毒。方用清营汤。如营热入血动血，吐衄便血，斑色紫黑，可用犀角地黄汤清热解毒，凉血散瘀。

三、神昏

神昏指不省人事，神志昏迷而言，《内经》称为"昏愦"，《伤寒论》则称"不识人"，《丹溪心法》又称"昏迷"等。由于神昏程度有深浅不同，故临床又分为昏迷、昏蒙、昏谵、昏狂四种类型。昏迷即深度昏迷，昏蒙即时昏时醒，昏谵即神昏谵语，昏狂即神昏狂乱。前者为病最重，次者为病稍轻，又次者为病多热，最后者为病多瘀。

神昏可见于急性热病和内伤杂病，其发生原因颇多，但以毒邪所致最为常见，故辨毒当为至关重要。

1. 热毒内陷心包神昏

多系温热毒邪燔灼营血，内传心包所致。症见神昏谵语，或迷昏不省，呼之不应，高热烦躁，斑疹透露，抽搐时作，或角弓反张，舌质红绛，脉数或弦数。其中"逆传心包"病起尤急，来势凶猛，更为严重。治以泄热解毒，清心醒神。方用清营汤合紫雪丹。如热毒侵入心肝，四肢抽搐，颈项强直，神志不清，时有谵语，宜用羚角解毒汤合紫雪丹败毒清肝，开窍醒神。

2. 火毒内攻心舍神昏

多由火毒时疫之邪，扰营败血，内攻于心所致。症见神志昏糊，壮热谵语，头痛剧烈，头面红肿，咽肿喉烂，衄血便血，斑疹紫黑，疮疡黑陷，肿势散漫，舌绛苔焦，脉滑而数或六脉沉细而数。可见于大头瘟、发颐、疔疮走黄等病。治以败毒泻火，开窍醒神。方用清瘟败毒饮合安宫牛黄丸。

3. 湿热化毒扰心神昏

由于湿热内蕴化毒，或外感湿热毒邪，郁阻中焦，上犯心神所致。症见神识昏沉，时明时昧，或昏迷不醒，兼有身热不退，或面目俱黄，或赤白痢骤下，舌红苔黄垢腻，脉濡细或弦数。可见于湿温、急黄、疫痢等病。治以清热化湿，解毒开窍。属于湿温者，方用石菖蒲郁金汤合至宝丹；属于急黄者，宜用清肝拔毒汤合至宝丹；属于疫痢者，则用重剂白头翁汤合至宝丹。

4. 瘀血化毒犯心神昏

由于瘀血内阻，化热酿毒，瘀毒上扰所致。症见神识不清，谵言妄语，狂躁不安，身体灼热，少腹硬满，面唇爪甲青紫，大便色黑稀烂，小便清长，舌质深绛或紫黯，脉沉涩或沉实。可见于蓄血证、血分证以及其他瘀血阻滞证等。治以化瘀散毒，开窍醒神。属于蓄血证者，方用桃核承气汤；属于血分证者，宜用犀地清络饮。如服上方后神识仍未清者，可配用安宫牛黄丸（方见前）开窍解毒。

5. 腑实浊毒凌心神昏

由于热邪入里已深，与肠中糟粕搏结不化，酿成浊毒，上凌于心所致。症见神识不清，谵言妄语，循衣摸床，身热日晡尤甚，大便秘结或热结旁流，腹满硬痛，舌苔黄燥或起芒刺，脉沉实有力。治以泻下攻毒，方用大承气汤 。腑实得通，浊毒渐去，不治昏糊而神识自清。若神昏谵语剧者，可用牛黄承气汤开窍解毒，泻下清热。

四、谵语

谵语是指神志不清，胡言乱语而言。《内经》称为"谵言"，《难经》称"谵言妄语"，《伤寒论》《金匮要略》均称"谵语（或讝语）"，《诸病源候论》则称为"谬语"。它与谵妄、错语、狂语、郑声不同。谵妄是神志模糊，语言无伦，常伴恐惧或激动等表现；错语是神志清醒，而言语错乱或说后自知讲错；狂语是神志异常，狂言叫骂，喜笑不休，弃衣而走，登高而歌；郑声是神志昏沉，言语重复，语声低微，不相顺接，故《伤寒论·辨阳明病脉证并治》说："实则讝语，虚则郑声。郑声，重语也。"

本症多由毒邪或其他病邪壅阻化毒，扰动心神所致。具体可分以下几种证候类型。

1. 热毒炽盛扰心谵语

由于外感热毒或其他病邪转化而来，上扰心神所致。但有毒在阳明气分、毒在营分和血分不同。属于阳明气分者，症见谵言妄语，高热面赤，烦渴引饮，汗出气粗，小便短赤，舌红苔黄燥，脉象洪大。治以清热攻毒，方用清瘟败毒饮。若属于营分证者，则见谵言妄语，烦躁不安，身热夜甚，斑疹隐现，舌质红绛，脉来细数。治以清营透毒，方用清营汤。如属于血分证者，则见谵言妄语，高热烦躁，神识昏糊，入暮增剧，斑疹紫黑，吐血衄血，舌质紫绛，脉象细数。治以凉血散毒，方用神犀丹。

2. 腑实浊毒冲心谵语

由于邪热入里，与肠中糟粕互结，浊毒内生，上冲于心所致。症见谵言妄语，日晡潮热，烦躁不安，胸闷喘满，腹胀硬痛，大便秘结，舌红，苔厚黄干或灰黑燥干，脉沉实有力。治以泻下解毒，方用大承气汤。

3. 火毒内炽攻心谵语

多由于感受火毒时疫病邪，或火热之邪郁结成毒，毒气上攻于心所致。症见谵语时作，壮热不退，烦躁不安，面赤口渴，吐衄发斑，或咽喉肿烂，或疔疮痈疽，或疫痢下血，舌质红绛，苔黄褐干燥，脉多滑数。治以泻火败毒，方用清瘟败毒饮加减。

4. 湿热化毒蒙心谵语

多由湿热内蕴，久郁酿毒，或外感湿热毒邪，上蒙心窍所致。症见时有谵语，身热午后加重，胸脘痞满，腹胀呕恶，或身目发黄，或下利脓血，舌质红，苔黄腻，脉濡数。治以清热化湿，解毒开窍。方用石菖蒲郁金汤。如急黄者，宜用清肝拔毒汤解毒退黄；若下利脓血者，宜用重剂白头翁汤败毒除痢。

5. 痰火酿毒凌心谵语

多由素体痰盛，久郁化热，痰热酿毒；或外感时邪，热盛于里，煎熬成痰，痰热化毒，上扰于心所致。症见谵言妄语，面赤烦热，胸闷气促，口唾痰涎，便结溲赤，苔黄腻，脉滑数。治以泻火解毒，豁痰开窍。方用竹沥败毒饮。

6. 瘀血化毒冲心谵语

多因外感邪热，内袭于血，血与邪互结，瘀血乃成，进而化毒冲心所致。症见妄言谵语，面色紫黯，吐血衄血，身体灼热，小腹硬满，疼痛拒按，大便色黑，小便自利，舌质紫黯或瘀点，脉沉数或沉涩。治以化瘀解毒，方用桃核承气汤加减。

五、烦躁

烦躁，是指心中烦热不安，手足躁扰不宁而言。《内经》和《伤寒论》等也有称"躁烦"。烦与躁在临床表现中有所不同，烦属心烦，是心胸热而不安；躁系体动，是四肢躁扰不宁。但躁必兼烦，而烦未必兼躁。本篇所指烦躁，实属偏正词组，当是躁症。现将有关毒邪和其他病邪转化为毒的烦躁分述如下。

1. 热毒内壅烦躁

多因毒邪或他邪化毒，热毒内壅，或淫胃经，或犯大肠，或袭营血所致。在胃经者，症见烦躁不安，壮热口渴，汗出气粗，舌质红，苔黄燥，脉弦数。治以清胃热，透毒邪，方用解毒白虎汤。在大肠者，则见躁扰不宁，日晡潮热，手足汗出，大便秘结，腹满硬痛，或见谵语，舌红，苔焦黄生芒刺，脉沉实有力。治以泄实热，排毒邪。方用大承气汤加味。属于营分证者，则见烦躁不寐，身热夜甚，斑疹隐现，或见谵语，舌质红绛，脉象细数。治以清营透毒，方用清营汤。属于血分证者，则见烦躁不安，身热夜剧，或见谵语，甚或发狂，吐衄发斑，舌质紫绛，脉数或细数。治以凉血拔毒，方用犀角地黄汤加味。

2. 痰火化毒烦躁

多由外邪袭肺，化热生火，或内有宿痰，郁而化火，或情志不遂，气郁化火，火灼津液为痰，痰火酿毒，扰及神明所致。症见烦躁不安，身热面赤，气急喘满，咯痰黄稠，便结溲赤，舌质红，苔黄腻，脉滑数。治以泻火解毒，豁痰止躁。方用竹沥败毒饮。

3. 瘀血酿毒烦躁

多由热邪深入血络，血行不畅，血瘀化毒，或气滞血瘀，化热生毒，上扰心神所致。症见心烦躁扰，面色晦暗，口唇青紫，身体灼热，或少腹硬满，疼痛拒按，小便自利，大便色黑，舌质紫黯或有瘀点，脉沉数或沉涩。治以活血化瘀，解毒开窍。方用血府逐瘀汤加减。如少腹硬满疼痛剧者，则用桃核承气汤加味。

六、发狂

发狂，是指神志失常，狂乱无知，喧扰不宁而言。本症在古代已有较详细记载，《素问·调经论》说："血并于阴，气并于阳，故为惊狂。"《灵枢·癫狂》说："狂始发，少卧不饥，自高贤也，自辨智也，自高贵也，善骂詈，日夜不休。"明确指出了发狂的病机和证候表现。毒邪致病归纳起来不外乎以下两个方面。

1. 痰火酿毒上扰发狂

多因素体阳盛，内火偏胜，火灼津液为痰，痰火酿毒，上蒙心窍所致。症见突起狂躁，妄作妄动，骂詈叫号，毁物殴人，兼有头痛不寐，面红目赤，大便多秘，舌红苔黄，脉弦滑数。治以祛痰降火，解毒清心，方用滚痰丸合牛黄清心丸。

2. 瘀血酿毒上犯发狂

由于肝气久郁，或外伤头部，气血运行不畅，久而久之，气滞而致血瘀，瘀阻不化，酿成瘀毒，心舍不宁，脑络受阻，灵气被遏所致。症见狂躁时作，反复不愈，甚则登高而歌，弃衣而走，或目妄见，或耳妄听，或呆滞少语，妄思离奇多端，兼有面色黯滞，头痛惊悸，或妇人经期腹痛，经血紫黯有块，舌质紫或有瘀斑，苔薄白或薄黄，脉弦细或沉弦而迟。治以化瘀祛毒，定神醒脑。方用通窍活血汤加僵蚕、蜈蚣、丹参、石菖蒲等。

七、痴呆

痴呆，又称"癫症"，是指精神错乱，表情淡漠，沉默痴呆，或喃喃独语，出言无序而言。此症早在《内经》已有记载，如《灵枢·癫狂》说："癫疾始生，先不乐，头重痛，视举，目赤，甚作极，已而烦心。"本症的发生与七情有关，或以思虑不遂，或以悲喜交加，或以恼怒惊恐，皆能损伤心、肝、脾等脏腑，导致气血失调，阴阳失于平秘，进而形成痰浊、瘀血的病理产物，产生毒质，损害心神脑窍而发病。此外，还有外来毒邪，如风毒、寒毒、湿毒蕴伏心脑，灵机失司而发病，此类多见于老年痴呆症。

1. 痰浊毒痴呆

由于脾运失健，心气不和，六淫毒邪内侵，未及时排出，使气机不畅，聚湿生痰，痰浊酿毒，心脑灵气被遏所致。症见精神抑郁，表情淡漠，沉默无言，或喃喃独语，语无伦次，或时悲时喜，哭笑无常，不知秽浊，或老年始见自私、固执、主观、猜疑，行为愚蠢进而全无记忆，不知家门，无法返回，常伴头脑昏重，舌苔白腻，脉弦滑。治以化痰蠲浊，解毒醒脑。方用涤痰汤加黄芪、僵蚕、蜈蚣、红花、补骨脂。

2. 瘀血毒痴呆

多由头部外伤，瘀阻脑络，或肾虚心亏，脑髓失养，脑络瘀滞，久瘀不化，酿成瘀毒；亦有六淫毒邪入侵，未及时排出，蕴伏脑中，脑络受阻，酿瘀化毒所致。症见寡言呆滞，或喃喃自语，不知秽浊，或记忆锐减，甚至全忘，外出不能返回，常伴头部疼痛固定，或兼心烦不安，舌质微紫，脉弦缓或沉涩。治以化瘀解毒，方用补阳还五汤加石菖蒲、全蝎、葛根。若年老者，适加补骨脂、骨碎补、五味子、菟丝子补肾益髓。

八、强直

强直，是指项背强急，腰背反折而言。《灵枢·经脉》说："经脉之病，寒则反折筋急。"《素问·至真要大论》说:"诸痉项强,皆属于湿。""诸暴强直,皆属于风。"《灵枢·热病》说:"热而痉者死……腰折、瘛疭、齿噤龄也。"虽可因寒、因湿、因热而发,但其夹毒者,病势危重,若只散寒祛湿退热,往往得不到良效,甚至危及生命。因毒而发本症者,归纳起来大致有以下三种。

1. 寒湿毒阻络强直

多由外感寒湿邪毒,阻于经络,湿性凝滞,寒主收引,毒性至恶,邪毒内犯,经络弛缩失常所致。症见项背强急,角弓反张,口噤不语,或兼四肢抽搐,恶寒发热,头痛身疼,无汗,舌苔白,脉浮紧。治以发表解肌,散毒和络。方用葛根汤加蜈蚣、全蝎、防风、羌活。

2. 热毒内扰气营强直

大多由于寒毒入里化热或温毒侵袭,动则在气,沉则在营,气营渐耗,经脉失养,弛缩失常所致。症见角弓反张,口噤龄齿,手足挛急,常伴身体灼热,时有谵语,甚则神志昏迷,斑疹渐露,舌质红,苔黄燥,脉弦数或沉数。治当败毒泄热,清气凉营。方用败毒止痉饮。

3. 金疮风毒侵袭强直

多由刀刃创伤,或他物损伤皮肉,疮口不洁,风毒侵袭,经脉不利所致。症见项背强急,甚则角弓反张,牙关紧急,口噤舌强,颜面肌肉痉挛呈苦笑面容,舌苔多白腻,脉象弦紧。治宜祛风解毒,通络止痉。方用加味玉真散。

九、抽搐

抽搐,又称四肢抽搐,是指手足相引,一伸一缩,抽动不宁而言。《内经》称本症为"瘛疭"。瘛者,筋脉拘急,屈也;疭者,筋脉弛纵,伸也。引起本症的原因甚多,有因外邪,有因内伤,有阴虚阳虚,有夹痰夹瘀,但其毒邪为病者更为严重,若单纯去邪不攻毒,补虚不解毒,往往不能获得满意疗效。兹将有关毒邪致病者,归纳为以下三个方面。

1. 风毒入络抽搐

多由外感风毒,邪闭经络,气血运行不畅,营卫不得宣通,筋脉失养所致。症见四肢抽搐,筋脉拘急,肢体酸痛,并伴发热恶寒,甚则项背强急,舌苔薄白或微黄,脉多弦数。治宜祛风解毒,清热通络。方用清风解毒汤。如皮肉外伤,风毒入侵者,宜用加味玉真散。

2. 热毒内炽抽搐

多由感受温毒外邪,热毒亢盛,引动肝风所致。症见四肢抽搐,并伴壮热口渴,面红气粗,甚或颈项强急,角弓反张,两目上视,神昏谵语,舌质红,苔黄干,脉象弦数。治宜败毒清热,凉肝息风。方用败毒羚钩汤。

3. 湿热酿毒抽搐

多因感受湿热之邪，或湿邪内蕴，或饮不洁之水，水湿久阻化热，湿热酿毒，淫及经脉所致。症见四肢抽搐，并伴身热缠绵，头重如裹，舌红胖大，苔黄腻，脉滑数。治宜拔毒息风，清热利湿。方用黄连地龙解毒汤。

十、肢厥

肢厥，又称厥逆，是指手足发凉而言。如冷至腕、踝者称为手足厥冷，冷至肘、膝者则称手足厥逆。本症有寒热之分，《素问·厥论》说："阳气衰于下则为寒厥，阴气衰于下则为热厥。"在临床辨证中，有阳气衰弱，有寒邪客表，有肝气郁结等。现将毒邪所致的肢厥分述如下。

1. 热毒内郁肢厥

多因感受毒邪，或风寒侵袭，由表入里，化热酿毒，热毒炽盛，阳气被郁所致。症见手足厥冷伴无汗高热，面赤心烦，口渴引饮，或大便秘结，小便短赤，舌质红，苔黄燥，脉滑数或沉数。治宜攻毒泄热。方用解毒白虎汤加大黄、蝉蜕。

2. 痰浊酿毒肢厥

多由于湿邪内盛，久阻化痰，痰湿内伏酿毒所致。症见手足厥冷，胸脘痞闷，喉中痰声辘辘，或呕吐痰涎，不思饮食，头重昏晕，甚则神志昏糊，舌苔白腻，脉多沉滑。治宜解毒醒神，化痰蠲浊。方用解毒导痰汤。

十一、口噤

口噤，又称风口噤、噤风、噤急、噤口，是指牙关紧闭，口合不开而言。此症常见急性热病或中风，且易与项强、神昏、抽搐等同时出现。其引起原因较多，与毒邪相关的有以下三个方面。

1. 风寒湿毒口噤

多因感受风寒毒或湿热毒，侵入三阳经络，筋脉拘急所致。症见口噤不开，常伴发热恶寒，头痛剧烈，或项背强急，舌苔白或微黄，脉浮紧或浮数。治宜疏散毒邪，息风通络。方用清风解毒汤。偏于寒毒者，则用葛根汤加蜈蚣、全蝎、防风。若属湿热毒者，常见身热微恶寒，口噤不开，四肢拘急，甚则角弓反张，舌苔黄腻，脉象滑数。方用黄连地龙解毒汤。

2. 热毒壅盛口噤

多由风寒湿毒入里化热或温毒入里，病入动层，肝风内动所致。症见口噤不开，身热面红，角弓反张，口唇干焦，舌质红，苔黄干，脉弦数或沉数。治宜清毒泻火，息风平肝。方用败毒羚钩汤。大便秘结者，可加配大承气汤导毒从下而行。

3. 破伤风毒口噤

系由外伤皮肤，风毒侵袭，经脉不利，营卫被阻所致。症见口噤不开，项强抽搐，呈苦笑面容，甚则角弓反张，舌苔白腻，脉象弦紧。治宜解毒息风。方用加味玉真散。

十二、发黄

发黄，是指目黄、溲黄、身黄而言，尤以目睛黄染为主要特征，临床所见大都先从目黄开始，继则遍及全身。本症《内经》称为黄疸;《金匮要略》专立黄疸病篇，分为谷疸、酒疸、女劳疸、黑疸四种;《诸病源候论》将黄疸分为二十八候，其中"急黄候"中指出:"脾胃有热，谷气郁蒸，热毒所加，故卒然发黄，心满气喘，命在顷刻，故云急黄也。"《千金翼方》认为黄疸有传染性，"时行热病，多必内瘀著黄"。由此可知，发黄的病因病机颇为复杂，有因湿致病，有因热致病，有因毒致病，但以毒邪为病较为多见。其病究其原因多起源于脾胃，后成于肝胆而发生黄疸。现将因毒而病者分述于下。

1. 湿热毒发黄

多因感受湿热毒邪，或湿邪侵袭，化热酿毒，由脾胃传入肝胆，胆液外溢所致。症见两目黄染，黄色鲜明，或兼发热口渴，心烦欲呕，脘腹胀满，饮食减退，厌食油腻，小便短赤，大便秘结，舌质红，苔黄腻或黄糙，脉弦数或滑数，治宜解毒退黄，清热化湿。方用茵陈鲜皮解毒汤。

2. 寒湿毒发黄

多由感受寒湿毒邪，或寒湿侵入，内蕴脾胃，化毒淫肝，胆汁外溢肌肤所致。症见目黄身黄，黄色晦暗，脘闷腹胀，食欲减退，四肢困重，大便溏薄，舌质胖，苔白腻，脉濡缓或沉迟。治宜拔毒退黄，散寒燥湿。方用温肝拔毒汤。

3. 瘟疫毒发黄

此毒邪强烈，最易伤人。多由感受时行疫疠毒邪，伤脾损肝，又易入营入血，毒陷心包，导致危笃之候。症见黄疸急起，迅即加深，深黄如金色，高热口渴，烦躁不安，小便短赤，大便秘结，甚则神昏谵语，或吐血、便血、衄血，皮肤斑疹，舌质红或深红，苔黄腻或黄糙。治宜攻毒退黄，清肝凉血。方用清肝拔毒汤。

4. 瘀血酿毒发黄

多因湿热内蕴脾胃，肝胆气机不畅，血瘀酿毒，瘀毒淫肝所致。症见身目发黄，其色晦暗，面色青紫或黧黑，或胁下有癥块胀痛，皮肤出现蛛纹丝缕，或小便反利，大便色黑，舌质紫黯或瘀斑，脉弦涩或细涩。治宜祛毒退黄，活血化瘀。方用祛毒茵陈汤。

十三、发斑

发斑，通称红斑或紫斑，是指皮肤表面出现圆形或椭圆形不等，或互相连接成片，不高出于皮面的红斑而言，《金匮要略》的"阴阳毒"、《外科启玄》的"葡萄疫"、《疮疡经验全书》的"猫眼疮"等都是指发斑而言。《诸病源候论》更为具体，有伤寒斑疮候、时气发斑候、温病发斑候等。《小儿杂病诸候·患斑毒病候》指出:"斑毒之病，是热气入胃，而胃主肌肉，其热夹毒蕴积于胃，毒气熏发于肌肉，状如蚊蚤所啮，赤斑起，周匝遍体。"所以发斑与毒邪关系甚为密切，当然也有内伤病中的阴虚火旺和气不摄血而发生紫斑。现将因毒而发斑的病证分述于下。

1. 热毒发斑

多因感受疫毒，或六淫外邪入侵，邪从热化，热壅化毒，逼迫营血所致。症见红斑显露，或斑色紫赤，兼有发热口渴，甚则神昏谵语，痉挛抽搐，或吐血、衄血、便血、溲血，舌质红，苔黄糙，脉弦数或滑数。治宜清热败毒，凉血散瘀。方用清瘟败毒饮。

2. 瘀毒发斑

多由于七情郁结，嗜食肥甘厚味，肝脾失调，或湿热内蕴，伤及肝脾，血瘀酿毒，瘀毒伤络所致。症见肌肤紫斑，面色灰暗或青紫，常兼癥积肿块，腹露青筋，或衄血、吐血、便血，舌质紫黯，脉弦或沉涩。治宜解毒化瘀，兼以调肝健脾。方用鳖甲煎丸加减。

3. 风湿热毒发斑

多由风湿热毒入侵，郁阻经络所致。症见红斑多呈环形，或皮下有结节，反复发作，斑形大小不一，环形斑中心浅、四周隆起，并伴全身关节疼痛，或关节红肿，甚则面色苍白，汗出，胸闷气短，舌质红，脉多数。治宜拔毒清热，祛风胜湿。方用犀角解毒饮加土茯苓、晚蚕沙、苦参、绞股蓝等。

十四、出疹

出疹，是指丘形小粒，高出于皮肤表面，呈界限性突起的红色或白色的疹子而言。《素问》称"丹胗""隐轸"，《金匮要略》称"瘾疹"，《备急千金要方》称"风疹"，《疫疹一得》称"疫疹"，《疫痧草》称"疫痧"等。引起本症的原因很多，由毒邪引起的可分以下四个方面。

1. 风热毒出疹

多因风热毒邪侵袭肌表，郁阻营卫所致。症见丘疹鲜红，如洒于皮面，稠密处可融合成片，瘙痒或奇痒；兼有身热胸闷，心烦不安，舌红苔黄，脉来浮数。治宜解毒清热，疏风消疹。方用消风清热饮加苦参、石膏、野菊花。

2. 湿热毒出疹

多由过食膏粱厚味，聚湿酿热化毒，或长夏感受湿热毒邪，外溢肌表所致。症见红疹突起，瘙痒难忍，兼有脘腹疼痛，不思饮食，大便或结或溏，或恶心呕吐，舌苔黄腻，脉象滑数。治宜清热散毒，化湿和中，兼以祛风。方用祛风胜湿汤加黄连、藿香、冬瓜皮、生姜皮、土茯苓。

3. 风寒毒出疹

多系感受风寒毒邪，郁阻肌表，营卫不和，毒邪与血相搏所致。症见皮疹突起，色淡红，或见粉白色疹，遇风冷皮疹密布，肌肤奇痒；兼有恶寒发热，头痛，舌苔薄白，脉来浮滑。治宜解毒散寒，方用防风通圣散加减。毒邪甚者，可加蛇蜕（或乌梢蛇）、蝉蜕。

4. 疫疠毒出疹

多由疫疠毒邪入侵，热毒犯肺所致。症见丘疹深红，兼有咽红疼痛，发热，或见口周苍白，舌红苔黄，脉象滑数。治宜败毒清热，方用清瘟败毒饮。

十五、起疱

起疱，又称疱疮，是指皮肤表面发生内含脓液或水液的水疱。疱有水疱和脓疱之分，水疱有小有大，小如针头，大如棋子，可单发散在，亦可集簇出现，内含清亮或混浊液体；脓疱者内含黄色或乳白色脓液，有初发即为脓疱，有从水疱变化而来，有单发散在或遍布周身，溃破后易于形成脓痂。引起本症的原因很多，具体分述于下。

1. 风毒起疱

多因感受风毒外邪，郁阻肺卫所致。症见水疱周围微红，疱液清或混浊，或局部瘙痒，兼有发热，舌红，苔薄黄，脉浮数。治宜祛风毒，消水疱。方用野菊汤。

2. 湿毒起疱

多因湿毒之邪侵袭，浸淫肌肤所致。症见脓疱大小不一，成批出现，反复发作，脓液淡黄，干涸后结成浆痂，舌苔黄腻，脉象濡滑。治宜祛湿毒，消脓疱。方用苍术黄连化毒汤。

3. 热毒起疱

多由于热毒入侵，或湿热化毒，浸淫肌肤所致。症见脓疱呈豆状，疱壁薄色黄，周围红晕，溃后溢出黏稠脓液，易干涸，形成黄厚脓痂，甚则可伴身热头痛，口渴，便结，舌质红，苔黄燥，脉象滑数。治宜清热解毒，方用黄连解毒汤合五神汤。

4. 虫毒起疱

多由诸虫咬伤，虫毒侵袭肌肤所致。症见水疱小而群集，常见于指趾间，或阴股部，或虫咬处，奇痒难忍，疱液初起清澈，日久则混浊。治宜解毒杀虫，方如雄黄膏外用，或百部酒外擦。

十六、疼痛

疼痛，是指全身各部的疼痛，但毒邪引起的疼痛与一般病邪或气血失调的疼痛不同，此疼痛当指暴痛或顽痛，其痛或如裂，或如折，或如针刺等而言。引起此种疼痛的原因颇多，现将有关毒邪致痛的成因分述于下。

1. 风毒疼痛

多由风毒之邪侵袭所致。风性属阳，邪毒常从热化火化，伤及上焦为多见。症见剧烈头痛，或咽喉肿痛，或目赤疼痛等；并伴发热口干，舌红苔黄，脉象滑数。治宜消风毒，清火热。头痛剧烈者，可用野菊汤；咽喉肿痛者，则用板蓝根清毒汤；目赤疼痛者，常用龙胆泻肝汤加僵蚕、蝉蜕。

2. 寒毒疼痛

多由于寒毒侵袭，或寒邪内阻，久蕴酿毒，阳气被遏所致。症见头部顽痛，反复不愈，作时呕吐水涎；或腹痛骤起，痛不可忍，常伴吐泻交作；或肢节痹痛，局部肿胀，肤色如常，舌淡苔白，脉多迟缓。治宜祛寒毒，通阳气。头部顽痛，可用麻黄细辛附子汤加全蝎、蜈蚣、吴茱萸；腹痛骤作，则用大已寒丸加玉枢丹等；肢节痹痛，则用乌头汤加蜈蚣等。

3. 湿热毒疼痛

多由湿热毒邪侵袭，或湿热内阻，久郁化毒，气机受阻所致。症见胁下疼痛，或暴作或顽痛，或剧烈难忍或隐隐时作，常伴黄疸、呕吐；或胃脘疼痛，口苦便秘，或呕吐恶心；或脐腹疼痛，常伴下利；或肠痈疼痛，不可近手，舌苔黄腻，脉象弦滑。治宜清热解毒，化湿理气。如胁下疼痛，可用大柴胡汤合金铃子散；胃脘疼痛，则用大黄黄连泻心汤合清毒止痛汤；脐腹疼痛，常用木香槟榔丸加延胡索、徐长卿；肠痈疼痛，则用大黄牡丹汤加红藤、蒲公英、乳香。

4. 痰毒疼痛

多由寒邪或湿邪内阻不化，久郁酿痰，因痰生毒，淫络腐肉所致。症见肺痈胸痛，咳唾脓血，或局部疼痛，肿胀结块，舌苔黄腻或白腻，脉滑数或弦滑。治宜解毒化痰。如肺痈胸痛者，可用加味苇茎汤；局部痰核疼痛，可用犀黄丸加土贝母、胆南星、白芥子等。

5. 瘀毒疼痛

多因寒湿或湿热之邪，蕴阻日久，气滞成瘀，血瘀酿毒所致。症见剧烈头痛如刺，痛有定处；或胸痛固定不移，痛如针刺，痛势较剧；或胃脘疼痛如刺，或曾吐血便血；或右少腹疼痛，手不能按，腹皮拘急。症属瘀毒肠痈。舌质紫黯或红色，苔白或黄，脉多涩或滑数。治宜化瘀解毒。如瘀毒头痛，方用通窍活血汤加全蝎、僵蚕；瘀毒胸痛，则用血府逐瘀汤加丹参、蛴螬虫、䗪虫、皂角刺、蜂房、毛慈菇；瘀毒胃痛，则用逐毒失笑散；瘀毒肠痈，可用大黄牡丹汤加红藤、蒲公英、筋骨草、金银花、瓜蒌。

十七、暴聋

暴聋，是指突然耳窍听觉失聪，轻者听而不真，重者不闻外声。诚如《杂病源流犀烛》所说："耳聋者，音声闭隔，竟一无所闻者也，亦有不至无闻，但闻之不真者，名为重听。"引起耳聋的原因众多，兹就毒邪所致的暴聋分述于下。

1. 风毒耳聋

多因风毒侵袭上焦，耳窍闭阻所致。症见突然一侧或双侧耳聋，或耳道疼痛，或耳郭作痛，并伴头痛发热，鼻塞多涕，舌质红，苔薄黄，脉浮数。治宜祛风毒，通耳窍，方用野菊汤。

2. 湿毒耳聋

多由湿热毒邪入侵，气机升降失司，耳窍受阻所致。症见耳聋突起，或耳内鸣响，或脑中鸣响，或头面红肿，常伴头痛、恶寒、发热，舌质红，苔白腻，脉濡数。治宜解毒祛湿，升阳通窍。方用清震汤合普济消毒饮子。

3. 火毒耳聋

多系情志不畅，恼怒伤肝，气郁化火，因火酿毒，上逆耳窍所致。症见突然耳聋，或夹耳中鸣响，兼有头痛，面赤目红，心烦口苦，舌质红，苔薄黄，脉弦数。治宜泻火解毒，清肝通窍。方用聪耳芦荟丸。

十八、暴咳

暴咳，是指咳嗽突起，或咳嗽骤然加剧，咳形不爽，咳势尚凶而言。暴咳不同于一般咳嗽之发病原因，或因感受毒邪，或因感受风寒化热酿毒所致。具体可分以下三种类型。

1. 风寒毒化火暴咳

此系感受寒毒化火犯肺，或风寒邪重，化火酿毒，痰火毒互阻于肺，清肃之职失司所致。症见咳嗽剧烈，胸闷气粗，兼有身热口渴，面赤烦躁，咽喉焮红疼痛，舌苔黄糙，脉象滑数。治宜泻火解毒，方用天竺黄化毒汤。证势轻者，可用加味麻杏甘石汤。

2. 燥毒伤阴暴咳

多因感受燥热毒邪，灼伤肺阴，肺失濡润所致。症见先以微咳而后突然咳剧，或痰中带血，兼有发热口渴，咽燥鼻干，胸络引痛，舌红或光干，苔黄燥，脉小滑数。治宜清燥拔毒，润肺止咳。方用加味清燥救肺汤。

3. 火毒气逆暴咳

多因肝气郁结，化火酿毒，火毒上逆犯肺所致。症见咳嗽暴起，或气逆作咳，咳时面红，咳声高亢，咯痰不爽，兼有咽喉干燥，烦躁易怒，或入夜不寐，舌质红，苔黄干，脉象弦数。治宜泻火解毒，清肝润肺。方用清肝润肺汤或加六神丸分吞，以增强清解火毒作用。

此外，痰瘀酿毒，肺气受阻，清肃之令失常，也能引起咳嗽，但其咳嗽多见顽咳，兼有胸闷且痛，舌质偏紫，苔多腻，脉沉滑。治宜祛痰化瘀，拔毒肃肺，方用桃红四物汤合加味三子养亲汤。

十九、暴喘

暴喘，是指突然呼吸急促，或原有喘咳而又骤然加剧，甚至张口抬肩，鼻翼扇动而言。呼吸急促，历代医籍名称不一，如《素问》称"喘息""喘逆"；《金匮要略》称"上气"；《诸病源候论》称"逆气"；《景岳全书》则称"喘促"等。暴喘多见于危重证候中，其引起原因有多个方面，现就毒邪所致的暴喘分述于下。

1. 痰火毒暴喘

多因感受温毒或风寒毒化热，侵犯肺系，痰火交阻，气机受阻；亦有风寒、风热常邪，化火生痰，因痰酿毒，伤及于肺所致。症见呼吸喘促，气粗声高，甚则鼻翼扇动，兼有身热口渴，面赤烦躁，或大便秘结，舌质红，苔黄糙，脉象滑数。治宜泻火攻毒，祛痰平喘。方用天竺黄化毒汤加葶苈子、地龙、六神丸（成药，方见"暴咳"）。

2. 痰浊毒暴喘

多因脾胃不健，饮食不节，过食肥甘厚味，聚湿生痰酿毒；或感受湿邪，内蕴脾胃，因湿酿浊化毒，上迫于肺，气不肃降所致。症见呼吸喘促，渐即加剧，咯痰黏腻，兼有胸膈满闷，或有呕泛，舌苔白腻，脉象弦滑。治宜化痰清毒，蠲浊利湿。方用加味三子养亲汤加代赭石、蜈蚣、全蝎。

3. 痰瘀毒暴喘

多由痰饮宿疾不化，日久酿瘀生毒，或痰湿内阻，肺心受伤，气不行血，痰瘀兼并，毒邪内生，气道不利所致。症见呼吸喘促，渐即加剧，兼有心悸不宁，胸痛不舒，唇面青紫，舌质紫，脉沉细。治宜活血化瘀，祛痰解毒。方用消瘀定喘汤。

二十、出血

出血，是指呕血、咯血、衄血、便血等而言。引起本症的原因众多，有热毒灼络，迫血妄行；有饮食所伤，助火动血；有肝气横逆，血随火升；有劳伤脾气，摄血失司；有负重内伤，瘀血阻络等。但毒邪所致的出血，最为严重，现分述于下。

1. 风毒出血

多由风毒侵袭肺卫，伤及阳络所致。症见突起咯血，或鼻衄，血量较多，常伴发热微恶寒，头痛骨楚，咳嗽痰黄，胸闷气促，心烦不安，舌尖红，苔薄黄，脉浮数。治宜解风毒，清肺热。方用野菊汤加白茅根、栀子。

2. 热毒出血

系由六淫外邪入侵，入里化热生毒，热毒伤络所致。症见呕血、咯血或衄血，血量较多，色鲜红，兼有高热口渴，面赤烦躁，舌质红，苔黄糙，脉数有力。治宜清热解毒，和血安络。方用黄连解毒汤加鲜生地黄、生藕节、水牛角、青黛、大黄炭等。

3. 火毒出血

多因时气火毒侵犯脏腑，或风寒外邪化火生毒，或气郁化热生火，因火酿毒，损伤络脉所致。症见呕吐、咯血、衄血，色鲜红而量较多，常伴面赤唇红，烦躁不安，或肌肤斑疹，甚则谵语神昏，舌质绛红，脉弦数或细数。治宜泻火解毒，安络止血。方用犀角地黄汤合五生止血汤。如气火化毒者适加郁金、栀子调气和血泻火。

4. 瘀毒出血

多由气郁致瘀，因瘀酿毒，或外毒入侵营血，瘀毒互结，络脉阻滞，血行脉外所致。症见内痈咳血、呕血、便血、尿血，血色紫黯，反复不止，或兼疼痛如刺，固定不移，舌质红或紫点，脉多弦数。治宜活血化毒，安络宁脉。方用祛瘀化毒止血汤。如肺痈者，可适加僵蚕、地龙、金荞麦、桑白皮解毒肃肺；胃痛者，可加代赭石、八月札、延胡索和降胃气。余者脏腑为痛出血者，均可按何脏何腑适加引经药。

以上诸种出血过多者，如气随血脱者，急宜补气，即投人参之类大补元气；待元气复后再图解毒，方是良策。

二十一、呕吐

呕吐，古称有声有物谓之呕，有物无声谓之吐，有声无物谓之哕。哕即干呕。实际上三者往往联系在一起，有的先干呕，随后呕吐有物；有的先倾吐积物，随后干呕无物。但是毒邪致呕吐者，往往多呈暴呕、顽呕，且用一般辨治方法难能取效。现将毒邪所致呕吐分述于下。

1. 火热毒呕吐

多因感受风寒毒邪，化热入里，或疫毒入侵，脏腑气机逆乱所致。症见突然剧烈呕吐，频繁而作，常兼高热项强，头痛如裂，或胸闷气粗，大便不通，舌红苔黄，脉滑数。治宜清热解毒，和胃止呕。如兼项背强急者，方用大青解毒汤；若兼气粗便秘者，可用凉膈散或合泻心汤；若吐下交作，呕吐如喷，泻出物如米泔汁，可用燃照汤加晚蚕沙、黄连、木瓜、吴茱萸。

2. 湿浊毒呕吐

多因寒湿或暑湿内阻，酿成浊毒，或时行疫毒袭内，胃气上逆所致。症见呕吐反复不止，兼有胸膈痞闷，不思饮食，甚至厌食，精神疲惫，舌苔白腻，脉缓滑。治宜蠲浊解毒，和胃安中。方用玉枢丹。如夹表者，可用藿香正气散；兼泄泻者，可用太和神术散。

3. 食积毒呕吐

多因暴饮暴食，停滞中宫，食积化毒；或不洁食物，化毒伤胃所致。症见呕吐频繁，常兼胸膈痞闷，脘腹疼痛，或身热，或泄泻内夹黏冻便，心烦不安，苔黄腻，脉弦滑。治宜消积解毒，清热和中。方用消积化毒饮。

二十二、泄泻

泄泻，在《内经》中称为濡泄、洞泄、飧泄、溏泄、注泄等，汉唐时多称下利，宋以后称为泄泻。毒邪致泻者，其证势为重，为急，为顽固，与普通泄泻不同，应予鉴别。

1. 风寒毒泄

多由感受风寒外毒，直入于里，或内有寒邪，复感风毒，风之毒与内之寒相搏，中焦气机逆乱，清浊相杂所致。症见泄泻骤作，兼有恶寒或身热，肢节酸楚，舌苔薄黄，脉浮紧或弦滑。治宜疏风散寒，解毒和中。方用紫苏干姜汤。如脘腹痞胀者，可加厚朴、地骷髅；腹痛肠鸣者，可加黄连、延胡索。

2. 火热毒泄

多因外感湿热毒邪，或内伏湿邪，复感热毒，中运受阻，大肠传化失司所致。症见泄泻骤作，肛门灼热，兼有发热、口渴、腹痛，甚则烦躁，舌红苔黄，脉象滑数。治宜泻火解毒，清肠止泻。方用败毒理肠汤。

3. 湿浊毒泄

由于湿邪内伏，久而为毒，或外感浊毒，中焦受阻，气机不畅，传化失常所致。症见泄泻频作，伴有胸闷呕恶，脘痞腹痛，舌苔白腻，脉象弦滑。治宜化浊解毒，理肠止泻。方用藿香正气散。

4. 食积毒泄

多因误食不洁食物，或食积不化，渐而化毒所致。症见泄泻频作，排泄物酸臭，兼有腹痛脘胀，或干呕，厌食，发热，舌苔厚腻，脉多滑。治宜化积解毒。方用三苏保和汤。

二十三、水肿

水肿，又称浮肿，大多因感受外邪，或劳倦内伤，或饮食失调，使气化不利，津液输布失常，导致水液停留，外溢肌肤，引起或头面目睑或四肢或胸腹，甚则遍身浮肿等病证。水肿在《内经》中分为"风水""水胀""石水"等；东汉张仲景在《金匮要略》中分为"风水""皮水""正水""石水""里水""黄汗""心水""肝水""肺水""脾水""肾水"十一类，比《内经》更趋全面；隋代巢元方在《诸病源候论》中论述更为详细，有"十水候""二十四候"等；唐代孙思邈在《千金要方》《千金翼方》中非但对水肿病机有所发挥，而且更可贵的是创立了四十九方，扩大了治疗方法；元代朱丹溪在继承、研究前人经验的基础上，由繁执简，创立了阴水与阳水的纲领性分类，对临床运用颇有指导意义。到了明代李梴在《医学入门》中对水肿发生原因说明得更为清楚，大多由于冒雨涉水，或兼风寒暑气，或饥饱劳役，或因久病，或因产后，或饮水毒，或疮毒所致等，对后世影响甚大。虽然历代医家对水肿论治尚为详细，但在临床上常易忽视毒邪的致病因素和病变过程中毒化病理机制。现将因毒而肿的病证分述于下。

1. 风毒肿

多由外感风毒，上犯肺卫，中侵脾土，下损于肾，水液分利失常所致。症见浮肿骤作，日趋加重，常兼血尿、蛋白尿，少尿，咽喉焮红，乳蛾肿大，或皮肤湿疹瘙痒，或恶寒发热，舌质红，苔薄黄，脉浮数或滑数。治宜解毒祛风，清热利尿。方用加重风毒消肿汤。

2. 湿毒肿

多由禀赋不足，脾胃亏弱，或饮食不节，过食肥甘厚味，湿邪内蕴，久郁化毒，或外感湿毒，损脾伤肾，使水液分利失常所致。症见全身浮肿，小便量少，兼有气短胸闷，不思饮食，神疲乏力，面色㿠白，头昏，懒言，舌质淡，苔白腻，脉象沉滑。治宜祛湿毒，消水气。方用祛毒胃苓汤。如湿毒凝聚中焦，酿为浊毒，神情淡漠，昏沉嗜睡，恶心呕吐，脉沉缓，可加附子、干姜、姜半夏、生大黄温阳化浊，导毒下行。

3. 热毒肿

多由外感热毒，伤及于肾；或湿热内蕴，久而酿毒，由脾及肾；或火热疮毒，下犯于肾所致。症见全身浮肿，兼有发热，口渴，心烦不安，舌质红，苔黄糙，脉滑数。治宜清热败毒，利水消肿。方用升降散合银花葎草汤。

4. 瘀毒肿

多因湿热毒邪久蕴，或风毒入侵，伤及肾络，毒邪与瘀血相搏，水液分利失常所致。症见水肿反复不愈，兼有腰部疼痛，或有尿血，舌质紫或瘀点，脉沉涩或弦滑。治宜化瘀解毒，益肾利水。方用化瘀利水汤。

二十四、癃闭

癃闭，泛指排尿困难，甚则小便闭塞不通，但无溺道疼痛而言。癃者，小便涓滴不利，排尿不爽；闭者，小便涓滴全无，闭塞不通。可是两者常有相互联系，或先癃而后闭，或闭而后癃，所以常合称为癃闭。癃闭之名最早见于《内经》，东汉张仲景在《伤寒杂病论》中称"淋证"和"小便不利"，为避讳于汉代殇帝刘隆，而不称癃闭，此影响一直延续至宋元，到了明代才将淋证与癃闭分开辨治。引起本症的病因众多，但以外感毒邪或他邪化毒损肾伤胕最为严重。现将因毒发病的具体证候分述于下。

1. 火热毒癃闭

多因外感热毒，下注肾系，或湿热久蕴，化火酿毒，伤肾损胕，气化不利所致。症见小便涓滴不利，尿色黄赤，兼有小腹膨胀，躁烦不安，口舌生疮，或大便秘结，舌质红，苔黄糙，脉弦数。治宜泻火毒，利胕气。方用八正散合沉香散加地龙。

2. 湿浊毒癃闭

多系平素嗜食厚腻，湿浊内阻，久蕴化毒，浊毒壅滞，肾中气化无力所致。症见小便涓滴，甚至无尿，兼有面色㿠白，精神疲惫，四肢不温，甚则呕恶，头昏，水肿，舌质淡，苔白腻，脉沉小。治宜祛浊毒，通肾阳。方用附子蠲毒汤加官桂、露蜂房。

3. 瘀精毒癃闭

多由跌仆损伤，瘀血内阻，久而酿毒；或房事太过，瘀血败精化毒；或湿热久蕴，伤血化毒，肾系受伤，溺道被阻所致。症见小便涓滴不利，或阻塞不通，兼有小腹疼痛，舌质紫黯或瘀点，脉涩或沉小弦。治当化瘀精毒，通利溺道。方用代抵当丸加牛膝、冬葵子、琥珀。

二十五、便秘

便秘，即大便秘结，是指排便时间延长，一般4~7天1次，甚至更长，或虽不延长而排便甚为困难者。《内经》称为"后不利""大便难"，张仲景则称"脾约""闭""阴结""阳结"。总之自汉代以后名称繁多，除上述外，尚有实秘、虚秘、气秘、风秘、冷秘、热秘、湿秘、燥秘等。对毒邪或他邪化毒引起的便秘主要有以下两种证候类型。

1. 热毒便秘

多因素体阳盛，或饮酒过多，或嗜食辛辣厚味，聚热化毒，结于肠中；或过进药石热毒之物，消烁肠中津液；或感受六淫外邪，壅结肠胃，化毒耗液；或疫毒外袭，胃肠壅滞所致。症见大便秘结，数日不行，兼有腹中胀满，疼痛拒按，面赤身热，口舌生疮，躁烦不安，口气恶臭，舌苔厚黄或焦黄起芒刺，脉沉实或沉滑。治宜泄热毒，通腑气。方用攻毒承气汤。

2. 气毒便秘

多由情志郁结，气郁化毒；或久坐久卧，活动较少，气机阻滞，因滞生毒；或跌仆损伤、外科手术后，气行不畅，日久郁滞，亦能化生毒邪，产生本症。症见大便反复秘结，所解之便常成颗粒，色黑，或夹有黏冻污血样物；兼有脘腹胀痛，胸膈痞闷，情绪忧郁或易怒，嗳气时作，饮食减少，形体消瘦，舌色滞黯，苔薄白，脉象小弦。治宜散气毒，理肠胃。方用拔毒六磨汤。

二十六、肿块

肿块，是泛指能触及有形之物而言。大都属于古代文献中的积聚、癥瘕、痃癖、伏梁、肥气、痞气、息奔、贲豚、石瘕、肠覃以及痰核等。如《灵枢·五变》说："人之善病肠中积聚者，皮肤薄而不泽，肉不坚而淖泽。如此，则肠胃恶，恶则邪气留止，积聚乃伤。"《杂症治要秘录》说："积聚为有形之病。其源，气、血、痰、食四者备之。或因忧思抑郁，从内搏结；或因风寒湿热，从外迫阻；或因饮啖食物，在中停留……积者成于五脏，推之不移者也；聚者成于六腑，推之则移者也。"又说："痃如弓弦，积在筋也；癖则隐僻，积在骨也；癥则在块可征，积之类也；瘕则成隐忽显，聚之类也。"又说："古者有名之积，如心之积曰伏梁……肝之积曰肥气……脾之积曰痞气……肺之积曰息贲……肾之积曰奔豚……石瘕者生于胞中……肠覃者生于肠间。"所言肿块，近似上述所指范围。笔者临床所验，仅用祛瘀、破气、消痰、化食或祛寒湿等法，虽可取效，但获佳效者少。以此推论，所致本症者与毒有关。现将本症以毒论治分述于下。

1. *瘀毒结块*

多因七情血瘀，或因外伤致瘀，或因湿热内阻，气滞血瘀，或因虫毒致瘀为病。症见局部肿块，固定不移，质较硬，疼痛或胀痛，舌质紫红或紫点，脉弦涩或滑数。治宜活血解毒。方用化瘀毒汤。偏于寒者，可加桂枝、附子；偏于热者，可加蚤休、白花蛇舌草、半枝莲。

2. *痰毒结块*

多因素体不足，脾胃虚弱，聚湿生痰，因痰酿毒，或外感湿邪，内阻脾肺，酿成痰毒而成本证。症见局部肿块，质较软，皮肤如常，疼痛或无痛楚，舌苔白或黄，脉弦滑。治宜化痰败毒。方用化痰毒汤。偏于热者，可加葶苈子、大黄、黄连、栀子；偏于寒者，可加莱菔子、干姜、苍术等。

3. *气毒结块*

多因情志抑郁，肝气不畅，气滞酿毒，或脾胃失调，气机升降失常，气毒内生所致。症见局部肿块，时小时大，质不坚硬，舌色不鲜，常偏黯滞，脉多弦。本证初起症状不甚明显，后期常夹瘀夹痰。治宜调气拔毒。方用化气毒汤。如兼夹瘀者，可加当归、赤芍、红花、三棱、莪术；若夹痰者，可加苏子、白芥子、莱菔子等。

4. *湿毒结块*

多因外感湿毒，或湿浊内阻，久郁酿毒，形成本证。症见局部肿块，质不坚硬，疼痛，舌质红，苔薄黄，脉多滑数。治宜祛湿化毒，兼以清热。方用化湿毒汤。如夹瘀者，可加赤芍、当归、红花；若夹痰者，可加胆南星、白芥子。

二十七、疮疡

疮疡，指痈疽疮疖的病证，多发于肌肉、经脉、筋骨、皮肤间，而肿块乃癥积为主的病证，多见于脏腑。疮疡的病变，大都因毒而生，唯寒热虚实不同而已。具体可归纳为以下不同证候类型。

1. *风毒疮疡*

多因外感风毒，侵入肌肉、经脉所致。多见于口疳、走马疳、唇疳，以及肛门痔疾等。本类病证还与内蕴湿邪、内伏燥热有关，内外合邪，最易引起本证。临床表现常为口腔前庭之侧糜烂破溃，初起腮颊红肿；继则颊溃腮穿，脓水黄稠；或唇肿灼热，色红且痒，常伴发热恶寒，咽喉红痛；或肛门痔疮，滴血或血流如箭，舌质多红，苔多黄，脉浮数。治宜疏风解毒，清热活血。如口疳、走马疳，方用牛蒡解肌汤，并外用九一丹或生肌玉红膏；唇疳者，宜用荆防汤；痔疮者，宜用防风秦艽汤。

2. *热毒疮疡*

多因外感热毒，或过食辛辣油腻，聚湿生热，因热化毒；或久郁气滞，化火酿毒所致。多见于走马疳、腋痈、颈痈、臀痈、无名肿毒、缠腰火丹、脓疱等。临床表现：如走马疳者，口颊溃烂，色红，甚则腮肿，伴有头痛目赤，口渴便秘；如痈疽者，局部红肿高突，灼热疼痛，或逐渐扩大变为高肿坚硬，兼有恶寒发热，溃后黄脓或赤紫血块等；缠腰火丹者，腰部疮疹，痛痒相兼，伴有心烦口渴；脓疱者，疱呈豆状，破溃后溢出黏稠脓液，兼有身热头痛、咽红口渴等。此类病证舌质俱红，苔都黄，脉均数。治宜清热泻火，拔毒消疡。如走马疳以凉膈散为主，外用冰硼散；痈疽者以黄连解毒汤加味为主，并适当配合外治法；缠腰火丹以清营汤加减。脓疱者以五神汤合黄连解毒汤。

3. 湿毒疮疡

多因外感湿毒，或过食油腻厚味，聚湿生毒，浸淫肌肤所致。本证候常夹有寒邪或热邪，但均不是主邪，主邪当是湿毒。临床表现：如脱疽者，足趾紫黑，湿烂渗水，清稀秽臭，疼痛难忍；若脓疱者，初起水疱，迅速变为脓疱，或水疱、脓疱同时出现，破溃后糜烂，脂水脓水交结。此类病证，舌或紫或淡红，苔均腻，脉多濡。治宜祛湿解毒，除疱消疡。如脱疽者以四妙勇安汤加减；脓疱者以平胃散合黄连解毒汤加味。

4. 暑毒疮疡

多因感受夏日暑热毒邪，浸淫皮肤肌肉所致。暑毒尚有两种兼夹病邪，即暑为阳邪属热，暑又必兼湿，所以暑毒为病亦有夹热夹湿之交杂。临床表现：如蟮拱疖者，疖形椭圆或如鸡卵或如梅李，相连 3~5 枚，按之波动，破溃脓出，轻者即愈，重者难愈；若暑毒流注，初起恶寒发热，无明显肿块，继则肿块漫肿无头，舌苔薄白腻或黄腻，脉多濡数或滑。治宜祛暑解毒。如蟮拱疖者，以防风通圣散加减；流注者，以保安万灵丹加减，并适当配合外治法。

二十八、红肿

红肿，泛指皮肤红肿等，常见于头面或某局部的焮红肿胀。发病急骤者，大都因毒而生；缓慢者，多为血虚生热，阴虚生火，以及其他病邪所致。现将毒邪引起的红肿分述于下。

1. 瘟毒红肿

多因疫毒外袭，上攻头目所致。如温热时毒者，头面红肿伴憎寒发热，咽喉疼痛，头痛耳鸣，甚则神昏谵语，口渴饮冷，舌红苔黄，脉象洪数。若天行赤眼者，白睛红赤灼热，眵多黏结，眼涩艰睁，或眼周略有红肿，兼有头痛恶寒，舌质红，苔薄黄，脉弦数。治宜泻火攻毒。如温热时毒者，以普济消毒饮为主；天行赤眼者则以驱风散热饮子加减。

2. 风毒红肿

多因外感风毒，上攻头目、咽喉所致。如头面红肿者，头部红肿，或麻或痛；常伴恶风头痛，咽痛口干，舌红苔黄，脉浮数。如咽喉红肿者，咽部红肿疼痛；常伴恶寒发热，头痛骨楚，舌红苔黄，脉浮数。治宜清解风毒。前者以防风通圣散加减；后者以银翘散加僵蚕、土牛膝，证势重者可用普济消毒饮。

3. **热毒红肿**

多因过食油腻厚味，聚湿化热，因热酿毒所致。临床常见于腋痈、乳痈，局部红肿，灼热疼痛；常伴恶寒发热，口渴烦躁，舌苔黄，脉弦数。治宜清热解毒，活血通络。方用柴胡清肝汤合五味消毒饮加减。

二十九、糜烂

糜烂，泛指黏膜、皮肤溃疡而言。其病变部位，大都在口腔、皮肤间，常见于口内糜烂、口唇湿烂、指缝湿烂、皮肤糜烂、目赤烂等。发生这类病证与毒邪浸淫有关。具体有以下不同证候类型。

1. **热毒糜烂**

多因热毒侵袭，或过食辛辣，积热化毒所致。症见口、唇、舌及齿龈红肿糜烂，甚则腮部疼痛；或兼身热，口渴饮凉，大便秘结，小溲短赤，脉象滑数。治以解毒清热，和血凉血。方用凉膈散合清胃散。

2. **火毒糜烂**

多因寒湿内阻，化火酿毒，或过食辛辣厚味，积热化火，酿成火毒所致。症见牙龈肿胀，继以糜烂，甚则溃烂出脓血，兼有口干、口臭，舌质红，苔黄糙，脉滑数；或眼睑刺痒灼痛，红肿糜烂，并有黏液脓汁溢出，腥臭胶黏，心烦不安，口干而苦，舌质红，脉弦数。治宜泻火解毒。如牙龈糜烂者，以黄连解毒汤合犀角地黄汤加减；眼睑赤烂者，以龙胆泻肝汤加减。

3. **湿毒糜烂**

多因寒湿内蕴，久郁酿毒，外溢肌肤所致。症见唇缘肿胀湿烂，时有渗液，或有痒痛；或指间皮肤湿烂，剧痒，渗出液甚多；或某局部皮肤糜烂，脂水渗溢。兼有形寒发热，舌苔白腻，脉多滑。治宜祛湿拔毒，方用除湿胃苓汤加蜈蚣、蛇蜕、露蜂房。

三十、瘙痒

瘙痒，指皮肤间发痒难忍而言。其发病原因大都与毒邪有关，尤其顽痒、奇痒与毒邪关系更为密切。

1. **风毒瘙痒**

多因外感风毒侵袭，或内毒蕴伏，再以动风发物诱发所致。症见周身皮肤奇痒，痒无定处，日久不愈，皮肤变厚；或皮肤瘙痒，搔抓后起水疱或丘疹，舌苔白腻或黄腻，脉多弦。治宜解毒祛风，方用乌蛇驱风汤。

2. **湿热毒瘙痒**

多因肝经郁热，日久酿毒，复以外感湿毒，湿热相并，两毒相加所致。症见男性阴囊奇痒，甚者丘疹如赤粟，麻痒异常，搔破浸淫流水，痛如火燎；或女性外阴极痒，甚则阴道亦痒；兼有黄带如脓，其气腥臭，小便短赤，舌苔黄腻，脉象弦数。治宜攻毒止痛，清热利湿。方用龙胆泻肝汤加白鲜皮、地肤子、蛇蜕等，并外用马齿苋、百部或蛇床子、苦参等煎汤坐浴。

3. 寒湿毒瘙痒

多因久居潮湿之地，或过食油腻厚味，脾气受损，寒湿内生，久而酿毒；或外感寒湿毒邪，浸淫肝经所致。症见阴部瘙痒，顽固不愈，或阴冷潮湿，舌苔白腻，脉象弦缓。治宜拔毒止痒，祛寒燥湿。方用五积散加蜈蚣、露蜂房、乌梢蛇。

中卷　治法篇

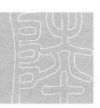

第五章 | 治毒原则

第一节　疗毒要义

毒邪者，为诸邪之强寇，非用强迫之法，难以制胜。如毒浮于浅表，宜及时疏散；毒动于里者，急宜重药以镇压；毒沉于深里者，即宜清肃；毒伏于内者，宜扶正与治毒并施之。在具体运用中，必须辨明以下三个方面。

一、毒邪的性质

毒邪的性质，首先应分清原发性毒邪与继发性毒邪、六淫毒邪与疫疠毒邪、情志失常酿毒与饮食偏嗜生毒等诸方面。如原发性毒邪，指外界毒邪直接侵入体内者，大都具有传染性，在治疗上必须采用杀灭或抑制毒邪的药物；继发性毒邪，多指六淫常邪（无毒性病邪）侵袭体内，未能及时排除，产生毒性产物，进一步促使疾病发展或恶化，但此邪大都无传染性，在治疗上除采用解毒外，必须配合清热泻火、攻泻通便等方法排除毒物；六淫兼夹毒邪者，指风寒暑湿燥火诸邪夹有毒邪，或毒邪明显有六淫属性的表现，大都有传染性，但不强烈，在治疗上采用解毒与疏风，或解毒与散寒，或解毒与祛暑，或解毒与燥湿，或解毒与清燥，或解毒与泻火并用，及时杀灭或抑制或排出体外，终止疾病发展；疫疠毒邪，指烈性毒邪，有强烈的传染性，在治疗上大剂攻毒，病在浮层证以杀灭与疏泄毒邪为主，病在动层证以杀灭与抑制毒邪为主，病在沉层证或伏层证则以清除毒邪为主，兼顾扶正；情志失常酿成毒邪，指七情太过，气机郁结等产生的毒邪，无传染性，在治疗上采用散毒与调气，或散毒与活血等法并用；饮食偏嗜生毒，指偏食嗜食，脏腑功能失调，酿成毒邪，在治疗上采用解毒与消积，或解毒与化湿，或解毒与祛痰，或解毒与化瘀并用等法。

总之，毒邪的性质，主要抓住区分原发性毒邪与继发性毒邪，区分有传染性与无传染性、寒性与热性，以及各毒邪的特性，辨证明了，治之得法而易见效。

二、毒邪的多寡

感受毒邪的多与少、蓄积毒物的众与寡，直接关系到疾病的轻与重、预后的好与坏，所以观察分析毒邪的多寡十分重要。具体可从三个方面加以归纳：①证候重，邪势盛，大都毒邪多，宜以重剂解毒；反之证候轻，邪势不盛，虽有明显的毒邪病症，但大都毒邪较少，宜以中剂解毒，而绝不可用轻剂治疗，因毒邪性烈，易于发展或恶化，故治毒以"一分病二分药"，重压治之，但也不可因药而伤正气，应当注意。②疾病发展迅速，病势进行性加剧，大都毒邪多，治以重剂；相反，疾病发展缓慢，病势加重不快，虽有毒证的表现，但邪毒不多，治以中剂解毒。③病证反复不愈，大都毒邪较多，邪入较深，治以重剂疗毒；若毒证少反复，其毒邪一般较少，治以中剂疗毒。

总之，辨别毒邪之多少，可提供可靠的立法用药依据，毒盛宜用重剂以攻之，毒较轻宜用中剂解之，并避免戕伐正气和胃气。解毒药多偏寒或偏热，性较猛烈，易伤胃气，故护养胃气不可疏忽，胃气若伤，其解毒药力难以到达病所。

三、毒证的病位

在治疗过程中，明确毒证的病位十分重要。不同的病变部位，立法用药也随之而异。毒证的病位分类，一分脏腑，二分四层证（浮、动、沉、伏四层证）。如毒在肺，常以解毒兼祛痰；毒在心，常以解毒兼活血；毒在脾，常以解毒兼祛湿；毒在肝，常以解毒兼调气和血；毒在肾，常以解毒兼利水。这是大略按病位的治疗方法。四层证是指某脏腑因毒发病后的阶段性分期证候。如病在肺，有浮层证、动层证、沉层证、伏层证之别，其治疗各有不同。如浮层者，祛毒兼宣肺解表；动层者，败毒兼泻肺祛痰；沉层者，拔毒兼肃肺通络；伏层者，托毒兼益肺。病在心，属浮层者，解毒兼和表宁心；属动层者，败毒兼活血宁心；属沉层者，拔毒兼通络宁心；属伏层者，托毒兼补益宁心。病在脾，属浮层者，散毒兼解肌利湿；属动层者，败毒兼清热泻火或祛寒蠲浊；属沉层者，拔毒兼益阴或温阳；属伏层者，托毒兼补益脾胃。病在肝，属浮层者，解毒兼疏肝调气；属动层者，败毒兼清热和血；属沉层者，拔毒兼活血化瘀；属伏层者，托毒兼补血和络。病在肾，属浮层者，解毒兼利水；属动层者，败毒兼清肾利水；属沉层者，拔毒兼益肾利水；属伏层者，托毒兼补肾。此外，疮疡及肿瘤者，宜分清在卫表、在肌肉、在筋脉、在骨中，再结合四层证立法施治。总之，辨别病位直接关系到治疗原则的确立，因各脏腑、躯体各部位生理功能及其病理变化均有所不同，其治疗方法也因此而异。

第二节　治毒分类

一、单纯性解毒

单纯性解毒，指单一性而不伴随其他方法的治疗法则，适用于毒邪壅盛，证势危重或病情单纯、毒邪显著的病证。单纯解毒法则有以毒攻毒和无毒治毒两类。如以毒攻毒法，常以毒药为主，专一急攻，直捣毒邪所在，临床多用于疮疥痈疽之外疡及肿瘤，尤其恶性肿瘤者。无毒治毒法，则以特殊性能的无毒药为主，专一攻毒，临床常用于各科的毒证，不论是外科的痈疽疮疡，抑或内、妇、儿诸科的各类病证具有毒邪者，均可采用。本法的优点是：功效专一，攻毒力强，获效较快。但也必须指出，气血充足，未见虚象，可应用此法，否则易犯虚虚之戒。以毒攻毒法，运用时必须谨慎，不可孟浪，对有形之毒证较为合适；无毒治毒法，对有形毒证或无形毒气均可使用。此外，在运用以毒攻毒法时，最好配合不影响疗效而能预防脏腑损害的药物，以及适当配用保护脾胃的药物，使胃气旺盛，将药力及时输送至病所。又无毒治毒法应用时，也宜注意固护胃气，因此类药物大都有大寒大热之偏性，易伤胃气，戕伐胃阴。

二、兼顾性解毒

兼顾性解毒法，适用于病情复杂，虚实相兼。如单一攻毒，有毒去而元气大伤之虞；单一补虚，有正复而毒反剧之疑虑。故此法为权宜之计，在治疗过程中，必须灵活运用，消补适度，随病增减，比例适当，不时调整。具体可归纳为以下三个方面：①解毒兼顾扶正，即以解毒为主，扶正为次。适用于毒邪较甚，正气欠足，或禀赋不足，或久病体虚，或毒证初期，正气稍损的证候。一般此法解毒药多于扶正药一倍以上，即解毒药两份，扶正药一份，或解毒药三份，扶正药一份。此扶正的含义包括保护正气和补益正气两个方面，尤其侧重于保护正气，不使其进一步损伤。但也必须注意避免滋腻之品峻补，不利邪毒外透和排泄。②解毒与扶正并举，即解毒与扶正相等之法，适用于毒证明显，虚证显露，单一治毒、虚证更虚，单一补益、毒证更凶的证候。但也必须注意配合得当，不能使两者发生对抗或不良作用，补而助毒，攻毒而伐正，致使愈治病愈重。③扶正配合拔毒，即以扶正为主，佐以拔毒之法。适用于正气大虚，毒邪留连，不补正气非其治也，不拔毒邪尤恐姑息养奸，二虚一实的证候。但也必须注意补可用峻补，拔毒绝不可用发汗、涌吐、攻下戕伐正气。

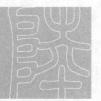

第六章 | 治毒方法

　　毒邪与其他病邪一样，其属性有寒热之别，湿燥之分，且常与他邪相夹为病，故在治疗方法上不是一法解毒治百病，而是根据其属性的不同，以及毒邪与正气的胜负关系来决定，故可分为解毒主法与解毒兼法两类。解毒主法是根据毒邪属性和特性所建立起来的治疗方法；解毒兼法是根据邪正斗争关系所建立的治疗方法。

第一节　解毒主法

　　解毒主法根据毒邪的性质和特点以及毒邪的侵袭部位，与之相应，可分为祛浮毒法、清热毒法、泻火毒法、利湿毒法、清暑毒法、祛寒毒法、泻积毒法、解郁毒法、开毒闭法、泄血毒法、祛痰毒法、化瘀毒法十二种。针对不同毒邪进行解毒，在临床上合理选用各种解毒法非常重要，选法不当可直接影响疗效，甚至导致误治。

一、祛浮毒法

　　祛浮毒法，是以通过解表使在肌表之毒邪得以发散的方法，适用于浮层毒证。但此法有辛温祛毒法和辛凉祛毒法之别。辛温祛毒法：以温散肌表毒邪为主的方法，适用于浮层寒毒证；临床可见突起恶寒战栗，头痛如裂，肢体疼痛如杖，或兼咳嗽，声音重浊，苔薄白，脉浮紧。药如一枝黄花、麻黄、防风、细辛、葱白、常山、生姜，方如一枝黄花汤。辛凉祛毒法：以凉解肌表毒邪为主的方法，适用于浮层毒热证；临床可见突起发热微恶寒，头脑昏痛或抽痛，咽喉焮红，或咳嗽，无汗，舌尖红、苔薄黄，脉浮数。药用野菊花、大青叶、金银花、连翘、石膏、玄参、僵蚕、牛蒡子、浮萍、蝉蜕，方如野菊汤、板蓝根清毒汤。

二、清热毒法

　　清热毒法，是以清热解毒驱除热毒壅盛的治疗方法，适用于动层毒证。临床可见壮热汗出，面赤神烦，或咳嗽气急，鼻翼扇动，或神昏谵语，四肢厥冷，或颈项强直，四肢抽搐，或满口赤烂，口臭便秘，或浮肿尿血，腰部疼痛，舌质红，苔黄糙，脉滑数或弦疾。药用生石膏、黄连、黄芩、栀子、黄柏、蒲公英、鱼腥草、天竺黄、白头翁、穿心莲、水牛角、牛黄、羚羊角、人中黄、人中白、土茯苓、紫花地丁、白花蛇舌草、半枝莲等，方如天竺黄化毒汤、黄连解毒汤、重剂白头翁汤、土茯苓饮。近年来，有关专家对清热解毒法中的药物进行了研究，发现该类药物能从多方面提高机体的抗感染及免疫功能，如提高白细胞数、增加白细胞活力、抑制渗出和水肿的发展。此外，还能促进肾上腺皮质功能，增加机体的抗应激能力，提高机体对感染的耐受能力，促进疾病的康复。

三、泻火毒法

泻火毒法，以泻火攻毒直折火毒的治疗方法，适用于动层毒证，可用于瘟疫、温毒、火毒以及温热病的中极期和疮疡热毒重证。临床常见高热不退，烦躁狂乱，斑疹透露，吐血衄血，或头面红肿，或口糜咽痛等。药用大黄、芒硝、黄连、芦荟、龙胆草、栀子、青黛，其中大黄、黄连、芒硝以泻脾胃火毒力强，芦荟、龙胆草、栀子、青黛以泻肝胆火毒为优。方如黄连解毒汤、大承气汤、重剂白头翁汤等。

四、利湿毒法

利湿毒法，是以通过利水渗湿而排除湿性毒邪的治疗方法，适用于毒证的多种层证。临床可见浮肿尿少，或尿频、尿急、尿痛，或身黄、目黄、尿黄，或腹胀尿少，或湿疹肌肤瘙痒，舌质或淡或红，苔白或黄，脉濡数或缓滑。药用车前子、冬瓜皮、浮萍、瞿麦、萹蓄、茵陈、岩柏、猪苓、白鲜皮、萆薢、茯苓、苦参、土茯苓、地肤子、薏苡仁等，方如风毒消肿汤、八正散、茵陈鲜皮解毒汤、萆薢祛毒汤、薏苡仁疗毒汤等。

五、清暑毒法

清暑毒法，是以通过清泄暑热而排除毒邪的治疗方法，适用于暑毒证。临床可见暑季发热，口渴欲饮水，面赤气粗，或胸闷干呕，心烦不安，或疔疖红肿，肌肤红痱，瘙痒难忍，舌质红，苔黄干，脉象濡数。药用金银花、野菊花、青蒿、生石膏、滑石、石斛、知母、黄连、淡竹叶、荷叶、绿豆衣、大青叶、佩兰等，方如野菊汤等。

六、祛寒毒法

祛寒毒法，是通过温性解毒药驱除在里寒毒的治疗方法，适用于动层证或沉层证或伏层证。临床可见腹痛骤起，呕吐泄泻，吐出物大多未消化，排泄物大多不甚恶臭；或欲吐不出，欲大便不能通；或黄疸日久，黄色晦暗；或阴疽流注、鹤膝风，舌淡苔白，脉多沉缓。药用附子、干姜、吴茱萸、川椒、川乌、草乌、番木鳖、蜈蚣、山慈菇、红芽大戟、蜂房等，方用玉枢丹、温肝拔毒汤、乌头汤等。

七、泻积毒法

泻积毒法，是指通过泻下驱除积滞毒物为目的的治疗方法，适用于动层毒证。临床可见大便秘结，脘腹痞硬。其属于热积毒者，常伴高热不退、烦躁，甚则谵语，舌质红，苔黄厚干，脉沉实数；药用大黄、芒硝、枳实、厚朴、黄连、牛黄；方如大承气汤、凉膈散等。其属于寒积毒者，则伴腹痛、四肢清冷，甚则心腹剧痛、气急口噤暴厥，舌苔白厚腻，脉沉紧；药如附子、干姜、莱菔子、大黄、槟榔、番泻叶；方如莱菔子解毒汤等。

八、解郁毒法

解郁毒法，是指通过疏泄气机，排除郁结毒邪为目的的治疗方法，适用于动层证或沉层证及伏层证。临床可见情志不畅，精神抑郁，胸闷胁痛，脘痞腹胀，嗳气时作，形体日渐消瘦，或恶心呕吐，腹痛，大便或溏或结，或咳嗽喉痒，口干咽燥，甚则癥瘕积聚，舌质微紫，苔薄白，脉多弦；药用枳壳、青皮、香附、紫苏、娑罗子、藿香、佛手柑、绿萼梅、香橼皮、九香虫、八月札、旋覆花、刀豆子；方如苏藿祛毒汤、苏合香丸等。如郁毒从热而化，口苦，烦躁，头痛，目赤，耳鸣，舌质红，苔薄黄，脉象弦数；药用栀子、枳壳、川楝子、黄连、龙胆草、柴胡、黄芩、牛黄、青木香、青黛等；方如龙胆泻肝汤等。

九、开毒闭法

开毒闭法，是指通过导毒邪，通心气，醒脑神为目的的治疗方法。它与普通的开窍法有所区别：普通开窍法，往往不强调排除毒邪，只要神识回苏，即达治疗目的；而开毒闭法，则是解毒与开窍同时并举，尤其注重祛除毒邪，使心气与脑府不再加重损害，否则回苏后还可昏迷，甚至还可伴发其他病症。所以开毒闭法，以"毒"为主攻目标，以开窍醒神为手段。本法适用于动层证或沉层证，临床可见烦躁谵语，或昏迷不省人事。其属于热毒者，则常伴高热、面赤、气粗，舌质红，苔黄燥，脉象滑数或沉数；药用黄连、栀子、穿心莲、黄芩、水牛角、牛黄、大黄、紫草、升麻、人中黄、大青叶、石菖蒲、玄参、天花粉等；方如牛黄清心丸、安宫牛黄丸、至宝丹、紫雪丹、神犀丹等。若属于浊毒者，则常伴身无热，或热甚微，呕恶，胸膈闷乱，舌苔白腻，脉沉滑而缓；药用广藿香、石菖蒲、山慈菇、青木香、白蔻仁、干姜、丁香、荜茇、露蜂房、官桂、胆南星、冰片等；方如玉枢丹、苏合香丸等。

十、泄血毒法

泄血毒法，是以通过排泄血中毒质，净化血液为目的的治疗方法。它与凉血、活血的方法不尽相同。凉血，仅以清解血中热邪为宗旨；活血，只以推动和加快血液运行，不使血滞加重形成瘀阻为目的。而泄血毒法，则以排毒为主，兼及凉血、活血、化瘀等作用，故泄毒法具有强烈攻邪与阻断疾病发展的功用，对重病顽疾颇有实用价值。本法主要适用于沉层毒证和动层毒证，临床可见肿块疼痛，或痈疽疔毒，或急性病中期、慢性病后期等。如属于血热毒者，常兼身热不退，烦躁不安，谵语神昏，舌质红绛，脉象沉数；药用大黄、金银花、赤芍、牡丹皮、大青叶、黄连、栀子、穿心莲、水牛角、玳瑁、人中黄、蒲公英、紫花地丁、蚤休；方如犀角地黄汤合黄连解毒汤等。若属于血寒毒者，常兼皮肤青紫而冷，或顽痛不已，如在骨髓，固定不移，舌紫红或淡紫，脉沉紧或弦缓；治宜泄血毒，散寒淫；药用当归、附子、防风、威灵仙、露蜂房、全蝎、胆南星、五灵脂、蒲黄、川乌、马鞭草；方如温肝拔毒汤等。

十一、祛痰毒法

祛痰毒法，是以通过排除肺系或经脉的毒质痰液为目的的治疗方法。它与普通的祛痰法有所不同。普通的祛痰法仅以驱除痰涎为目的，而本法则以祛毒为宗旨，并兼除痰涎，所以本法具有强烈的解毒和祛痰作用，适用于动层毒证或沉层毒证的重症危候、顽症恶疾。临床可见咳喘痰嗽，或痰核肿块，或狂妄骂詈，或神志模糊。如热痰毒在肺者，咳喘胸痛，痰黄异臭，或脓血相间，或发热口渴，舌红苔黄，脉象滑数；药用天竺黄、僵蚕、桑白皮、鱼腥草、生石膏、蒲公英、大黄、瓜蒌、白头翁、川贝母、冬瓜仁、败酱草等；方如天竺黄化毒汤等。若痰毒阻络，经脉运行不畅，痰核肿块，按之石硬者，常为痰毒与瘀所结；触之软绵者，则为痰毒与水饮相合，舌质淡或紫，脉弦滑。痰核软者，药用牵牛子、白芥子、天南星、石见穿、土贝母等，方如化痰毒汤；痰核硬者，药用地龙、白芥子、皂角刺、乳香等，方如化瘀毒汤加减等。若痰火毒扰乱心神，癫狂惊悸，烦躁谵语，舌质红，苔厚质，脉滑数有力；药用大黄、黄芩、礞石、牛黄、栀子、胆南星、郁金、石菖蒲等；方如滚痰丸、牛黄清心丸等。如痰浊毒上攻心窍，神志昏糊，胸膈不利，舌苔白滑腻，脉象沉滑；药用胆南星、郁金、石菖蒲、橘红、檀香、沉香、荜茇、厚朴、藿香、苍术等；方如太和神术散、涤痰汤、苏合香丸。

十二、化瘀毒法

化瘀毒法，是以通过驱除脉内或脉外的瘀毒，净化血液，畅通经络为目的的治疗方法。它与普通的活血化瘀法有所不同。普通的活血化瘀法是仅以祛除瘀血阻滞为目的的治疗方法，而本法则以清毒为宗旨兼顾活血破瘀作用，所以化瘀毒法既有强烈解毒的作用，又有化瘀之功用，故适用于动层证或沉层证的重病顽疾的蓄血、瘀血的毒化证候。临床可见发热日久，肌肤甲错，形体消瘦，两目黯黑；或妇女经闭不行，小腹硬满，时有寒热；或小腹急痛，硬满拒按，尿血涩痛，烦躁不安，或内脏肿块硬痛，形寒发热；或痈疽疔疮，红肿疼痛。如瘀毒发热日久，形瘦面黑，舌紫红，脉小涩，药用大黄、桃仁、赤芍、䗪虫、胡黄连、黄芩、当归、川芎、红花、牡丹皮，方如化瘀毒汤、通窍活血汤、血府逐瘀汤等；若经闭瘀血化毒而发寒热者，药用当归、桃仁、牡丹皮、赤芍、大黄、䗪虫、川芎、胡黄连等，方如代抵当丸、通窍活血汤、桃红四物汤等；如瘀毒蓄积膀胱，尿血涩痛者，药用桃仁、大黄、官桂、芒硝、琥珀屑、牛膝、蒲黄、五灵脂、赤芍、瞿麦、冬葵子等，方如桃核承气汤等；若内脏肿块石硬而发热者，药用大黄、黄芩、当归、赤芍、䗪虫、蜈蚣、水蛭、黄连、胡黄连、牡丹皮、石见穿、半枝莲、马鞭草等，方如化瘀毒汤等；痈疽疔疮瘀毒者，药用当归尾、赤芍、皂角刺、金银花、连翘、牡丹皮、黄连、黄芩、黄柏、蒲公英、紫花地丁、水牛角、牛黄等，方如黄连解毒汤、犀黄丸等。

第二节 解毒兼法

毒邪致病与其他普通病邪一样，"邪气盛则实，精气夺则虚"（《素问·通评虚实论》)，"实则泻之，虚则补之"（《素问·三部九候论》)。虚实夹杂，则攻补兼顾。所以解毒也须注意正气的强与弱，正气盛则以攻毒为要务，正气虚则不可一味攻邪而再度伤正，或适当酌用拔毒药，或不能祛毒者暂且缓攻，先以大扶正气，限制毒邪不再扩散。具体可分为以下几种治法。

一、解毒益气法

解毒益气法，是指以解除毒邪与补益元气双重治疗为目的的方法，但它与单纯的解毒或补气不同，且解毒与补气同用有它的特殊要求，解毒既不能伤正，补气又不能助火毒。所以本法务必严密选方遣药，最理想的选择是既有解毒又有益气，如羊乳（四叶参）、绞股蓝、黄芪、金雀根（土黄芪）、甘草等。此法适用于沉层证或动层证或伏层证的难病顽疾，或急性病的正气不胜毒邪的证候。临床可见心悸短气，时有发热，神疲乏力，面色㿠白，脉结代；或咳喘无力，咯痰不爽，潮热汗出，精神疲乏，脉虚数；或食欲减退，脘腹痞胀，大便或溏或结，解而不爽，或夹有黏冻，倦怠无力，面色㿠白，脉弱无力。凡治毒补虚者，遇二毒一虚者，以解毒为主，兼顾正气；一毒一虚者，解毒二补虚一；二虚一毒者，解毒与补虚平行；元气衰败，无力攻毒者，先以大补元气，待正复后，再攻毒邪。如心气不足，毒邪留连者，药用绞股蓝、人参、黄芪、五味子、黄精、丹参、甘草、露蜂房、蟾皮、远志、石菖蒲、麦冬等，方如绞股蓝清毒饮、丹参化毒汤等；如肺气不足，毒邪留连者，药用羊乳（四叶参）、天花粉、川贝母、南沙参、北沙参、僵蚕、黄芪、蜜根皮、紫菀、蜂蜜等，方如羊乳抽毒饮、蜜根抽毒饮等；如脾胃气虚，毒邪留连者，药用薏苡仁、山药、生鸡内金、黄芪、白术、人参、麦芽、苍术、大黄、厚朴、露蜂房、槟榔等，方如苍术鸡金化毒汤、薏苡仁疗毒汤等。

二、解毒养血法

解毒养血法，是指解毒与养血并重的治疗方法，它与单纯的解毒法和单纯的养血法不同，且解毒与养血同用有它的特殊要求，解毒不使耗血，补血不碍毒邪，因而本法的选方遣药，要求严格，所选方药必有双重作用。此法适用于沉层证或动层证及伏层证的难病顽疾；临床可见面色无华，头眩目花，心悸失眠，结并包块，疼痛不已，时有发热，脉小或细涩。如心血不足，毒邪内阻者，药用当归、阿胶、酸枣仁、远志、穿心莲、苦参、丹参等，方如拔毒归脾汤；若肝血不足，毒邪内阻者，药用何首乌、地黄、白芍、鸡血藤、桑椹、赤小豆、胡黄连等，方如排毒四物汤。

三、解毒滋阴法

解毒滋阴法，是指解毒与滋阴双重作用的治法。它与单纯的解毒法和单纯的滋阴法不同，解毒而不伤阴，滋阴且不碍邪，所以它的选方遣药要求甚严，选择的药物最好有双向作用，若无双向作用，也不能使药与药之间产生拮抗作用。本法适用于沉层证或伏层证或动层证的难病顽疾证候；临床可见形体消瘦，面容憔悴，口干咽燥，虚烦不眠，身热不退，或咳呛少痰，骨蒸潮热，盗汗，颧红，或消渴强中，舌光红，脉小数。如心阴不足，火毒内阻者，药用白薇、麦冬、天冬、玄参、酸枣仁、生地黄、丹参、苦参等，方如拔毒滋心汤；如肝阴不足，火毒内阻者，药用枸杞子、女贞子、赤芍、白芍、生地黄、玄参、白鲜皮、川楝子、茵陈、青黛等，方如排毒滋肝汤；如肺阴不足，热毒内阻者，药用北沙参、南沙参、鱼腥草、黄芩、半枝莲、胡黄连、麦冬、射干、玄参、马勃等，方如拔毒滋肺汤；肾阴不足，热毒内伏者，药用黄柏、知母、地黄、牛膝、龟甲、车前子、海金沙等，方如排毒滋肾汤。

四、解毒补阳法

解毒补阳法，是指解毒与补阳双重作用的治疗方法。但此法在选药组方中有它的特殊要求，所选药物，最适合于既有败毒，又有温阳之品。本法适用于慢性顽疾的沉层证或伏层证，也可用于动层证中的急变之候。临床可见心悸怔忡，胸闷太息，脉结代；或脘腹剧痛，拒按；或水肿尿少，肢冷，脉沉；或咳喘气逆，脉沉小者；或尪痹冷痛，活动不利；或阴疽、贴骨疽、流注等。如属心阳不足，毒邪内阻者，药用黄芪、附子、鹿角、红参、红花、甘草、北五加皮等，方如拔毒温心汤等；如中阳不足，寒毒内聚者，药用川椒、干姜、姜黄、厚朴、红参、甘草、大枣、胶饴等，方如拔毒温中汤等；若肾阳不足，水毒内阻者，药用附子、干姜、大黄、茯苓、补骨脂、巴戟天、菟丝子、猪苓、官桂、生姜等，方如排毒温肾汤等；如肺气不足，寒毒内伏者，药用黄芪、蜜棉花根皮、苏子、紫菀、蛤蚧、人参、款冬花、细辛、五味子、胡桃肉、地龙、全蝎等，方如拔毒温肺散等；如尪痹而寒毒内阻者，药用制川乌、制草乌、桂枝、黄芪、当归、补骨脂、骨碎补、白花蛇、威灵仙等，方如败毒化痹汤等；若阴疽者，药用鹿角胶、熟地黄、肉桂、白芥子、炮姜炭、麻黄、甘草、当归、乳香等，方如阳和汤等。

第七章 | 解毒要药

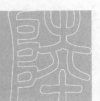

中药，古称本草，它虽有七八千味，但不能以一人之手将众多之药用于临床。泛泛滥用，医者大忌，所用之药必有心得，方是临证经验之灼见。祛毒之药更讲实效，否则危候顽疾，岂能治得？医理虽达，而药不能取效，还是一句空话。现将笔者在临床所用疗效尚好的解毒药中，撷取其主要者，分述于下，供同仁参考。

第一节 植物类药

金银花（解毒为要药，善治火热诸毒候）

【概说】

本品为忍冬科半常绿缠绕灌木忍冬的花蕾；临床分生用、炒用和炒炭用。味甘，性寒。归肺、胃、心经；有显著清热解毒和护阴益津的作用。故《本草正》说其"善于化毒，故治痈疽、肿毒、疮癣、杨梅、风湿诸毒，诚为要药"。《本经逢原》也说其"解毒去脓，泻中有补"。现代研究：本品含有木樨草素、肌醇及皂苷、鞣质等成分。对多种细菌，如伤寒杆菌、副伤寒杆菌、大肠杆菌、变形杆菌、绿脓杆菌、百日咳杆菌、霍乱弧菌、葡萄球菌、链球菌、肺炎双球菌、脑膜炎球菌、人型结核杆菌等均有抑制作用；对流感病毒、铁锈色小芽孢癣菌等皮肤真菌及钩端螺旋体也有抑制效能。此外，本品还能减少肠道对胆固醇的吸收，以及降低患癌动物肝脏中过氧化氢酶及胆碱酯酶活性的作用。所以本品运用范围甚广，只要具备热毒证候均可选用。

【临床应用】

（1）凉解表毒：适用于外感热毒病中的浮层证。症见突起发热微恶寒，咽红口干，舌尖红，脉浮数者；常与连翘、板蓝根、牛蒡子等配伍，具有较强的清解表散毒邪作用。但金银花必须生用，其量不得少于30g。如口渴咽痛甚者，酌加天花粉、玄参、生甘草，加强金银花外解表毒，内护津液的效用。

（2）清泄血毒：适用于热毒病的动层证或沉层证。症见壮热不退，烦躁谵语，甚则神志不清，斑疹透露，舌质红绛，脉弦数者；常与水牛角、大青叶、赤芍、牡丹皮、黄连、生石膏等同用，能增强凉血败毒功用。干呕者金银花宜炒用，不呕者宜生用，其用量不得少于 40g。

（3）善疗肠毒：金银花虽为轻清上浮之品，但也能走中下二焦，善理肠道，故适用于疫毒热痢，便下鲜紫脓血，壮热口渴，烦躁不安，舌红脉数；常与黄连、黄芩、黄柏、大黄、白头翁、赤芍配合，能增强败毒理肠作用。如形寒发热而热盛者，尚属浮层证，金银花宜用生药；但热无寒者，毒在动层证，亦宜用生药，用量且大于浮层证，不得少于 40g。若无身热者金银花宜用炒药；下利甚者，则宜炭药，其用量在 20~30g 之间斟酌。

（4）专攻疮毒：《本草纲目》银花条"治诸肿毒、痈疽、疥癣、杨梅诸恶疮，散热解毒"。如用于痈疽疔毒，常与蒲公英、紫花地丁、野菊花等同用，可增强清热解毒功用。若用于气血不足之乳痈，则与黄芪、当归、甘草同用，既能解毒清热，又能益气养血，其功亦佳；与地榆、红藤、赤芍、牡丹皮、延胡索等配伍，常用于肠痈，疗效亦卓著。金银花治疗疮疡大都以生药为宜，如脾胃虚弱者宜用炒药。其用量：毒盛热重者，60g 也不过重；小疡轻疮，10g 也不太轻。孰轻孰重，随症活用。

大青叶（热家良药，专主热毒诸病症）

【概说】

本品为十字花科植物菘蓝、爵床科植物马蓝、十字花科植物草大青、马鞭草科植物路边青、蓼科植物蓼蓝的叶或枝叶；临床多生用。味苦咸，性大寒。归肝、胃、心经；主以清热解毒，次以凉血止血，尤对心胃实热火毒更有良效。故《本草正》说："治温疫热毒发斑，风热斑疹，痈疡肿痛，除烦渴，止衄血、吐血，杀疳蚀、金疮箭毒。"《本草疏证》说："时行热毒，头痛大热口疮，为胃家实热之证，此药乃对病之良药也。"现代研究：路边青含黄酮类；蓼蓝全草含靛苷、黄色素及鞣质；菘蓝叶含色氨酸、靛红烷B、葡萄糖芸苔素及靛蓝等；草大青和马蓝叶均含靛苷等成分。路边青对痢疾杆菌、脑膜炎球菌及钩端螺旋体波蒙那群、黄疸出血群沃尔登型、七日热型等均有杀灭作用；蓼蓝有抑制金黄色葡萄球菌作用，能增强白细胞吞噬能力，并有降低皮肤毛细血管通透性、抗关节炎、解热等作用；菘蓝和马蓝叶对金黄色葡萄球菌、溶血性链球菌有一定抑制作用。本品临床运用范围甚广，只要具备火热毒邪的证候，均可采用。

【临床应用】

（1）清泄热毒：适用于温疫、外感热毒病的动层证，高热烦躁，头痛如裂，舌苔黄，脉弦数；常与金银花、野菊花、连翘、石膏、黄连、僵蚕等配伍，可增强清解热毒作用。如咳喘高热者，则与鱼腥草、桑白皮、僵蚕、川贝母、天竺黄等配合，具有清肺解毒、祛痰止咳作用；若黄疸金黄色者，常与茵陈、大黄、白鲜皮、半枝莲等配合，具有清肝解毒、泻火退黄作用。以上诸症用量均不得少于20g，辨证正确者50g也不嫌其多。

（2）凉解血毒：适用于疫病、热病的沉层证，或动沉合证，高热神昏，斑疹透露，衄血吐血，舌质红绛，苔或黄燥，脉数或弦数；常与水牛角、赤芍、牡丹皮等同用，能增强凉血解毒作用，但用量不得少于30g，必要时加倍重攻其毒。

（3）消除疡毒：适用于热毒痈疽疔疖，以及大头瘟（颜面丹毒）、丹痧（猩红热）的动、沉层证，局部红肿疼痛或溃烂，发热神烦，舌红，苔黄，脉滑数。如痈疽疔疖者，常与蒲公英、紫花地丁、蚤休等配伍，可增强解毒消疡作用；单味捣烂外敷，也能提高疗效。大头瘟、丹痧者，则与连翘、大黄、板蓝根、僵蚕、牛蒡子、大蓟等同用，可协同攻毒，提高效果。以上诸症用量均不得少于20g，证势剧烈者可加至30～40g。但必须注意，大青叶易伤脾胃之气，若脾胃弱者可适当减少，或佐益脾之品。

【附】

（1）青黛：为十字花科植物菘蓝、爵床科植物马蓝、蓼科植物蓼蓝及豆科植物槐蓝的茎叶加工而成的蓝色粉末。味咸，性寒。归肝、肺、胃经。善于清肝火、解热毒，适用于温毒病发斑，咳血吐血，小儿惊风，火热毒疮等病症。本品常与生石膏配合，制成粉剂，称清金散，主肝肺热毒，咳喘烦躁；与蛤壳为伍，制成粉剂，称黛蛤散，则主肝肺火毒，咳嗽咯血；与代赭石、刀豆子、八月札、半夏配伍煎服，则主肝胃气火结毒，噎膈反胃。此药既可内服，又可外敷红肿疔疮，内服以2～5g为宜，外用适量。

（2）板蓝根：为十字花科植物菘蓝和草大青的根，或爵床科植物马蓝的根茎及根。味苦，性寒，归心、肝、胃经。具有清热毒、凉血毒的作用，适用于大头瘟、痄腮、烂喉丹痧、时行感冒、火眼等病症。如大头瘟者，常与黄连、连翘、僵蚕、升麻、玄参等同用，能增强清热毒、消肿痛作用；痄腮者，则与山慈菇、连翘、青黛等同用，易于提高疗效；烂喉丹痧者，则与牛蒡子、大黄、马勃、玄参、连翘、僵蚕、栀子等同用，其效显著；时行感冒者，常与羌活、贯众等同用，疗效更佳；火眼者，常与野菊花、栀子等同用内服，再以板蓝根制成10%或5%眼药水滴眼，疗效甚为显著。总之，大青叶、青黛、板蓝根三药的作用大致相同，但经临床观察也有一定的差异。如大青叶以治温毒发斑、吐血衄血为胜；青黛以疗火热毒疮、小儿惊风、肝肺火毒咯血为优；板蓝根以治疗大头瘟、痄腮、烂喉丹痧、时行感冒为良。但青黛可疗虚证火毒，大青叶、板蓝根专治实证火毒，而大青叶治毒清中有散，板蓝根治毒清中有降。

蒲公英（解毒要品，又能健胃兼利尿）

【概说】

本品为菊花科植物蒲公英的带根全草。味苦甘，性寒，归肝、肺、胃经。有较强的清热解毒、消痈散结作用，又有健胃、利尿、缓泻之功。故《本草衍义补遗》说："化热毒，消恶肿结核，解食毒，散滞气。"《本草备要》亦说："专治乳痈、疔毒，亦为通淋妙品。"现代研究：含蒲公英甾醇、胆碱、菊糖和果胶等成分。有较强的杀灭金黄色葡萄球菌和溶血性链球菌作用；对肺炎双球菌、脑膜炎球菌、白喉杆菌、绿脓杆菌、变形杆菌、痢疾杆菌、伤寒杆菌及卡他球菌等也有一定的杀灭作用；对某些病毒、真菌以及钩端螺旋体也有抑制作用。此外，尚有利胆、利尿及苦味健胃、轻度泻下等作用。本品在临床运用甚为广泛。

【临床应用】

（1）清肺解毒：适用于热毒犯肺，咳嗽痰黄，气粗胸痛，发热口干，舌尖红，苔黄，脉滑数；常与鱼腥草、牛蒡子、黄芩、川贝母、射干等配合，可增强清肺、祛痰、排毒作用。如咽喉红肿疼痛，发热微恶寒者，常与板蓝根、牛蒡子、山豆根等同用，可提高疗效。蒲公英不得少于20g，证势重者40g也不嫌其多。但广山豆根有毒，用量不能过大，一般5g为宜，多者易引起呕吐，尤其女性更可致吐；北山豆根毒性小于广山豆根，用量可加大至10g，不易引起呕吐。

（2）凉肝泄毒：适用于热毒上攻，目红肿痛，舌尖红，苔薄黄，脉弦数；常与野菊花、栀子、金银花等同用，能增强清肝解毒作用。如湿热毒黄疸者，则与茵陈、白鲜皮、大黄等配合，既能去肝胆热毒，又能去肝胆湿毒。

（3）消痈散毒：适用于乳痈红肿疼痛，舌苔黄，脉滑数；常与天花粉、漏芦、连翘等同用，可增强清热、消痈、散毒功效，并用鲜蒲公英捣烂外敷，其效更著。如肺痈咳吐脓血者，则与鱼腥草、冬瓜仁、桃仁等同用；如肠痈者，宜与红藤、金银花、大黄、牡丹皮等同用。其用量不得少于30g，鲜药宜加倍用之。

（4）调胃疏毒：本品不仅可用于外感热毒，而且可用于气机阻滞，久而化热酿毒者，故有调胃疏毒作用。如胃脘疼痛，久不愈者（慢性胃炎），常与青木香、红藤、鬼针草、红枣等同用，疗效尚佳；若脾胃不健，易于食滞，胃脘胀痛者，本品炒香用，再配用青皮、砂仁等具有消食化滞作用，但用量不得过重，一般以20g以内为宜。

（5）利脬排毒：适用于热淋，尿频、尿急、尿痛，舌苔黄，脉弦数，常与海金沙、车前子、瞿麦、萹蓄、白茅根等同用，可增强通淋排毒作用。

紫花地丁（祛热毒，内外妇儿是佳品）

【概说】

本品为堇菜科植物紫花地丁的全草。亦有用堇菜科植物犁头草，或豆科植物米口袋，或罂粟科植物紫堇，或龙胆科植物华南龙胆的全草入药。味苦辛，性寒；归心、肝经。有良好的清解热毒作用，并有利湿退黄之功，故《本草纲目》说："治一切痈疽发背、疔肿瘰疬、无名肿毒、恶疮。"《本草正义》又说："地丁专为痈肿疔毒通用之药……然辛凉散肿，长于退热，惟血壅滞、红肿焮发之外疡宜之，若谓通作治阴疽发背寒凝之证，殊是不妥。"笔者常用于内妇儿科的热毒证，疗效甚佳，故不限用于外科。现代研究：本品含苷类、黄酮类、蜡（为蜡酸及不饱和酸等的酯类）等成分。对结核杆菌及钩端螺旋体有抑制作用，并有消炎消肿等作用。本品的临床运用较为广泛。但对寒湿毒证不宜选用，脾虚之人也宜慎用。

【临床应用】

（1）清泄热毒：适用于外感热毒动层证，突起发热，咳嗽，胸痛，或痰中带血，舌红，苔黄，脉浮数或滑数；常与鱼腥草、蚤休、川贝母、蒲公英、黄芩、天花粉、僵蚕等同用，能增强清热解毒、凉肺安络作用。其用量不得少于 30g。

（2）渗利湿毒：本品善于通利，引导湿热、湿火从外而出，适用于湿热毒黄疸，身目俱黄；常与茵陈、栀子、白鲜皮、土茯苓等同用，能提高疗效。如热毒淋证，尿频，尿急，或尿后流白液，则与石韦、海金沙、赤芍、萆薢等同用，疗效也尚佳。

（3）凉解疮毒：适用于痈疽发背，火毒疔疮，舌质红，苔黄糙，脉弦数或滑数；常与蒲公英、金银花、野菊花、黄连、黄芩等同用，可增强清热凉血、解毒消疮作用。并用本品捣烂外敷，疗效更佳。若毒蛇咬伤，则与蚤休、半枝莲、白花蛇舌草等同用，并结合此药外敷，常可获效。其用量不得少于 40g，量小者急攻毒邪不力，故宜重用，外用适量。

蚤休（败毒既止痛，又止咳喘与定惊）

【概说】

本品为百合科植物蚤休（七叶一枝花），或金线重楼及其多种同属植物的根茎。味苦辛，性寒，有小毒；归心、肝经；为清热解毒要药，且有息风定惊、平喘止咳作用。故《本经》说："主惊痫，摇头弄舌，热气在腹中。"《本草正义》亦说："蚤休乃苦泄解毒之品，濒湖谓是厥阴经之药，盖清解肝胆之郁热，息风降气，亦能退肿消痰，利水去湿。"现代研究：七叶一枝花根茎含蚤休苷、薯蓣皂苷、薯蓣皂苷元的 3- 葡萄糖苷、3-鼠李糖葡萄糖苷、3- 鼠李阿拉伯糖葡萄糖苷和 3- 四糖苷、娠二烯醇酮 −3− 查考茄三糖苷等多种皂苷的成分。对多种痢疾杆菌以及伤寒杆菌、副伤寒杆菌、肠炎杆菌、大肠杆菌、副大肠杆菌、金黄色葡萄球菌、溶血性链球菌、脑膜炎双球菌等有抗菌作用，其中对化脓性球菌的抑制能力较黄连为优，且有较强的抗病毒作用。此外，还有止咳平喘、镇静、镇痛及抗癌等作用，故临床运用颇为广泛，其疗效良好。

【临床应用】

（1）清肺解毒：适用于外感热毒犯肺，或风寒化热酿毒壅肺，咳嗽气促，发热口干，舌红苔黄，脉浮数或滑数；常与鱼腥草、山慈菇、牛蒡子、僵蚕等同用，能增强清热解毒，止咳化痰作用。若咳喘较剧，喉中痰鸣，则与葶苈子、竹沥、半夏、僵蚕、地龙等同用，可加强止咳平喘作用；如咽喉红肿疼痛，可与板蓝根、金果榄、牛蒡子、玄参、升麻、生甘草等配合，能加强清肺利咽作用。其用量不得少于 12g，但也不能用之过大，以防中毒。

（2）凉肝泄毒：适用于惊风发搐，头痛高热，舌苔黄糙，脉象弦数；常与大青叶、鸭跖草、生石膏、天花粉、羚羊角、僵蚕、全蝎等同用，其凉肝解毒、息风止痉作用更为显著。其用量一般为 15g，小儿酌减。

（3）拔毒消疮：适用于热毒壅阻，发为痈疽疔疖，常与蒲公英、紫花地丁、赤芍、金银花等同用，可增强清热解毒，消痈退肿作用。若毒蛇咬伤，可与半枝莲、夏枯草等配伍，能加强拔毒作用。同时并将本品捣烂外敷，或研粉用醋、酒或水调敷患处。用量以 12～20g 为宜，外用适量。

（4）攻毒疗癌：适用于多种癌症，如胃癌、肺癌、肝癌等，常与半枝莲、白花蛇舌草、藤梨根、蟾皮等配合，可增强攻毒抗癌作用。其用量不得少于 30g，甚至可用至60g。

鱼腥草（解毒止咳，兼可镇痛及止血）

【概说】

本品为三白草科植物蕺菜的全草。味辛，性寒；归肺、肝经；有显著的清肺解毒作用，并有渗利湿热之功。《本草疏证》认为此药为"治痰热壅肺，发为肺痈吐脓血之要药"。《本草纲目》说："散热毒痈肿，痔疮脱肛。"《分类草药性》说："治五淋，消水肿。"现代研究：本品全草含挥发油 0.0049％，油中含抗菌成分鱼腥草素（癸酰乙醛）、甲基正壬基酮、月桂醛、癸醛、癸酸，还含氯化钾、硫酸钾、蕺菜碱。花穗、果穗含异槲皮苷、叶含槲皮苷等成分。鱼腥草素对金黄色葡萄球菌、卡他球菌、流感杆菌、肺炎球菌有明显抑制作用，对痢疾杆菌、大肠杆菌、伤寒杆菌则较差；对流感亚洲甲型京科68-1 株有抑制作用，也能延缓孤儿病毒的生长。从鱼腥草提取的油状物对多种微生物有抑制作用，特别对酵母菌和霉菌；所含钾盐及槲皮素有利尿作用。此外，还有镇痛、止血、抑制浆液分泌、止咳、促进组织再生等作用。

【临床应用】

（1）清化热毒：适用于热毒犯肺，咳嗽气喘，胸痛，发热，口渴，舌红苔黄，脉滑数；常与蒲公英、白头翁、山慈菇、川贝母等配合，能增加清解肺中热毒作用。若热毒伏肺，酿成肺痈，咳唾脓血者，则与金银花、桔梗、冬瓜仁、桃仁、蚤休等配伍，可提高疗效。本品用量不得少于30g，不宜久煎。

（2）消除疡毒：适用于痈疽疔毒，红肿疼痛，舌红苔黄，脉弦数；常与紫花地丁、蒲公英、赤芍、白蔹等同用，能加强消痈除疡、清火解毒作用。若痔疮出血，或肛门红肿疼痛，则与黄柏、地榆、土茯苓等同用，可提高疗效。本品既可内服，又可外敷或煎汤熏洗。本品用量内服不得少于20g，不宜久煎，外用适量。

（3）渗利湿毒：适用于热淋之尿频、尿急、尿痛；常与瞿麦、海金沙、土茯苓、穿心莲等同用，能增强渗利湿热毒邪作用。如白浊者，则与粉萆薢、土茯苓、黄柏、苦参等配合，能提高疗效；若湿毒热化，浸淫骨骱，红肿疼痛，可与忍冬藤、穿心莲、毛冬青、赤芍、生石膏、蚤休、紫背浮萍等配合，可加强祛湿解毒，且又有清热疏风作用。其用量视病情而定，一般20～30g，不宜久煎。

红藤（败毒清血热，除痹止带消内痈）

【概说】

本品为木通科落叶木质藤本植物大血藤的藤茎。味苦，性平；归肝、胃、大肠经；有良好的败毒消痈、活血通络作用。故《本草图经》说："行血，治气块。"《中药志》又说："治肠痈、风湿痹痛、麻风、淋病、蛔虫腹痛。"现代研究：红藤茎含鞣质约7%。煎剂对金黄色葡萄球菌、乙型链球菌有极敏感抑菌作用；对大肠杆菌、绿脓杆菌、甲型链球菌、卡他球菌、白色葡萄球菌均有高敏感抑菌作用。

【临床应用】

（1）清热败毒：适用于热毒壅阻大肠，发为肠痈，右少腹疼痛，拒按，舌苔黄，脉滑数；常与蒲公英、紫花地丁、败酱草、牡丹皮、大黄等同用，能增强清热拔毒、理肠消痈作用。如湿热互结化毒，胃肠受伤，脘腹疼痛，食后痛甚，大便偏干，则与青木香、蒲公英、徐长卿、刘寄奴等同用，可提高疗效；湿热化毒，内阻胞宫，小腹疼痛，赤白带下，则与椿根皮、黄柏、土茯苓、蒲公英、败酱草等配伍，能提高清解热毒、利湿止带作用。本品用量以20g为宜，证势剧者，可用30～50g。

（2）活血祛毒：适用于热痹化毒，骨节红肿疼痛，发热烦躁，舌红苔黄，脉象弦数；常与忍冬藤、虎杖根、鸡血藤、蜈蚣、蕲蛇等同用，能增强活血拔毒、通络除痹作用；如妇人瘀毒内阻，月经不通，时有发热，小腹疼痛，形体消瘦，则与当归、赤芍、桃仁、大黄等配伍，可提高活血疗毒，调经通闭功效。其用量均不得少于20g，若酒拌煎，其活血通络作用更著。

败酱草（疗毒益肝，又消内外痈疡证）

【概说】

本品为败酱科植物败酱草的全草。味辛苦，性微寒。归胃、大肠、肝经，有显著的解毒清热作用。《本经》说："主暴热火疮，赤气，疥瘙疽痔，马鞍热气。"《本草从新》又说："解毒排脓，治痈肿，破凝血，疗产后诸病。"现代研究：本品含挥发油、多种皂苷、糖类等成分。对葡萄球菌、链球菌有杀灭作用，对大肠杆菌有抑制作用，并有抗病毒作用。能促进肝细胞增生，防止肝细胞变性；其果枝能疏通门静脉循环，加速肝细胞再生，因而有降酶、降絮作用。大量应用可引起暂时白细胞减少和头昏、恶心。本品运用广泛，既可用于内病，又可用于外证，还可用于妇科病等。

【临床应用】

（1）败毒消内痈：适用于肺痈胸痛，咳吐脓血，舌苔黄腻，脉滑数；常与鱼腥草、金荞麦、蒲公英、冬瓜仁、穿心莲等同用，能增强败毒排脓、清肺消痈作用。如肠痈腹痛者，常与红藤、瓜蒌、赤芍、金银花等配合，可增强败毒清热、活血消痈作用。其用量一般 20～30g，鲜药宜加两倍或三倍以上。

（2）拔毒疗外疡：适用于痈疽疔毒，红肿疼痛，舌苔黄腻，脉象滑数；常与野菊花、金银花、蒲公英、紫花地丁等同用，可提高拔毒消疡作用。其用量 15～30g。

（3）解毒祛瘀血：适用于瘀血阻于胃肠，脘腹疼痛，手不可近；常与蒲黄、五灵脂、蒲公英、乳香等配伍，能增强祛毒化瘀作用。若产后瘀血阻滞，小腹刺痛，则与红花、益母草、桃仁、当归等同用，具有解毒破瘀功用。其用量 12～20g 为宜，不需大剂量运用。

（4）泄毒利湿热：适用于湿热毒黄疸，两目、皮肤、小便均为黄色；常与半枝莲、白英、茵陈、白鲜皮、千里光等配合，能增强败毒退黄作用。如湿热夹毒下利者，则与地锦草、黄连、黄芩、山楂、神曲等同用，具有解毒止痢作用。其用量以 20～30g 为宜，如恶心呕吐者，用量不宜过大。

白头翁（善疗热毒，止痢除咳兼止带）

【概说】

本品为毛茛科植物白头翁的根。味苦，性寒；归胃、大肠及肝、肺经；具有显著的解毒凉血、清热泻火作用。故《名医别录》说："止毒痢。"《本草正义》又说："今以通治实热毒火之滞下赤白，日数十次者，颇见奇效。"现代研究：白头翁根含白头翁皂苷，另含白头翁素是一种很强的心脏毒，但除根的全草则有强心作用，其强心成分有翁灵、翁因。本品对肠黏膜有收敛作用。煎剂能抑制阿米巴原虫的生长，但需大剂量；其浸膏和粉剂能杀灭阴道滴虫，并对金黄色葡萄球菌、枯草杆菌、流感及少数真菌有不同程度的抑制作用。白头翁鲜茎叶的汁液对金黄色葡萄球菌、绿脓杆菌、痢疾杆菌等均有抑制作用。本品临床运用甚广，对原虫性痢疾、细菌性痢疾、瘰疬、痈疖等均有不同的疗效。

【临床应用】

（1）排毒净肠：适用于热毒痢疾，纯下鲜血或赤多白少，腹痛，里急后重，常与黄连、黄柏、秦皮、马齿苋等配伍，能增强排毒止痢作用。如休息痢者，则与鸦胆子等同用，可提高疗效。其用量不得少于30g，轻者效逊。

（2）败毒清肺：适用于热毒犯肺，咳嗽气促，痰黄或痰中夹血，身热口干，舌红苔黄，脉滑数；常与鱼腥草、蚤休、僵蚕、蒲公英等配合，能提高败毒清肺作用。如肺痈咳唾脓血者，则与金银花、大青叶、桃仁、赤芍、山慈菇等同用，具有败毒清肺、活血排脓的功用。

（3）解毒消疡：适用于热毒痈疖，红肿疼痛；常与蒲公英、紫花地丁、野菊花、连翘、金银花等同用，能提高拔毒消肿作用。如瘰疬者，则与穿山甲、皂角刺、白英、天南星、露蜂房等同用，具有解毒祛痰、软坚消肿功用。

（4）疗毒止带：适用于热毒浸淫胞宫，带脉受损，黄带恶臭，或夹赤带，舌红苔黄，脉弦滑；常与椿根皮、黄柏、红藤、赤芍、车前子等配伍，可增强解毒止带作用。

土茯苓（专治梅疮，又清肺肾诸般毒）

【概说】

本品为百合科植物光叶菝葜的块茎。味甘淡，性平；归肝、胃经；有较强的解毒祛湿作用。故《本草纲目》说："去风湿，利关节，治拘挛骨痛，恶疮痈肿。解汞粉、银朱毒。"《本草正义》亦说："利湿去热，能入络，搜剔湿热之蕴毒。"《滇南本草》又说："治五淋白浊，兼治杨梅疮毒、丹毒。"现代研究：土茯苓含有生物碱、挥发油、己糖、鞣质、植物甾醇及亚油酸、油酸等成分。据有关临床报道，本品能治疗钩端螺旋体病、梅毒、麻疹、细菌性痢疾、肾炎、颈淋巴结核等病。

【临床应用】

（1）解毒清热：适用于梅毒，常与金银花、白鲜皮、威灵仙、甘草等配合，能增强去梅毒、除伏热作用。其用量不得少于60g，单味煎服，还需加重剂量，可用至150g。如温热毒邪上犯肺系，咳嗽痰血，发热头痛，骨节疼痛，则与黄芩、大青叶、蒲公英、秦艽等同用，可提高解毒清热功用；若热毒伤肾，水肿尿少，则与蒲公英、紫花地丁、紫背天葵、白茅根、赤芍等同用，具有解毒清热、利水消肿作用；热淋尿痛，尿急者，可与海金沙、石韦、萹蓄、甘草梢、大黄等配伍，具有解毒泻火、通淋利尿作用；如妇女黄带、赤带者，则与椿根皮、地肤子、黄柏、车前子等同用，具有解毒除带作用。其用量均不得少于30g，必要时可用至50g。

（2）拔毒利湿：适用于热痹疼痛，关节红肿，常与防己、羌活、独活、晚蚕沙等配伍，能增强拔毒利湿、祛风止痛作用。如疮疡湿肿，痒痛难忍，则与白鲜皮、地肤子、蜈蚣、蛇蜕、苍术等同用，可提高解毒疗疮、祛湿止痒作用。其用量均在40～60g，不可过轻，否则难以获效。

白蔹（解毒不限外疡，热肿涩痛俱可运用）

【概说】

本品为葡萄科植物白蔹的根。味苦，性微寒；归心、肝、肺、脾经；有良好的解毒清热，散结止痛作用。故《本经》说："主痈肿疽疮，散结气，止痛，除热，目中赤，小儿惊痫，温疟，女子阴中肿痛。"《本草逢原》又说："白蔹性寒解毒，敷肿疡疮，有解散之功……同地肤子治淋浊失精，同白及治金疮失血，同甘草解狼毒之毒。"现代研究：白蔹块根含黏质和淀粉。水浸剂对同心性毛癣菌、奥杜盎氏小芽孢癣菌、腹股沟和红色表皮癣菌等皮肤真菌有不同程度的抑制作用。本品内服、外敷均有效，古代医家大都用于外疡疾病，少用于内科病证，近代则不然，广泛用于内、妇、儿科疾患，疗效也甚佳。

【临床应用】

（1）清热败毒：适用于热毒犯肺，咳嗽咯血，咽喉肿痛，发热头痛，舌苔黄，脉滑数；常与鱼腥草、蚤休、牛蒡子、白茅根等配伍，可提高清泄热毒、利咽润肺作用。如小儿惊风，高热抽搐，则与穿心莲、野菊花、僵蚕、栀子、蝉蜕等同用，能增强解毒止痉功用。其用量不得少于10g，小儿酌减。

（2）渗湿拔毒：适用于湿火化毒，热淋血淋，尿频，尿急，尿痛，或尿血，舌红苔黄，脉多数；常与土茯苓、萹蓄、海金沙、急性子、小蓟、大黄等配合，能增强渗湿清热、拔毒通淋作用。如妇人赤白带下或阴痒者，则与椿根皮、土茯苓、黄柏、苦参等同用，可提高拔毒止带功用；阴痒甚者，以本品配合苦参、蛇床子煎汤坐浴，其效更佳。

（3）消肿解毒：适用于痈疽肿毒，局部红肿，灼热疼痛；常与蒲公英、紫花地丁、蚤休、赤芍等同用，能增强消肿解毒、散结止痛作用。若皮肤热痱或癣疮，则与黄连、白鲜皮、地肤子、黄连、穿心莲等配合，可提高疗毒除痱去癣功用。此外，可用本品研粉外敷，内外兼治，其效更速。

半枝莲（败毒要药，散瘀利尿兼疗癌）

【概说】

本品为唇形科半枝莲的全草。味辛微苦，性寒；归肺、胃、肝经；有显著的解毒、清热、散瘀、利尿作用。《本草纲目拾遗》说："治诸毒及烫烙伤、疔痈等症，虫蛇螫伤。"《泉州本草》又说："清热，解毒，祛风，散血，行气，利水，通络，破瘀，止痛。内服主血淋、吐血、衄血；外用治蛇咬伤，痈疽疔疮，无名肿毒。"现代研究：半枝莲含生物碱、黄酮苷、酚类、甾体、鞣质等成分。有利尿作用，对金黄色葡萄球菌、福氏痢疾杆菌、伤寒杆菌、绿脓杆菌、大肠杆菌均有抑制作用。对急性粒细胞型白血病血细胞有很轻度的抑制作用。

【临床应用】

（1）败毒清肺：适用于内有伏热，复又外感温毒，内外合邪，热毒壅阻于肺，咳嗽气促，痰黄夹血，或脓痰腥臭，舌质红，苔黄糙，脉象滑数；常与蚤休、鱼腥草、蒲公英、金荞麦、桃仁等配伍，能提高败毒清肺、凉血活血作用。如咽喉红肿疼痛，咳嗽声嘶，则与一枝黄花、大青叶、僵蚕、牛蒡子、生甘草等同用，具有解毒清咽功用。其用量不得少于30g，鲜品加倍。

（2）排毒利湿：适用于湿热化毒，壅阻肝胆，两目黄染，身黄如橘子色，溲黄如浓茶，或发热，脘腹痞满，舌苔黄腻，脉弦数；常与白花蛇舌草、凤尾草、茵陈、贯众等配合，可增强排毒清肝、利湿退黄作用。如鼓胀腹水，小便不利，腹筋暴露，则与半边莲、丹参、三棱、莪术、白花蛇舌草等同用，具有利水排毒、软坚化癥功用。其用量宜在45g以上，疗效尚好。

（3）解毒消疡：适用于痈疽疔毒，热势尚盛，红肿疼痛，舌苔黄，脉滑数；常与蒲公英、紫花地丁、蚤休、赤芍、白蔹等配伍，可增强解毒清热、活血消疡作用。如蛇虫咬伤，则与蚤休、蛇莓等同用，既可内服，又可外敷，多药联用，内外并治，能提高败毒作用。其用量宜在60g以上，外用适量。

（4）攻毒抗癌：适用于癌毒犯脏侵腑，气毒、瘀毒、热毒、痰毒，相互交并。如肺癌者，常与白英、白花蛇舌草、蛇莓、蚤休等同用，可加强攻毒清肺消癌作用；肝癌者，则与半边莲、莪术、三棱、石见穿、马鞭草等同用，具有攻毒疏肝作用；胃癌者，则与山慈菇、干蟾皮、代赭石、徐长卿等同用，可提高攻毒抗癌、和胃止痛功用。其用量宜在50g以上，甚至可用至100～150g。

半边莲（善于解毒，专疗水积及癌肿）

【概说】

本品为桔梗科植物半边莲的带根全草。味甘淡，性微寒；归肺、心、肝、肾、小肠经；有良好的解毒利水作用。故《陆川本草》说："解毒消炎，利尿，止血生肌。治腹水，小儿惊风，双单乳蛾，漆疮，外伤出血，皮肤疥癣，蛇蜂蝎伤。"《中国药物志》又说："治血吸虫病腹水。"现代研究：本品全草含多种生物碱、黄酮苷、皂苷、氨基酸。根茎含半边莲果聚糖等成分，有利尿及止血作用。体外试验对金黄色葡萄球菌、伤寒杆菌、副伤寒杆菌、福氏痢疾杆菌、大肠杆菌、绿脓杆菌均有抑制作用。

【临床应用】

（1）排毒利水：适用于鼓胀腹水，面浮跗肿，小便不利，舌微紫，苔腻，脉弦滑；常与马鞭草、半枝莲、葫芦瓢、蝼蛄、大腹皮等配伍，能增强排毒利水，消鼓退水作用。如兼黄疸者，则与茵陈、垂盆草、大黄、半枝莲、土茯苓等同用，具有解毒、利水、退黄功用。其用量均以30g为宜，不可久服，水消黄退，即当停药。

（2）解毒清咽：适用于咽喉红肿疼痛，或喉蛾肿大，发热，舌尖红，苔黄，脉浮数；常与板蓝根、玄参、牛蒡子、桔梗、生甘草等配合，能增强解毒清热、利咽润喉作用。其用量一般以20g为宜，不可久煎。

（3）败毒消疡：适用于痈疽疔毒，红肿疼痛，常与蒲公英、紫花地丁、金银花、赤芍等同用，能增强败毒消疡、活血退肿功用。如湿疹痒痛者，则与地肤子、白鲜皮、蛇蜕等配合，具有败毒利湿止痒功用；若蛇虫咬伤，则与半枝莲等配伍，有拔蛇毒和清热作用。以上诸病皆可以此药外用，或敷或搽，可提高疗效。其用量：蛇伤者不得少于100g，痈疽不得少于30g；湿疹以20g为宜。外用适量。

（4）攻毒抗癌：适用于多种癌症，如胃癌者，常与半枝莲、蟾皮、代赭石、半夏、八月札、皂荚等同用，具有攻毒抗癌、和胃调气作用；肝癌者，则与石见穿、半枝莲、白英、蚤休、白花蛇舌草等配合，具有攻毒清肝功用；若直肠癌者，常与白英、莪术、大黄、蛇莓、龙葵等同用，具有攻毒利肠作用。其用量均在30g以上，甚至可用至60g。

白花蛇舌草（败毒，且能止痛与镇静）

【概说】

本品为茜草科植物白花蛇舌草的带根全草。味苦甘，性寒；归心、肝、胃、大肠、小肠经；有显著的解毒清热作用。《广西中草药》："清热解毒，活血利尿。"《泉州本草》："治痈疽疮疡，瘰疬。又能清肺火，泻肺热，治肺热喘促，嗽逆胸闷。"现代研究：本品含三十一烷、豆甾醇、乌索酸、土当归酸、β-谷甾醇、D-葡萄糖苷及对香豆酸等成分。有抗肿瘤作用，在体外对急性淋巴细胞型、粒细胞型、单核细胞型，以及慢性粒细胞型的肿瘤细胞有较强抑制作用。能刺激网状内皮细胞增生，吞噬能力增强，促进抗体形成，从而达到抗菌消炎的目的。对中枢神经系统有镇痛、镇静、催眠等作用。

【临床应用】

（1）解毒清肺：适用于风热毒邪侵袭于肺，咳嗽气短，咽喉肿痛，发热口干，舌红苔黄，脉浮数或滑数，常与鱼腥草、金荞麦、蚤休、板蓝根等同用，可加强解毒清肺，止咳利咽作用。其用量一般为 30～40g。

（2）排毒利肝：适用于湿热毒邪蕴结肝胆，黄疸如橘子色，小便短赤，大便较结，右胁下不舒，或胀或痛，舌苔黄腻，脉弦带数；常与半枝莲、白英、茵陈、大黄、枳实等同用，能增强排毒利肝、清胆退黄作用。其用量大都在 40g 以上。

（3）拔毒通淋：适用于湿火毒邪入侵肾系，小便淋痛，或腰部酸痛，或小腹胀痛，舌红苔黄，脉小数；常与土茯苓、瞿麦、萹蓄、海金沙、黄柏等同用，可加强拔毒通淋功效。其用量以 30g 上下为宜。

（4）败毒消疡：适用于痈疽疮毒，红肿疼痛，或发热恶寒；常与蒲公英、金银花、连翘、赤芍、紫花地丁等配合，可增强败毒消疡、活血化瘀作用。如肠痈者，则与红藤、败酱草、牡丹皮、桃仁等配伍，可增强消内痈作用。其用量轻症可用 30g，重症则宜 50g 以上。

（5）攻毒抗癌：适用于多种癌证。如胃癌者，常与半枝莲、蟾皮、半夏、刀豆子、八月札等同用；肝癌者，则与半边莲、半枝莲、白英、石见穿等配伍，可提高攻毒抗癌，软坚消瘤作用。其用量均在 60g 以上。

山慈菇（专攻顽毒，善治疮疡及癌肿）

【概说】

本品为兰科植物杜鹃兰、独蒜兰的假球茎（均又称毛慈菇）；或百合科植物丽江山慈菇（又名草贝母）、老鸦瓣的鳞茎（又称光慈菇）。味甘微辛，性寒，有小毒；归肝、肺、胃、脾经；有良好的清热解毒，消肿散结，止咳镇痛作用。《本草求真》说："功专泻热消结解毒。故凡证患痈疽，无名疔肿，瘰疬恶疮，蛇虺啮伤，瘰疬结核等证。用此外敷固可解散，内服亦可调和，总为解毒散结。"《滇南本草》："消阴分之痰，止咳嗽，治喉痹，止咽喉痛。"现代研究：杜鹃兰根茎含黏液及菊配甘露聚糖。丽江山慈菇含秋水仙碱，异秋水仙碱，β-光秋水仙碱，角秋水仙碱等多种生物碱的成分。秋水仙碱及衍生物秋水仙酰胺等对多种动物移植性肿瘤均有抑制作用，秋水仙碱有增强和延长催眠作用，其有效剂量与中毒剂量比较接近。此外，本品尚有止咳、平喘及止痛作用。其用量一般每次 3～10g，其中丽江山慈菇每次 0.6～0.9g，多入丸散，较少入煎。外用适量，研粉醋调涂敷，或用醋磨汁外涂。

【临床应用】

（1）败毒疗癌：适用于乳腺癌，常与白花蛇舌草、青橘叶、急性子、夏枯草等同用，能增强解毒抗癌作用，对其他癌症也有疗效。肺癌则与鱼腥草、蚤休、石见穿、天花粉等配伍；鼻咽癌则与玄参、升麻、蜂房、皂角刺、半枝莲等同用；食管癌则与代赭石、青黛、半夏、守宫、夏枯草等配伍；胃癌则与白花蛇舌草、半枝莲、八月札、延胡索、青木香、红藤等配伍；肝癌则与石见穿、白花蛇舌草、漏芦、三棱、莪术等同用；膀胱癌则与土茯苓、白英、龙葵、猪苓、威灵仙等同用；甲状腺癌则与夏枯草、海藻、贝母、牡蛎等同用，均可提高疗效。光慈菇抗癌效优，毛慈菇稍逊。

（2）拔毒消疡：适用于痈疽肿毒，舌红苔黄，脉象弦数；常与蒲公英、紫花地丁、苍耳草等同用，可增强祛毒消肿作用。并以本品研粉醋调外涂，疗效更佳。

（3）解毒止痛：适用于热痹（痛风），红肿疼痛，舌红苔黄，脉弦数；（光慈菇）常与半枝莲、皂角刺、徐长卿、土茯苓、威灵仙等同用，可加强解毒止痛作用。

（4）疗毒清肺：适用于热毒阻肺，咳嗽气促，发热胸闷，舌红苔黄，脉象滑数；常与蚤休、鱼腥草、川贝母、僵蚕、蒲公英等配伍，能增强解毒清肺、止咳平喘作用。

（5）攻毒化癥：适用于鼓胀，癥积，胸腹膨胀，舌微紫，苔腻，脉弦；常与半枝莲、半边莲、葫芦瓢、马鞭草、生薏苡仁等同用，可加强攻毒消积、化瘀导水作用。

白英（专泻热毒，又善利湿退黄）

【概说】

本品又称白毛藤，为茄科植物白英的全草。味甘苦，微寒；归肝、胃经；有显著的清热解毒、利湿退黄作用。《本草拾遗》说："主烦热，风疹，丹毒，疟瘴寒热，小儿结热。"《药材学》又说："清热解毒，治恶疮、漆疮。"现代研究：本品含有多种生物碱。对金黄色葡萄球菌、痢疾杆菌均有抑制作用，并有抗癌作用。目前临床广泛用于毒证，如肝病之黄疸及各类癌证等均有一定疗效。

【临床应用】

（1）解毒清热：适用于咽喉肿痛，恶寒发热，舌尖红，苔薄黄，脉象浮数；常与板蓝根、薄荷、牛蒡子、僵蚕等配合，能增强解毒清热、利咽消肿作用。如小儿惊风，抽搐，高热者，则与金银花、蝉蜕、僵蚕、连翘、大青叶等同用，具有解毒、退热、止痉作用；若痈疽疮毒者，则与蒲公英、紫花地丁、蚤休、赤芍等同用，具有解毒疗疮作用。其用量均不得少于20g，证势重者可加倍应用，小儿酌减。

（2）拔毒退黄：适用于各类黄疸（阳黄），目黄、身黄、溲黄，常与白花蛇舌草、半枝莲、茵陈、大黄等同用。若黄疸而皮肤瘙痒者，则与金钱草、千里光、白鲜皮、凤尾草等配合，具有解毒、退黄、止痒功用。其用量均在 30～40g。

（3）败毒抗癌：适用于各种癌证。如肝癌者，常与半枝莲、半边莲、马鞭草、天葵子、白花蛇舌草等同用；肺癌者，则与蛇莓、龙葵、半枝莲、蚤休等配合；宫颈癌者，则与半枝莲、牛膝、蛇莓、土茯苓、龙葵等同用，可增强解毒抗癌作用。其用量不得少于30g。

筋骨草（清火毒，兼能化痰祛瘀）

【概说】

本品又称白毛夏枯草，为唇形科多年生草本植物筋骨草的全草。味苦性寒；归肺、肝经，有良好的解毒清热及祛痰、凉血、化瘀等作用。《本草纲目拾遗》说："性寒味苦，专清肝火。"《分类草药性》说："退火散血，消肿散毒。"现代研究：本品含黄酮苷、皂苷、氯化钾及生物碱、酚性物质、甾体化合物、有机酸等成分。动物实验有降压作用。本品提取物有不同程度的止咳、祛痰与平喘作用，其中以黄酮苷的作用较强。体外试验，其酸性酒精提取物对金黄色葡萄球菌、绿脓杆菌有较强的抑制作用，对大肠杆菌、卡他球菌、肺炎球菌、甲型链球菌，亦有一定的抑制作用。

【临床应用】

（1）清肺解毒：适用于肺经热毒，咳嗽气喘，发热口渴，舌苔黄，脉滑数，常与鱼腥草、蚤休、僵蚕、白头翁、水蛭等同用，能增强清解肺毒热邪作用。如热毒壅阻，损伤肺络，咯血、衄血者，则与水牛角、牡丹皮、侧柏叶、大黄等配合，具有泻肺毒、安肺络作用；若风热毒邪壅滞咽喉，红肿疼痛者，则与金果榄、板蓝根、僵蚕、蝉蜕等同用，具有清热解毒、利咽消肿作用。其用量以20g为宜，女性、儿童酌减。

（2）攻毒疗疮：适用于痈疽疮疡，红肿疼痛；常与蒲公英、紫花地丁、黄连、栀子、蚤休等配伍，能增强攻毒泻火作用。如肝痈者，则与柴胡、栀子、白英、石见穿、半枝莲、大黄等同用，具有清肝消痈功用；若肠痈者，则与蒲公英、红藤、赤芍、牡丹皮、大黄等同用，具有利肠消痈功用。其用量不得少于20g，毒邪甚者可用至30g。

（3）散瘀拔毒：适用于跌打损伤血肿、创伤出血及感染；常与赤芍、当归、红花等同用，能增强活血化瘀拔毒作用。外用以单味研粉外敷，可提高疗效。其用量内服者10～20g，外用适量。

（4）清肝火毒：适用于肝火夹毒上炎，面红目赤，头目眩晕，或头痛剧烈，烦躁不安，舌红脉弦；常与生代赭石、生牡蛎、赤芍、僵蚕、决明子、夏枯草等同用，可增强清泻肝火毒邪作用。其用量为15～20g，无肝火毒者勿用。

三叶青（清热解毒，祛风活血又止痛）

【概说】

本品又名金钱吊葫芦、丝线吊金钟、石猴子、石老鼠、土经丸等，为葡萄科崖爬藤属植物三叶青的块根或全草。味微苦辛，性凉；归肝、肺、肾经；有清热解毒，祛风化痰，活血止痛作用。《植物名实图考》说："治小儿腹痛，退热。""治跌打损伤，妇人经水不调，敷一切无名肿毒。"《广西本草选编》说："舒筋活络，消肿止痛。主治风湿关节痛，跌打瘀肿，疖肿，湿疹，急慢性结膜炎，流行性腮腺炎。"现代研究：本品有黄酮及黄酮苷、甾类化合物和氨基酸等成分。其药理有抗炎和镇痛作用，能明显降低毛细血管通透性，抑制急性炎症的渗出和水肿，抑制慢性肉芽肿增生的作用。体外试验表明，其对乙脑、流感等病毒有抑制作用。

【临床应用】

（1）清热解毒：适用于外感风毒袭肺，痰热壅阻，咳嗽痰黄，胸闷气促，身热口渴，心烦不安，舌红苔黄，脉滑数；常与川贝母、葶苈子、鱼腥草、生石膏等同用，可增强清热解毒、祛痰止咳作用。如咽喉肿痛者，则与玄参、牛蒡子、板蓝根、蝉蜕等配伍，具有清热散风、解毒利咽之功。其用量一般为 10 ~ 15g。

（2）活血祛瘀：适用于热邪内阻，血行不畅，久郁化毒，痈疽疮疡，目赤肿痛，或跌打瘀肿，常与赤芍、连翘、金银花、蒲公英等同用；能增强活血祛毒，清热消肿作用。如肝胆湿热，久而酿毒，肝血运行不畅，右胁下疼痛，小便色赤，则与赤芍、郁金、茵陈、茜草根等配伍，具有理肝活血、清热疗毒之功。其用量一般为 12 ~ 15g。

（3）败毒抗癌：适用于多种癌肿，尤对肝癌、肺癌和鼻咽癌等为常用；常与白花蛇舌草、半枝莲、龙葵、白英等同用，可提高败毒抗癌，清热消肿作用。其用量一般为 15 ~ 20g。

穿心莲（专攻热毒，善疗喘咳与痢疾）

【概说】

本品又称一见喜，为爵床科植物穿心莲的全草。味苦，性寒；归心、肺、胃、大肠、小肠经；有显著的清热解毒，凉血消肿作用。故《岭南采药录》说："能解蛇毒，又能理内伤咳嗽。"《泉州本草》亦说："清热解毒，消炎退肿。治咽喉炎症，痢疾，高热。"现代研究：本品叶含二萜内酯化合物，其中包括穿心莲甲素（去氧穿心莲内酯）、穿心莲乙素（穿心莲内酯）、穿心莲丙素（新穿心莲内酯）和高穿莲内酯、潘尼内酯，还含有穿心莲烷、穿心莲酮、穿心莲甾醇等。本品根除含穿心莲内酯外，还含 5- 羟基 -7，8，2′，3′ - 四甲氧基黄酮、5- 羟基 -7，8，2′ - 三氧基黄酮、5，2′ - 二羟基 -7，8- 二甲氧基黄酮、芹菜素 -7，4′ - 二甲醚等。对肺炎球菌、甲链球菌、卡他球菌、痢疾杆菌及钩端螺旋体有抑制和杀灭作用；对孤儿病毒 $ECHO_{11}$ 引起的人胚肾细胞的退变有延缓作用。

【临床应用】

（1）清肺疗毒：适用于热毒阻肺，咳嗽痰喘，咯痰黄稠，发热口渴，舌光红，苔薄黄，脉浮数或滑数；常与鱼腥草、蚤休、黄芩、僵蚕、川贝母等配合，可增强清热解毒、凉肺止咳作用。若仅咽喉红肿疼痛，发热头痛，则与板蓝根、牛蒡子、金果榄等同用，能提高清咽解毒作用；如肺痈胸痛，咳吐脓血者，则与鱼腥草、蒲公英、金银花、人工牛黄、冬瓜仁、僵蚕等配伍，可加强清热拔毒、凉血排脓功用。其用量均不得少于15g，甚至可用至30g。

（2）疗疡拔毒：适用于痈疽疔疮，红肿疼痛，舌质红，苔黄腻，脉浮数或弦数；常与赤芍、金银花、野菊花、紫花地丁、牡丹皮等同用，能增强解毒消疡、清热凉血作用。其用量以15g左右为宜。

（3）理肠解毒：适用于里急后重，赤白相兼，舌苔黄腻，脉滑带数；常与白头翁、黄芩、大黄、木香、槟榔等配合，可加强清泄大肠热毒功用；若小肠结热酿毒，小便淋痛者，则与瞿麦、萹蓄、车前子、海金沙等同用，能提高泻火通淋作用。其用量均以20g为宜，证轻者可用15g。

蛇莓（既攻肺毒，又疗黄疸痢疾）

【概说】

本品为蔷薇科植物蛇莓的全草。味甘苦，性寒，有毒；归肺、肝、大肠经；有良好的解毒、清热、利湿作用。《名医别录》说："主胸腹大热不止。"《四川中药志》又说："凉血，通经。治惊痫寒热，疗咽喉肿痛。"现代研究：本品种子含有亚油酸，非皂化物质有烃、醇和甾醇等成分。体外试验表明，本品对脑膜炎双球菌、金黄色葡萄球菌、白喉杆菌、痢疾杆菌等有抑制作用。

【临床应用】

（1）清肺解毒：适用于外感热毒犯肺，痰热壅阻，咳嗽气促，神烦不安，舌尖红，苔黄糙，脉滑数；常与鱼腥草、筋骨草、僵蚕、地龙等配伍，可增强清解肺毒、止咳平喘作用。如咽喉肿痛者，则与板蓝根、金果榄、蝉蜕、人工牛黄等配伍，具有败毒凉血、利咽消肿之功。其用量一般为15～20g。

（2）利肝败毒：适用于湿热毒邪内阻于肝，胆汁外溢肌肤，舌苔黄腻，脉象弦滑；常与茵陈、垂盆草、半枝莲、大黄等同用，能增强利肝排毒、清热渗湿作用。若身黄而肌肤发痒者，则与金钱草、白鲜皮、芒硝、地龙、生鸡内金等配伍，具有退黄拔毒、利胆化石之功用。

（3）清肠除毒：适用于湿热毒邪中阻，运化失常，传导失司，脐腹疼痛，大便泄泻，舌苔黄腻，脉象滑数；常与黄连、地锦草、黄芩、神曲等配合，能增强清肠除毒止泻作用。如赤白痢疾，里急后重者，则与大黄、枳实、白头翁、金银花、秦皮、黄连等同用，具有清热解毒、理肠止痢功用。

（4）攻毒抗癌：适用于多种癌肿，如胃癌、鼻咽癌、肺癌、子宫颈癌等；常与白花蛇舌草、半枝莲、龙葵、白英等同用，能增强攻毒抗癌作用。其用量均为 30g 以上，方有显效。

龙葵（败毒兼凉血，善治热毒且抗癌）

【概说】

本品为茄科植物龙葵的全草。味苦，性凉，有小毒；归肺、肾、胃经；有显著的清热败毒及祛痰、消肿作用。《药性本草》说："解劳少睡，去虚热肿。"《本草纲目》说："消热散血。"现代研究：本品含龙葵苷和龙葵碱、淀粉等成分。体外试验表明，本品对伤寒杆菌、金黄色葡萄球菌、绿脓杆菌、变形杆菌、痢疾杆菌、大肠杆菌等均有明显的抑制作用，并有祛痰、止咳和降压作用。

【临床应用】

（1）清肺败毒：适用于痰热壅肺，气机升降失常，咳嗽气急，胸膈痞闷，口干，舌苔黄，脉滑数；常与筋骨草、蚤休、僵蚕、海浮石等同用，能增强清肺败毒、祛痰平喘作用。如风毒犯肺，咽喉红肿疼痛，则与板蓝根、玄参、金果榄、赤芍、人工牛黄等配合，具有败毒清咽作用。其用量一般为 20～30g，儿童用量减半。

（2）拔毒消疡：适用于热毒内阻，发为痈疽疔疖，苔黄，脉数；常与蒲公英、紫花地丁、金银花、赤芍、黄连等配合，可增强拔毒除疡、活血消肿作用。还可用鲜药捣烂外敷。内服用量 15～30g，外用适量。

（3）利水化毒：适用于水湿久郁化毒，伤及肾系，面浮跗肿，小便短赤或涩痛不畅，心烦不安，大便微结，舌红苔黄，脉象弦数；常与商陆、猪苓、黄柏、大黄、土茯苓等同用，能提高排毒利水功用。其用量一般 15～20g 为宜。

（4）攻毒抗癌：适用于多种癌肿，尤对消化系统、泌尿系统肿瘤更为常用，常与半枝莲、白花蛇舌草、白英、蛇莓等同用，能提高攻毒抗癌作用。其用量以 30g 为宜，不可太大，以免中毒。

天荞麦（解毒称雄，活血之功亦良药）

【概说】

本品又称野荞麦、荞麦三七、金荞麦、开金锁，为蓼科植物天荞麦的根及根茎。味酸苦，性寒；归肺、肝、胃经；有显著的清热解毒，活血化瘀作用。《本草拾遗》说："主痈疽恶疮肿毒，赤白游疹。"《本草纲目拾遗》说："治喉闭、喉风、喉毒。"现代研究：本品含有香豆酸、阿魏酸和葡萄糖苷的赤地利苷等成分。其水剂对葡萄球菌、肺炎双球菌，均有较强的抑制作用；其酒剂对绿脓杆菌、伤寒杆菌、痢疾杆菌、大肠杆菌，亦有一定的抑制作用。

【临床应用】

（1）清肺疗毒：适用于热毒腐肺，咳唾脓血，身热胸痛，舌质红，苔黄腻，脉滑数；常与蚤休、人工牛黄、鱼腥草、蒲公英等同用，能增强清热败毒、理肺化脓作用。如肺风痰喘，热毒壅肺，咳嗽胸痛，高热口干，舌尖红，苔黄糙，脉滑数，则与僵蚕、黄芩、桃仁、鱼腥草、人工牛黄等配伍，具有祛风平喘、清肺败毒之功用；若热毒喉痹，咽喉红肿疼痛，或糜烂，则与牛蒡子、金果榄、六神丸（嚼化）、玄参、僵蚕等配合，具有攻毒清肺、利咽润喉作用。其用量不得少于30g，甚至可用40g以上。

（2）活血拔毒：适用于跌打损伤，瘀从毒化，肿胀疼痛，常与赤芍、红花、川牛膝、乳香等同用，能增强活血拔毒、止痛消肿作用。如妇女经闭，瘀血化毒，形体消瘦，时有低热，则与䗪虫、大黄、牛膝、天花粉等配合，具有解毒清热、化瘀通经功用。其用量一般为20～30g。

（3）祛风散毒：适用于风湿内阻，从热化毒，关节红肿疼痛，活动不利；常与桂枝、忍冬藤、连翘、石膏等同用，可增强祛风胜湿、清热解毒作用。其用量以30g为宜。

（4）消疳除毒：适用于小儿疳积化毒，形瘦如柴，时有发热，腹大如鼓；常与胡黄连、生白术、槟榔、苦楝皮等同用，可增强消疳解毒作用。其用量一般为15～20g。

千里光（独攻热毒，善治咳嗽及时疫）

【概说】

本品又称九里光、千里明，为菊科植物千里光的全草。味苦，性寒；归肝、肺、胃、大肠经；有较强的疏风解毒作用。《本草拾遗》说："主疫气结黄，疟瘴蛊毒。"《本草纲目拾遗》称"九里光为外科圣药"，又引《王安采药志》说："治时疫，赤鼻，聤耳，火眼，诸疮疖肿毒破烂及鹅掌风。"现代研究：千里光含有毛茛黄素、菊黄质、酚类、黄酮类、有机酸等成分。本品煎液及片剂口服吸收良好，且毒性低。对肝功能、白细胞及实质脏器无不良影响。体外试验表明，本品有广谱抗菌素作用，尤其对金黄色葡萄球菌、伤寒杆菌、痢疾杆菌等均有较强抗菌作用，对钩端螺旋体有一定抑制作用。

【临床应用】

（1）清肺拔毒：适用于风热毒邪侵犯肺系，咽喉肿痛，咳嗽痰黄，发热口渴，舌尖红，苔黄，脉浮数；常与牛蒡子、板蓝根、蚤休、僵蚕、玄参等同用，可增强泄热拔毒、清肺利咽作用。其用量以15～20g为宜。

（2）败毒祛疫：适用于时行感冒，头痛如裂，恶寒发热，骨节疼痛；常与贯众、一枝黄花、白芷、柴胡、羌活、僵蚕等同用，可增强败毒解表作用。如兼黄疸（钩端螺旋体病），则与茵陈、栀子、白鲜皮、连翘、人工牛黄等配合，具有败毒退黄功用。其用量以 20g 为宜，若见黄疸者可加至 30g。

（3）清目泻毒：适用于肝经热毒，目赤肿痛，舌尖边红，苔薄黄，脉弦；常与决明子、栀子、青葙子、夏枯草等配合，能增强清目泻毒作用。如眼生翳膜者，则与密蒙花、夜明砂、青葙子等同用，具有清肝毒、去翳膜功用。其用量 15～20g。

（4）理肠祛毒：适用于湿热毒邪，壅阻胃肠，赤白痢疾，腹痛，里急后重，舌苔黄腻，脉弦滑；常与黄连、黄芩、大黄、枳实等配合，能增强祛除肠中湿热毒邪作用。若肠痈疼痛者，则与红藤、蒲公英、败酱草、筋骨草等同用，具有消痈解毒作用。其用量不可太轻，以 20～30g 为宜。

（5）解毒疗疮：适用于热毒疮疖，红肿疼痛；常与蒲公英、紫花地丁、野菊花、赤芍等配伍，可增强拔毒消疡作用。如湿疹瘙痒者，则与地肤子、白鲜皮、蛇蜕、蜈蚣等同用，具有祛湿解毒作用。其用量以 15～25g 为宜。

白鲜皮（解毒，尤善退黄疸）

【概说】

本品为芸香科植物白鲜的根皮。味苦，性寒；归脾、胃、膀胱经；有显著的清热燥湿，解毒止痒，退黄除痹的作用。《药性本草》说："治一切热毒风，恶风，风疮疥癣赤烂。"《本草纲目》说："白鲜皮气寒善行，味苦性燥，是太阴阳明经去湿药也。"又说："为诸黄、风痹要药。"现代研究：本品含有白鲜碱、白鲜内脂、皂苷、挥发油、谷甾醇、黄柏酮酸等成分。有解热作用。水浸剂对多种致病真菌如堇色毛癣菌、同心性毛癣菌、许兰黄癣菌等均有不同程度的抑制作用。

【临床应用】

（1）拔毒退黄：适用于湿热毒邪内阻，目黄身黄，小便短赤，舌苔黄腻，脉象弦滑；常与苦参、茵陈、垂盆草等配合，能增强拔毒退黄作用。其用量 15～20g，生用。

（2）解毒疗疮：适用于湿热毒邪浸淫肌肤，遍身脓疱，黄水淋漓；常与赤芍、连翘、金银花、防风、黄连等同用，可加强解毒清热、燥湿凉血作用。如湿疹疥癣者，则与苦参、地肤子、蝉蜕等配伍，具有解毒清热、化湿止痒的功用。其用量 10～15g，生用。

（3）祛毒除痹：适用于风湿酿毒痹着关节筋脉，酸痛剧烈；常与苍术、羌活、独活、乌梢蛇、防风、当归等同用，可加强祛毒除痹作用。如热痹红肿疼痛者，则与苍术、黄柏、防己、生地黄、忍冬藤、连翘等配伍；具有败毒清热，除痹止痛功用。其用量以 20g 为宜，生用。

苦参（拔毒又宁心，善疗黄疸抗过敏）

【概说】

本品为豆科多年生落叶亚灌木植物苦参的根。味苦，性寒；归心、肝、脾、肾经；有显著的清热拔毒，燥湿祛风，杀虫止痒的作用。《本经》谓："主黄疸，溺有余沥，逐水，除痈肿。"《滇南本草》："凉血，解热毒。"《本草经百种录》："专治心经之火。"现代研究：本品含有多种生物碱，其中主要为d-苦参碱、d-氧化苦参碱、1-臭豆碱等；还有黄酮类。有利尿、降血压、抗肿瘤、抗过敏和苦味健胃作用。体外实验表明，本品对葡萄球菌、绿脓杆菌、痢疾杆菌、伤寒杆菌、副伤寒杆菌、大肠杆菌、变形杆菌及多种皮肤真菌、阴道滴虫、阿米巴原虫等均有抑制作用。

【临床应用】

（1）排毒退黄：适用于湿热毒邪淫肝袭胆，目黄、肤黄、溲黄，或发热口苦，苔黄腻，脉弦数；常与白鲜皮、大黄、茵陈、半枝莲、白花蛇舌草等同用，能提高排毒退黄、清热利湿作用。其用量15～20g。

（2）败毒清心：适用于风湿热毒侵犯心系，心悸，胸闷，气短，或颜面潮红，身热，或骨节肌肉酸痛，舌质紫红，苔黄，脉促；常与大青叶、生地黄、绞股蓝、生黄芪、羌活、僵蚕等同用，既能败毒清热，又能扶正宁心。其用量20～30g。

（3）祛毒理肠：适用于湿热毒邪壅阻胃肠，赤白痢疾，里急后重，苔黄腻，脉滑数，常与黄连、白头翁、地榆、赤芍等同用，能增强解毒清肠作用。其用量12～20g。

（4）拔毒疗疮：适用于风热湿毒浸淫肌肤，湿疹疥癣，瘙痒难忍，常与白鲜皮、地肤子、千里光等同用，可提高拔毒邪、去疮疡作用。其用量15～25g。也可与蛇床子、明矾适量煎汤外洗，提高疗效。

升麻（善拔百毒，透疹除疡良药）

【概说】

本品为毛茛科草本植物大三叶升麻、兴安升麻和升麻的根茎。味甘辛，性微寒；归脾、肺、胃、大肠经；有良好的解毒清热，透疹升阳作用。《本经》谓："解百毒，辟温疫瘴邪。"《本草纲目》："消斑疹，行瘀血。"现代研究：本品含有升麻碱、升麻苦味质、β-谷甾醇、水杨酸、鞣质、树脂等成分。体外试验表明，升麻对葡萄球菌、结核杆菌及皮肤真菌有抑制作用；其水提取液注射动物，有降压、镇静、抑制心肌、减慢心率等作用，并能抑制离体肠管和妊娠子宫，但对膀胱和未孕子宫则呈兴奋状态。

【临床应用】

（1）拔毒透疹消斑：适用于麻毒内伏，发为麻疹，欲透不畅；常与葛根、薄荷、牛蒡子、蝉蜕等同用，能增强拔毒透疹作用。如热病发斑者，则与玄参、赤芍、大青叶、水牛角、金银花等配合，具有败毒消斑功用。其用量8～20g，生用。

（2）解毒消疮：适用于多种热毒证。如胃火酿毒，齿龈腐烂，口舌生疮，常与黄连、石膏、人中白、生地黄等同用，具有清胃疗毒作用。若肺热火毒，咽喉肿痛，或糜烂，则与玄参、板蓝根、牛蒡子、蝉蜕、桔梗等配合，具有清肺败毒作用。其用量8～12g，生用。

（3）托毒升阳：适用于脾气不足，郁毒内伏，阳气下陷，脱肛不愈，阴挺不复，稠水绵下，常与黄芪、党参、柴胡、土黄芪、合欢皮、白芷等同用，能提高托毒于外，升陷于上作用。其用量8～15g，炒用，大便溏薄者宜用炭药。

紫草（败毒除斑疹，兼制阳强去相火）

【概说】

本品为紫草科多年生草本植物紫草和新疆紫草的根。味咸甘，性寒；归心、肝经；有显著的解毒透疹，凉血活血作用。《本经》谓："主心腹邪气、五疸……利九窍。"《本草纲目》说："其功长于凉血、活血，利大小肠，故痘疹欲出未出，血热毒盛，大便闭涩者宜用之；已出而紫黑，便闭者可用。若已出而红活及白陷，大便利者切宜忌之。"现代研究：本品含有乙酰紫草素和紫草红等成分。动物实验证实，煎剂对心脏有明显的兴奋作用，有明显的抗垂体促性腺激素及抗绒毛膜促性腺激素的作用。对金黄色葡萄球菌、绿脓杆菌及流感病毒、羊毛状小芽孢癣菌等有抑制作用。此外，对绒毛膜上皮癌及恶性葡萄胎有一定的治疗作用。

【临床应用】

（1）拔毒透疹：适用于血热毒盛，麻疹不透，或斑疹紫黑色不红活者，舌尖红，苔黄糙，脉浮数；常与大青叶、连翘、蝉蜕、赤芍同用，能增强拔毒透疹、凉血活血作用。如兼咽喉肿痛，则与牛蒡子、玄参等同用，能增强解毒利咽功用。其用量6～15g。

（2）败毒活血：适用于疮疖、湿疹、阴痒、水火烫伤、冻疮等症，常与赤芍、当归、千里光等同用，能增强败毒凉血、活血止痒作用。亦可单味研末用植物油（3：6）浸数天，滤取油液，涂敷患处。其用量5～10g，外用适量。

（3）攻毒抗癌：适用于子宫绒毛膜上皮癌，单味用，或与墓头回、白花蛇舌草、半枝莲等同用。其用量20～30g。

此外，可用于相火热毒，阳强阴茎易举者，常与黄柏、知母、生地黄、牡蛎等同用。其用量8～12g。

赤芍（解毒活血，亦能止痛镇静）

【概说】

本品为毛茛科草本植物川芍药或草芍药等的根。味苦，性寒；归心、肝、脾经；有良好的凉血解毒，行血止痛作用。《本草品汇精要》谓："散恶血，消痈肿。"《本草求真》说："赤芍与白芍主治略同，但白则有敛阴益营之力，赤则止有散邪行血之意。"现代研究：赤芍含有芍药苷、挥发油、苯甲酸等成分，具有较好的解痉作用，对豚鼠、大鼠的胃、肠、子宫平滑肌等均表现抑制，并能拮抗催产素引起的收缩；并有降血压、增加冠状动脉血流量，以及镇痛、镇静、抗惊厥、抗炎、抗溃疡等作用；其抗菌谱与牡丹皮类似，体外试验对痢疾杆菌、伤寒杆菌、金黄色葡萄球菌、溶血性链球菌等有较强的抑制作用；对流感病毒也有一定的抑制作用。

【临床应用】

（1）败毒凉血：适用于温毒斑疹，吐血、衄血、便血、神昏谵语，舌绛红，脉弦数；常与牡丹皮、水牛角、人中黄、大青叶等同用，能增强解毒凉血、清热止血作用。如温毒袭肝，遍身深黄，烦躁不安，舌质红，苔黄燥，脉弦数；则与茵陈、半枝莲、牛黄、水牛角、白花蛇舌草等同用，具有败毒退黄、清肝凉血功用。其用量15～20g，生用。

（2）解毒行血：适用于痈疽肿毒，红肿疼痛；常与牡丹皮、蒲公英、金银花、紫花地丁、当归尾等配伍，可增强败毒行血、消痈退肿作用。其用量12～15g，常用炒药。

（3）拔毒泻火：适用于火毒淫肝，目赤肿痛，常与野菊花、决明子、龙胆草、栀子、芦荟等同用，可提高拔毒泻火、清肝明目作用。其用量10～15g，常用生药。

牡丹皮（败毒凉血，又善发汗退蒸）

【概说】

本品为毛茛科小灌木植物牡丹的根皮。味苦辛，性微寒；归心、肝、肾经；有显著的解毒凉血、活血化瘀作用。《本经》说："主寒热，中风瘛疭，惊痫邪气，除癥坚瘀血留舍肠胃，安五脏，疗痈疮。"《珍珠囊》说："治无汗之骨蒸，衄血吐血。"《本草纲目》又说："治血中伏火，除烦热。"现代研究：本品含有牡丹酚、牡丹酚苷、挥发油及植物甾醇等成分。动物实验证实，牡丹酚具有镇静、催眠、镇痛、退热、降低血管通透性、消除足跖浮肿的作用，并有抗电休克和药物引起惊厥的作用；对伤寒杆菌、副伤寒杆菌、痢疾杆菌、大肠杆菌、霍乱弧菌等多种细菌都有不同程度抑制作用；对铁锈色小芽孢菌等10种皮肤真菌也有一定抑制作用。

【临床应用】

（1）败毒凉血：适用于温毒斑疹，吐血衄血，发热烦躁，谵语神昏，舌绛脉数；常与水牛角、赤芍、大青叶、紫草、生地黄等同用，可增强败毒凉血、泄热宁心作用。其用量10～15g，用生药；吐血衄血者，宜用炭药。

（2）解毒清热：适用于阴虚火毒，日晡潮热，无汗骨蒸，颧红心烦，形体消瘦，舌光红，脉小数；常与胡黄连、知母、青蒿、鳖甲、银柴胡等同用，能提高解毒祛邪、清热退蒸作用。其用量8～12g，宜用生药。

（3）拔毒化瘀：适用于肠痈瘀毒，常与大黄、蒲公英、红藤、败酱草、桃仁等配伍，能增强拔毒消痈作用。如瘀阻化毒，经闭癥瘕，形瘦低热，则与䗪虫、赤芍、大黄、归尾、川牛膝等同用，具有拔毒逐瘀通经作用。其用量10～15g，宜酒炒用。

毛冬青（解毒良药，活血化瘀兼止咳）

【概说】

本品又称六月霜，为冬青科毛冬青的根。味辛苦，性寒；归心、肺、肝经；有显著的活血解毒作用。《广西中草药》说："清热解毒，消肿止痛。"现代研究：本品含多种黄酮类、糖类、甾醇、氨基酸、鞣质、三萜等成分。其所含黄酮苷对冠状动脉有强而持久的扩张作用，能增加冠状动脉血流量，并能降低心肌的耗氧量，具有降低血压和降低胆固醇的作用；并能镇咳、祛痰。其抑菌作用，以金黄色葡萄球菌最敏感，变形、痢疾（弗氏）、绿脓等杆菌亦属敏感。

【临床应用】

（1）化瘀拔毒：适用于脱疽，皮肤异常，或白或紫黑，痛如火烧；常与金银花、当归、玄参、甘草、牛膝等同用，能提高化瘀拔毒、清热凉血作用，并可配合外用，煎汤熏洗。若胸痹疼痛（心绞痛）者，则与丹参、川芎、乳香、延胡索等配合，具有化瘀解毒、通络止痛作用；如中风偏瘫者，则与川芎、僵蚕、地龙、葛根、丹参等同用，具有活血解毒，舒筋通络作用。其用量，证势重者可用60～100g，轻者30～50g，外用适量。

（2）清热解毒：适用于痈疽疮毒，或红肿疼痛，或破溃；常与蒲公英、蚤休等同用，可增强清热解毒、消肿散结作用，并可配合外用煎汤洗或研末搽敷。若水火烫伤者，则单味研末油调外涂，或配合内服，疗效更为显著。其用量30～40g，外用适量。

（3）凉肺祛毒：适用于肺热郁毒，咳嗽气促，胸胁引痛；常与蚤休、鱼腥草、瓜蒌、僵蚕等同用，能增强清肺解毒、化痰止咳作用。其用量以30g为宜，证势重者可用至40g。

玄参（清毒不分虚实，善治温毒又疗虚火）

【概说】

本品为玄参科草本植物玄参的根。味甘苦咸，性寒；归肺、胃、肾经；具有良好的解毒凉血、滋阴降火、软坚散结作用。《名医别录》谓："止烦渴，散颈下核，痈肿。"《本草纲目》称："滋阴降火，解斑毒，利咽喉。"现代研究：本品含有玄参素、植物甾醇、生物碱、脂肪酸、微量挥发油及维生素 A 类物质等成分。动物实验，小剂量有强心作用，大剂量使心脏呈中毒现象。能扩张血管，促进局部血循环而消除炎症，故可用于血栓闭塞性脉管炎。水浸液流浸膏有降低血压和降低血糖的作用。体外试验表明，本品对绿脓杆菌有较强的抑制作用。

【临床应用】

（1）解毒清热：适用于温毒热病，身热不退，神昏谵语，斑疹透露，衄血吐血，舌绛脉数；常与水牛角、石膏、金银花、大青叶、生地黄等同用，能增强解毒清热、凉血止血作用。其用量 20～30g，生用。

（2）拔毒泻火：适用于火毒侵犯肺胃，咽喉红肿疼痛，舌红苔黄，脉浮数；常与板蓝根、金果榄、甘草、桔梗、牛蒡子等同用，能提高拔毒泻火、消肿利咽作用。如阴虚火毒咽喉红痛者，则与麦冬、北沙参、生地黄、西青果、黄柏、知母等配合，具有拔毒降火、滋阴生津功用。其用量 10～20g，实火毒宜生用，虚火毒则宜蒸熟用。

（3）排毒疗疡：适用于瘰疬、脱疽。如瘰疬者，常与牡蛎、贝母、瓜蒌、石见穿等同用，可增强排毒消瘰作用。脱疽（血栓闭塞性脉管炎）者，则与金银花、当归、甘草、毛冬青等配合，具有排毒消疡、活血通脉功用。其用量 20～30g，生用。

黄连（解毒千古明，化瘀通络见新效）

【概说】

本品为毛茛科植物黄连、三角叶黄连、峨嵋野连、云南黄连的根茎。味苦，性寒；归心、脾、胃、肝、胆、大肠经；有显著的泻火解毒作用。《本经》谓："主热气目痛，眦伤泪出，明目，肠澼腹痛下痢，妇人阴中肿痛。"《名医别录》说："止消渴……调胃厚肠，益胆，疗口疮。"《珍珠囊》说："其用有六：泻心脏火，一也；去中焦湿热，二也；诸疮必用，三也；去风温，四也；治赤眼暴发，五也；止中部见血，六也。"《本草备要》说："治痈疽疮疥，酒毒，胎毒。"现代研究：黄连含有小檗碱（黄连素）、黄连碱、甲基黄连碱、棕榈碱（巴马汀）等成分。本品所含小檗碱在体内外均能加强白细胞吞噬金黄色葡萄球菌的作用，对此引起的败血症有良好疗效。小檗碱能促进胆汁的分泌，而有利胆作用。能扩张末梢血管而有降压作用，并有缓和的解热作用和苦味健胃作用。体外试验表明，本品对痢疾杆菌、伤寒杆菌、大肠杆菌、绿脓杆菌、葡萄球菌、溶血性链球菌、肺炎双球菌、结核杆菌、百日咳杆菌等均有较强的抗菌作用，尤对痢疾杆菌作用最强。另外，对多种皮肤真菌及多种流感病毒、钩端螺旋体、阿米巴原虫等均有抑制作用。

【临床应用】

（1）攻毒泻火：适用于火毒内壅，壮热躁狂，神昏谵语，或斑疹透露，或吐衄便血，舌质红，苔黄燥，脉洪数；常与黄芩、栀子、水牛角、玄参、赤芍等配伍，可增强攻毒泻火作用。其用量6～10g，生用。

（2）祛毒理肠：适用于湿热毒邪侵袭肠胃，赤白痢疾，腹痛，里急后重，舌苔黄腻，脉象濡数；常与黄芩、葛根、地锦草等同用，能增强祛毒理肠作用。如赤痢无白者，则与黄柏、黄芩、赤芍、银花炭、白头翁等配伍，具有解毒清肠，凉血止痢功用。其用量8～12g，姜炒用。

（3）拔毒疗疮：适用于痈疽疮疡，红肿疼痛；常与黄芩、金银花、连翘、黄柏等配伍，能提高拔毒消疮作用。毒邪甚者，宜加配水牛角、赤芍，更增强拔毒功用。其用量6～10g，生用。

（4）败毒化瘀：适用于瘀血内阻酿毒，瘀毒阻于脑络，中风口歪，头面发麻，语言不利，或痴呆，舌质紫，脉涩或弦劲；常与水蛭、川芎、黄芩、黄柏、蟅虫等配伍，能增强拔毒化瘀，通络醒脑作用。其用量4～8g，酒炒用。

大黄（攻毒力专，善导诸积下行）

【概说】

本品为蓼科草本植物掌叶大黄、唐古特大黄或药用大黄的根茎。味苦、性寒；归脾、胃、大肠、肝、胆、心包经；有显著的攻毒泻下作用。《本经》谓："下瘀血，血闭寒热，破癥积聚，荡涤肠胃，推陈致新，通利水谷，调中化食，安和五脏。"《药性本草》说："通女子经候，利水肿，利大小肠，贴热肿毒，小儿寒热，时疾烦热，蚀脓。"《本草纲目》说："主下痢赤白，里急腹痛，小便淋沥，实热燥结，潮热谵语，黄疸，诸火疮。"现代研究：大黄含有多种蒽醌衍生物，如大黄酸、大黄酚、大黄素、大黄素甲醚、芦荟大黄素、番泻苷A等。此外，尚有鞣质、树脂、黏液质、糖类等成分。本品能刺激大肠壁，引起分泌增多，增强大肠张力，促进蠕动，而有泻下作用；能松弛奥迪括约肌，加强胆囊收缩，促进胆汁分泌，并使胆红素和胆汁酸含量增加，而有利胆作用；能降低血压和血中胆固醇含量；能使血凝时间缩短，促进骨髓制造血小板，并使毛细血管致密，改善脆性，有促进凝血作用。对多数革兰阳性细菌和某些阴性细菌均有抑制作用，其中最敏感的为葡萄球菌和链球菌，其次为白喉杆菌、伤寒和副伤寒杆菌、肺炎双球菌、痢疾杆菌等，其原理是抑制细胞的核酸和蛋白质合成。大黄酸、大黄素对小鼠黑色素瘤、小鼠乳腺癌、艾氏腹水癌有抑制作用。鸡胚试验表明，本品对流感病毒有较强的抑制作用。

【临床应用】

（1）攻毒泻下：适用于热毒积滞，大便秘结，壮热不退，神昏谵语，舌苔黄燥，脉象沉实；常与芒硝、枳实、厚朴等同用，能增强攻毒泻下作用。如热毒痢疾，腹痛，里急后重剧者；则与槟榔、芒硝、枳实、黄连等配伍，具有攻毒导滞作用。其用量，热毒积滞便秘者10～15g，宜生用，后下；热毒痢疾者10～12g，宜制用。

（2）败毒泻火：适用于火毒内炽，迫血妄行，舌质红，苔黄燥，脉弦数；常与黄连、黄芩、芦荟等同用，可提高败毒泻火、安络止血作用。如肠痈腹痛者，则与牡丹皮、桃仁、红藤等配伍，具有消毒清热、活血消痈作用；疮疡肿痛者，则与黄连、野菊花、赤芍、蒲公英等配合，具有解毒泻火、活血消肿功用。其用量8～15g，宜制用。

（3）拔毒消瘀：适用于瘀血化热酿毒，形体羸瘦，肌肤甲错，午后发热，女子经闭；常与桃仁、蟅虫、当归、红花等同用，能增强拔毒化瘀作用。如外伤血化毒而肿痛者，则与当归、红花、穿山甲等同用，具有败毒消肿功用。其用量8～12g，宜酒洗用。

（4）解毒退黄：适用于湿热毒邪，浸淫肝胆，目黄身黄，舌苔黄腻，脉象弦数；常与茵陈、栀子、白鲜皮、垂盆草等同用，可提高解毒退黄，清热利湿作用。其用量10～20g，大便秘结者宜用生药，大便不实者则用制药。

天南星（败毒定惊，善祛痰活血止痛）

【概说】

本品为天南星草本植物天南星，或东北天南星，或异叶天南星的块茎。味苦辛，性温，有毒；归肺、肝、脾经；有良好的解毒消肿，祛风化痰作用。《开宝本草》谓："主中风，除痰，麻痹，下气，破坚积，消痈肿，利胸膈，散血堕胎。"《本草纲目》说："治惊痫，口眼㖞，喉痹，口舌疮糜，结核，解颅。"现代研究：本品主要含有皂苷、安息香酸、氨基酸和生物碱（有毒成分）、淀粉等成分。有抗惊厥、镇静、止痛及祛痰作用。此外，还有抗肿瘤作用。

【临床应用】

（1）解毒化痰：适用于痰浊久阻，酿成痰毒，上迫心肺，顽咳不已，胸闷神烦，舌苔白腻，脉象弦滑；常与半夏、陈皮、石菖蒲、厚朴、杏仁等同用，能增强解毒化痰、宽胸调气作用。如痰毒化热者，宜用胆南星（经胆汁浸制而成）与黄芩、瓜蒌、黄连、蚤休等配合，具有解毒祛痰、清肺畅膈功用。其用量8～15g，宜用制药，水煎服（不宜散剂吞服，以防中毒）。

（2）拔毒祛风：适用于瘀痰互结酿毒，壅阻络脉，口眼㖞斜，麻木不仁；常与水蛭、川芎、全蝎、僵蚕、赤芍等同用，能提高拔毒祛风、化瘀通络作用。如风痰酿毒，眩晕甚剧，则与泽泻、天麻、僵蚕等配伍，具有解毒祛风、止眩定动作用；若风毒入侵，破伤风，口噤强直，可与防风、白附子等配伍，具有解风毒、止痉动功用；如癫痫、癫狂者，则与石菖蒲、生铁落、生代赭石、全蝎、蜈蚣等配合，具有拔毒祛风、开窍宁心作用。其用量10~20g，用制药（无热者用制南星，有热者用胆南星），宜水煎服。

（3）败毒消肿：适用于疮疖痈肿，瘰疬结核，以生南星醋研浓汁或捣烂，涂敷患处；毒蛇咬伤，则用鲜南星捣烂敷患处，或生干南星与雄黄研末，白酒调敷患处。

（4）攻毒抗癌：适用于子宫颈癌，将生南星制成栓剂，塞入阴道内或宫颈管，并结合水煎内服。如肝癌者，常与石见穿、半枝莲、白花蛇舌草、白英等同用，可增强攻毒抗癌作用。其用量15~30g，用生药，宜水煎服，绝不能散剂吞服，以免发生中毒。外用适量。

商陆（以毒祛毒，善消肿止咳嗽）

【概说】

本品为商陆科植物商陆或垂序商陆的根。味苦，性寒，有毒；归肺、脾、肾、大肠经；有显著解毒泻水，祛痰止咳作用。《本经》谓："主水肿、疝瘕、痹，熨除痈肿。"《日华子本草》："通大小肠，泻蛊毒，堕胎，熁肿毒，敷恶疮。"现代研究：商陆含商陆碱、三萜皂苷、加利果酸及多量硝酸钾等成分。有显著的祛痰和止咳作用，但平喘不明显；能刺激血管运动中枢，使肾区血流量增加而利尿，所含钾盐与利尿亦有关；但大剂量反使尿量减少；有泻下作用，内服后刺激肠黏膜，引起水泻。此外，对流感杆菌、肺炎双球菌有抑制作用；对福氏与宋氏痢疾杆菌的抗菌作用较强，商陆煎剂对志贺痢疾杆菌作用中度敏感。

【临床应用】

（1）解毒祛痰：适用于痰饮酿毒，咳嗽上气，反复不愈，舌苔白腻，脉弦滑；常与白芥子、苏子、地龙、紫菀等同用，能提高解毒通络、祛痰止咳作用。本品用量5~8g，醋炙用。

（2）败毒利水：适用于风毒与水湿搏结，遍体水肿，二便不利，舌苔薄黄，脉浮数；常与麻黄、连翘、紫背浮萍、土茯苓、蝉蜕等同用，能增强败毒清热、利水消肿作用。若水湿毒久蕴，水肿经久不退者，则与生黄芪、茯苓皮、益母草等配伍，具有败毒利水、益气和血作用。其用量5~10g，醋炙用。

（3）疗毒和血：适用于瘀热化毒，损伤脉络，紫斑显露，鼻衄牙衄；常与紫珠草、绞股蓝、赤小豆等同用，能增强解毒和血，激发生血作用。其用量4~6g，醋炙用。

（4）攻毒散结：适用于痰毒气结，乳癖肿块；常与橘核、橘叶、鹿角、马鞭草等同用，能增强攻毒破滞、散结消肿作用。此外，本品可用于癌肿，也有一定疗效。其用量5～10g，醋炙用。

（5）拔毒疗疮：适用于痈肿疮毒，常用生商陆根和盐少许捣烂外敷，或与蒲公英水煎洗患处，均有疗效。

牵牛子（去积毒，利二便好杀虫）

【概说】

本品又称黑丑或白丑，为旋花科草质藤本植物裂叶牵牛或圆叶牵牛的成熟种子。味苦，性寒，有毒；归肺、肾、大肠经；有良好的解毒泻下、行水消肿、杀虫攻积作用。《名医别录》谓："立下气，疗脚满水肿，除风毒，利小便。"《本草纲目》说："逐痰消饮，通大肠气秘、风秘，杀虫。"现代研究：牵牛子含牵牛子苷、牵牛子酸钾、没食子酸及生物碱麦角醇、裸麦角碱等成分。牵牛子苷在肠内遇胆汁及肠液，分解出牵牛子素，刺激肠道，增进蠕动，导致强烈的泻下；其黑丑与白丑的泻下作用无区别，并可能有利尿作用。对豚鼠离体子宫有强大直接兴奋作用。体外对蛔虫、蛲虫、蚂蟥有一定毒杀作用。

【临床应用】

（1）解毒化滞：适用于胃肠积滞，大便秘结，胸腹胀满，舌苔厚黄，脉沉弦；常与厚朴、地骷髅、青皮、槟榔等同用，能提高解毒破滞作用。其用量6～10g，生用或炒用（气滞甚者用炒药，积坚者用生药）。

（2）拔毒利水：适用于鼓胀（肝硬化腹水）水势甚者，常与大黄、玄明粉、红枣等同用，可提高拔毒逐水作用。若水肿（慢性肾炎）反复不消者，常与茯苓皮、官桂、益母草、红枣、红糖等同用，具有拔毒和血，行水消肿作用。其用量5～8g，鼓胀宜用生药，水肿宜用炒药。本品不可久服，水势消退即停服，改用扶正解毒方药以培本。

（3）攻毒消痰：适用于痰浊酿毒，胸满咳喘；常与葶苈子、苏子、莱菔子等同用，能增强解毒祛痰、止咳平喘作用。若瘰疬者，则与僵蚕、牡蛎、全蝎等配合，具有攻毒化痰、散结消肿作用；如癫痫或癫狂者，则常与远志、石菖蒲、僵蚕、全蝎、青礞石等配伍，具有攻毒化痰、宁心开窍作用。其用量4～8g，宜用炒药。

（4）疗毒杀虫：适用于蛔虫、蛲虫、绦虫等多种肠道寄生虫病，腹部疼痛；常与槟榔、雷丸等同用，可提高疗毒杀虫、利肠通便作用。其用量5～10g，小儿酌减，宜用生药。

附子（专攻寒毒，强心镇痛良药）

【概说】

本品为草本植物乌头（栽培品）的旁生块根（子根）。味辛甘，性大热，有毒；归心、脾、肾经，有云"行十二经"；有显著的散寒解毒及温阳益火作用。《本经》谓："主风寒咳逆邪气，温中，金疮，破癥坚积聚，血瘕，寒湿踒躄，拘急膝痛，不能步行。"《本草正义》说："附子，本是辛温大热，其性善走，故为通行十二经纯阳之要药，外则达皮毛而除表寒，里则达下元而温痼冷，彻内彻外，凡三焦经络，诸脏诸腑，果有真寒，无不可治。"现代研究：生附子含多种生物碱，主要为乌头碱、次乌头碱、中乌头碱等；炮附子生物碱含量较低。乌头碱水解可生成毒性小的单酯类碱，如继续水解，则变为毒性更小的胺醇类碱。具有强心、镇痛作用；对动物甲醛性和蛋清性关节炎有明显消炎作用；对垂体－肾上腺皮质系统有兴奋作用，故对某些肾上腺皮质功能不全的患者，具有肾上腺皮质激素样作用。

【临床应用】

（1）拔毒治痹：适用于寒湿内阻酿毒，寒毒所胜，发为痛痹；常与桂枝、苍术、蜈蚣、全蝎、甘草等同用，能增加拔毒散寒、燥湿搜风作用。若喉痹咽痛，寒毒下伏，虚火浮越；则与肉桂、知母、黄柏、玄参等配伍，具有拔毒利咽、祛寒温阳、引火归原作用。其用量因病而异，如寒湿痛痹者 10～20g，喉痹者 5～8g，均用制药，清水九份，蜂蜜一份，久煎服。

（2）排毒补心：适用于寒毒凌心，心阳受伤，心悸，脉微；常与人参、黄芪、冬虫夏草、丹参、炙甘草等同用，可提高排毒补心作用。其用量 8～15g，用制药，清水（加蜂蜜适量）久煎服。

（3）解毒暖脾：适用于寒毒伤脾，脘腹反复疼痛，大便溏薄，舌质淡，苔白腻；常与干姜、黄连、艾叶、川椒、白术等同用，能增强解毒温脾、定痛止泻作用。其用量 8～18g，用制药。

（4）疗毒温肾：适用于寒毒伤肾，遍体浮肿，小便不利，胸满气喘；常与白术、茯苓、猪苓、大黄等同用，可增强排毒利水，温肾振阳作用。其用量 10～20g，用制药。

芫花（以毒攻毒，涤痰逐水要药）

【概说】

本品为瑞香科植物芫花的花蕾。味辛苦，性微温，有毒；归肺、脾、肾经；有显著的解毒涤痰，逐水除湿作用。《本经》谓："主咳逆上气。"《药性论》说："治心腹胀满，去水气，利五脏寒痰，涕唾如胶者。主通利血脉，治恶疮、风痹湿，一切毒风，四肢挛急，不能行步，能泻水肿胀满。"现代研究：芫花含有芫花素、羟基芫花素、芹菜素及谷甾醇等成分。其药理作用能刺激肠黏膜而引起腹泻；少量煎液能利尿，大剂量反而抑制泌尿；能扩张冠状动脉及毛细血管，促进血液循环旺盛。有镇痛、镇静、抗惊厥及祛痰、止咳作用，并有一定的消炎、平喘作用。

【临床应用】

（1）排毒泻水：适用于水湿邪毒蓄积，水肿胀满，二便不通；常与牵牛子、商陆、茯苓皮、猪苓、马鞭草、红花等同用，能提高排毒逐水作用。在使用中，适当配用红枣、粳米，可减低芫花毒性。其用量2～4g，醋炒用。只宜暂用，不能久服。

（2）拔毒涤痰：适用于痰饮内伏，酿成浊毒，咳喘满闷，胸腹作胀，或咳引胁痛；常与白芥子、胆南星、苏子、莱菔子、葶苈子、丹参等配伍，能增强拔毒祛痰，理肺止咳作用。如癫狂者，则与青礞石、磁石、灯心草、苏木等同用，具有化痰毒、开心窍功用；如癫痫者，则与郁金、蚤休等同用，具有排痰毒、止癫痫作用；痰核肿块者，则与白芥子、皂角刺、夏枯草等同用，具有除痰毒、消肿块功用。其用量2～5g，醋炒用。

（3）攻毒抗癌：适用于痰瘀互结，久而化毒，发为胃癌、肠癌，常与青黛、半枝莲、白花蛇舌草、白英、石见穿等同用，能增强攻毒抗癌作用。其用量3～6g，醋炒用。

黄芪（益气拔毒，尤善扶正祛邪）

【概说】

本品为豆科多年生草本植物黄芪和蒙古黄芪的根。味甘，性温；归脾、肺经；有显著的拔毒益气作用。《本经》谓："主痈疽久败疮，排脓止痛。大风癞疾，五痔鼠瘘，补虚，小儿百病。"《本草汇言》说："补肺健脾，实卫敛汗，驱风运毒之药也。"《本草备要》："生血生肌，排脓内托，疮痈圣药。"现代研究：黄芪含异黄酮糖类、黏液质、胆碱、甜菜碱、多种氨基酸、苦味素、叶酸等成分。对正常心脏有加强收缩作用，对因中毒或疲劳而陷于衰竭的心脏，其强心作用更为明显。有扩张血管作用，能改善皮肤血液循环及营养状况，并降低血压，其作用能对抗肾上腺素。口服或注射黄芪制剂均证明有利尿作用，且利尿作用持续时间较长。大白鼠口服大剂量黄芪粉，对血清性肾炎的发病有阻抑作用，并能延迟蛋白尿与高胆固醇血症的发生，已有蛋白尿者，恢复比对照组快。还有保护肝脏、防止肝糖原减少的作用。体外试验表明，本品对志贺痢疾杆菌、溶血性链球菌、肺炎双球菌、金黄色葡萄球菌等有抗菌作用。

【临床应用】

（1）拔毒益气：适用于中气下陷，湿阻瘀滞酿毒，久泻不止，或肛门脱出，久治不愈；常与升麻、五灵脂、蒲黄、党参、苍术等同用，能增强拔毒益气、化瘀祛湿作用。若肿瘤日久，面白倦怠，则与四叶参、半枝莲、白花蛇舌草、石见穿等配伍，具有拔毒益气，活血消瘤作用。其用量 20～60g，久泻、脱肛宜用炒药，肿瘤多用生药。

（2）排毒利水：适用于水湿酿毒伤肾，遍身浮肿，小便不利；常与防己、土茯苓、马鞭草、生白术、茯苓皮、猪苓等同用，可增强排毒消肿、利水化湿的作用。若偏于寒者，宜加附子、肉桂温阳散寒，利水排毒。其用量 30～50g，宜用生药，寒甚者则用炒药或炙药。

（3）解毒生肌：适用于痈疮日久，气血不足，毒邪内蕴，脓成不溃，或溃后久不收口；常与当归、川芎、穿山甲、皂角刺等同用，可提高解毒排脓、生肌收口作用。阴疽者，则与鹿角胶、白芥子、肉桂、当归等配伍，具有解毒温阳、活血祛痰作用。其用量 20～40g，宜用生药，阴疽者则用炒药或炙药。

绞股蓝（解毒补益，善抗癌又止咳喘）

【概说】

本品又称五叶参、南国人参，为葫芦科植物绞股蓝的全草。味苦，微甘，性寒；归肺、心、肝、肾、胃经；有显著的解毒清热，生津益气作用。现代研究：绞股蓝含 60 多种达玛烷型皂苷，其中绞股蓝皂苷 III、IV、VIII、XII 分别同人参皂苷 Rb$_1$、Rb$_3$、Rd、F 在化学结构上完全相同。而原绞股蓝皂苷 V–AH 即与人参皂苷 Rg$_3$ 完全相同。此外，多种皂苷分解后可得人参二醇。药理实验证明，总皂苷口服无毒性，能防治糖皮质激素的副作用，有抑制子宫癌、肺癌、细胞及黑色素肉瘤等癌细胞作用，并能延长细胞寿命。

【临床应用】

（1）解毒清肺：适用于热毒着肺咳喘（急性支气管炎），咯痰黄稠，胸胁隐痛，发热口渴，舌苔黄，脉滑数；常与鱼腥草、蚤休、天花粉、川贝母、天竺黄等同用，能增强解毒清肺、化痰止咳作用。若咳喘日久不愈（慢性支气管炎）者，则与羊乳、生黄芪、紫菀、杏仁、僵蚕、葶苈子等配伍，具有益肺解毒、化痰平喘作用。其用量 20～30g，用生药。

（2）排毒清肝：适用于肝积（慢性肝炎）反复不愈，神疲少力，口苦溲黄，右胁下隐痛，舌苔黄，脉弦滑；常与半枝莲、茵陈、虎杖根、赤芍等同用，可提高排毒清肝、渗湿泄热作用。若郁火化毒，眩晕头痛（高血压病）者；则与石决明、草决明、僵蚕、野菊花等配合，具有清肝解毒、搜风止眩作用。其用量 15～30g，用生药。

（3）拔毒宁心：适用于风毒袭心（病毒性心肌炎），心悸胸闷，舌红苔黄，脉数而有歇止，常与苦参、丹参、玄参、贯众、金银花等同用，能增强拔毒宁心、和血定悸作用。其用量 30～40g，用生药。

（4）攻毒抗癌：适用于各类癌肿，如肺癌，常与蚤休、山慈菇、鱼腥草、半枝莲、瓜蒌等同用，可提高攻毒抗癌作用；若肝癌者，则与白英、石见穿、白花蛇舌草、半枝莲等配合，具有攻毒抗癌，清热和肝作用；如子宫颈癌者，则与牛膝、败酱草、墓头回、椿根皮等配伍，具有攻毒抗癌、活血消肿作用。其用量30～60g，用生药。

羊乳（解毒又补虚，擅治肺痈抗疲劳）

【概说】

本品又名山海螺、四叶参，为桔梗科植物羊乳的根。味甘，性凉；归肺、胃二经；有良好的解毒排脓，益气生津作用。《名医别录》谓："主头眩痛，益气，长肌肉。"《本草纲目拾遗》说："治肿毒瘰疬。"《植物名实图考》说："发乳汁，壮阳道。"现代研究：羊乳含有皂苷等成分。煎剂对红细胞及血红蛋白有明显的增加作用；抗疲劳作用强于党参；有降血压，兴奋呼吸及消除肾上腺素的升压作用；有止咳作用；在试管内对肺炎球菌、甲型链球菌及流感杆菌等有一定的抑制作用。

【临床应用】

（1）解毒润肺：适用于热毒犯肺，气阴受伤，肺痈咳唾脓血，舌苔黄干或光剥，脉滑数无力；常与鱼腥草、桃仁、绞股蓝、冬瓜仁等同用，能增强解毒清肺、滋阴益气作用。若咳嗽气喘（支气管炎），咯痰颇多；则与葶苈子、桑白皮、僵蚕、紫菀等配合，具有解毒益肺、化痰止咳作用。其用量30～60g，用生药。

（2）拔毒消疡：适用于乳痈肿痛，常与蒲公英、金银花等同用，可增强拔毒清热、消疡止痛作用。若瘰疬者，则与夏枯草、象贝母、牡蛎等配伍，具有排毒通络、化痰消疬作用。其用量30～40g，用生药。

第二节　动物类药

白花蛇（攻毒祛风，善治顽痹与抽搐）

【概说】

本品为蝰蛇科动物五步蛇和眼镜蛇科动物银环蛇幼蛇除去内脏的干燥全体。五步蛇常称蕲蛇、大白花蛇；银环蛇幼蛇则称白花蛇、金钱白花蛇。味甘咸，性温，有毒；归肝、脾经；有显著的攻毒邪，祛风湿，通经络，定惊搐作用。《本草纲目》称："通治诸风，破伤风，小儿风热，急慢惊风搐搦，瘰疬漏疾，杨梅疮，痘疹倒陷。"《得配本草》说："治风淫末疾，透骨搜风，截惊定搐。其性善窜，能内走脏腑外彻皮肤，引诸药直至于有风疾处。"现代研究：①成分：银环蛇主含蛋白质、脂肪及鸟嘌呤核苷。蛇头部毒腺中具蛇毒。毒液中含三磷酸腺苷酶、磷脂酶 A、磷脂酶 C，以及 α – 环蛇毒、β – 环蛇毒、γ – 环蛇毒等；五步蛇主含蛋白质、脂肪、氨基酸等。头部毒腺中具蛇毒。毒液中含磷脂酶 A、5′－核苷酸酶、三磷酸腺苷酶、磷酸二酯酶、缓激肽释放酯酶、AC_1－蛋白质、精氨酸酯酶。尚含有抗凝血活酶。②药理：五步蛇有镇静、催眠、镇痛作用，且能直接扩张血管而降血压。

【临床应用】

（1）逐毒搜风：适用于风湿痹痛。如风湿性关节炎，常与羌活、独活、当归、五加皮等同用，能增强逐毒活血、祛风胜湿功用；若类风湿关节炎者，则与乌梢蛇、蜈蚣、地龙、当归、补骨脂等配合，可加强逐毒搜风，壮骨消肿作用。此外，麻风者，常与天麻、防风、白鲜皮等同用；银屑病者，可与乌梢蛇、豨莶草等配合；疥癣者，可与乌梢蛇、蜈蚣、白鲜皮同用，均有一定疗效。其用量 5～10g，如研末吞服 0.5～1g。

（2）拔毒止痉：适用于破伤风，项颈紧硬，身体强直；常与乌梢蛇、蜈蚣等配合，能增加拔毒定惊、通络止痉作用。其用量 3～10g。

（3）祛毒定痛：适用于脑风头痛时作，或偏头痛反复不愈者；常与全蝎、僵蚕、蔓荆子、白芷等同用，可提高祛毒止痛作用。其用量 3～6g。

（4）攻毒抗癌：适用于宫颈癌、宫体癌；常与全蝎、露蜂房、水蛭、黄柏等同用，能加强攻毒抗癌、破瘀消肿作用。其用量 8～15g。

水蛭（祛血毒，专攻脑梗死）

【概说】

本品为环节动物水蛭科水蛭和蚂蟥，或柳叶蚂蟥的全体。味咸苦，性平，有毒；归肝、膀胱经；有显著的解血毒、化瘀血、通经脉的作用。《本经》谓："逐恶血瘀血，月闭，破血瘕积聚，无子，利水道。"《医学衷中参西录》说："破瘀血不伤新血，纯系水之精华生成，于气分丝毫无损，而瘀血默消于无形，真良药也。"现代研究：①成分：水蛭主含蛋白质，其水解氨基酸含量达 49％。水蛭的唾液中含有一种抗凝血物质，即水蛭素，但在干燥药材中水蛭素已破坏。此外，还有肝素、抗血栓素等，并含有铁、锰、锌等多种微量元素。②药理：水蛭素不受热或乙醇之破坏，能阻止凝血酶对纤维蛋白原之作用，阻止血液凝固。其醇提取液抑制血凝作用，强于虻虫、䗪虫、桃仁、红花等；醇制剂又强于水制剂。其溶解血栓作用，在体外对纤维蛋白发生较强的纤溶作用，其活性显著高于丹参和大黄，而且在体内也具有纤溶活性，能使家兔优球蛋白溶解时间显著缩短，其纤溶活性也明显强于大黄。水蛭能增加心肌营养性血流量的作用，对组织缺血缺氧有保护作用，对主动脉粥样硬化斑块有明显的消退作用，对胆固醇、甘油三酯均有明显的降脂作用，对肿瘤细胞有抑制作用，水蛭有抗高凝作用，有利于抗癌药及免疫活性细胞浸入癌组织杀伤癌细胞。

【临床应用】

（1）祛血毒，化瘀血：适用于中风（脑梗死），口眼㖞斜，语言謇涩，舌质红，脉沉涩；常与川芎、全蝎、黄连、僵蚕、白花蛇舌草等同用，能增强祛毒化瘀作用。如胸痹者（心绞痛），则与䗪虫、参三七、八月札、白檀香等配伍，具有解毒化瘀、调气止痛作用；若咳喘唇紫（肺心病），则与葶苈子、桃仁等配合，具有解毒行瘀、止咳化痰功用。其用量5~8g，生用，如研末吞服3~5g。

（2）解毒通经：适用于月经闭止，形体羸瘦，肌肤甲错，常与䗪虫、大黄、桃仁等同用，能增强化瘀毒、通月经作用。如闭经瘀毒轻者，则与当归、川芎、赤芍等配伍，亦有通经去闭的作用。其用量4~6g，宜用生药。

（3）排毒化癥：适用于胁下癥块，腹大如鼓（肝硬化腹水）；常与丹参、䗪虫、鳖甲、半枝莲、八月札等同用，可增强排毒化癥、利水消胀作用。其用量3~5g，宜用生药。

（4）攻毒抗癌：适用于肝癌、食管癌、胃癌、大肠癌等。如肝癌者，常与莪术、石见穿、白花蛇舌草等同用；食管癌者，则与海藻、守宫等配伍；胃癌者则与干蟾皮等配伍；大肠癌者则与三棱等同用。其用量4~8g，宜用生药，如研末吞服酌减。

此外，本品对慢性肾炎、血栓闭塞性脉管炎、血小板增多症等多种病症均有一定作用，但必须具备瘀毒存在，顽固难愈之症。

蜈蚣（以毒攻毒，善疗惊痫肿疡）

【概说】

本品为蜈蚣科动物少棘巨蜈蚣的干燥全体。味辛，性温，有毒；归肝经；有显著的攻毒散结，祛风定惊作用。《本草纲目》谓："治小儿惊痫风搐，脐风口噤，丹毒，秃疮，瘰疬，便毒，痔漏……蛇伤。"《医学衷中参西录》说："走窜之力最速，内而脏腑，外而经络，凡气血凝聚之处皆能开之。性有微毒，而专善去毒，凡一切疮疡诸毒皆能消之。其性尤善搜风，内治肝风萌动，癫痫眩晕，抽搐瘛疭，小儿脐风；外治经络中风，口眼㖞斜，手足麻木。"又说："噎膈之证，多因血瘀上脘，为有形之阻隔，蜈蚣善于开瘀，是以能愈。"现代研究：①成分：蜈蚣含两种类似蜂毒的有毒成分，即组织胺样物质及溶血性蛋白质。尚含脂肪油、胆甾醇、蚁酸等。②药理：有止痉作用，其止痉效价比蝎子高，并有抗肿瘤和抗结核作用，对高血压患者有一定降压作用，对皮肤真菌也有抑制作用。

【临床应用】

（1）解毒祛风：适用于小儿惊风，四肢抽搐；常与全蝎、僵蚕、钩藤、野菊花等同用，能增强祛风止痉、解毒散热作用。如癫痫者，则与全蝎、僵蚕、胆南星、郁金、人工牛黄等配伍，具有解毒祛风、化痰开窍作用；口眼㖞斜（面瘫）者，则与防风、僵蚕等同用，具有解毒祛风、通络止痉功用；如风疹反复发作者，则与全蝎、僵蚕、蝉蜕、大黄等同用，具有解毒疏风、消疹止痒功效；若风湿痹证者，常与乌梢蛇、甘草等同用，具有解毒祛风、通络止痛功用；如小儿顿咳反复不愈者，可与僵蚕、甘草等同用，具有解毒祛风、化痰止咳功用。其用量 1～5g，煎服，如入丸散吞服酌减。

（2）攻毒散结：适用于痰毒、瘰疬、附骨疽，常与全蝎、僵蚕、穿山甲等同用，可提高攻毒散结以及祛瘀化痰作用。如癌肿者（胃癌、食管癌、肺癌、乳腺癌、子宫颈癌等），则与守宫、蟾皮等同用，具有攻毒抗癌作用；若肺结核者，则与白及等同用，具有攻毒抗痨作用。其用量 3～6g，煎服，如入丸散吞服酌减。

全蝎（搜风毒，镇静止抽搐）

【概说】

本品又名全虫，为钳蝎科动物钳蝎的干燥体。味咸辛，性平，有毒；归肝经；有显著的攻毒散结，祛风止痉作用。《开宝本草》谓："疗诸风瘾疹，及中风半身不遂，口眼㖞斜，语涩，手足抽掣。"《玉楸药解》说："穿筋透骨，逐湿除风。"现代研究：全蝎含有蝎毒素，系一种类似蛇毒的神经毒，为毒性蛋白。此外，尚含三甲胺、甜菜碱、牛磺酸、软脂酸、胆甾醇、卵磷脂等成分。其药理：有抗惊厥和显著的镇静作用；有持久的降压作用；能扩张血管，直接抑制心脏，并能减低肾上腺素的增压作用；蝎毒素对呼吸中枢有麻痹作用。

【临床应用】

（1）解毒止痉：适用于小儿急惊风，常与蜈蚣、僵蚕、钩藤、野菊花等同用，能加强祛毒止痉作用。如中风口眼㖞斜者，则与白附子、僵蚕、川芎、水蛭等配合，具有祛风解毒，通络化瘀作用；如偏头痛者，则与僵蚕、白芷、川芎、蔓荆子等配伍，具有散风祛毒，止痉镇痛作用。其用量全蝎 3～8g；蝎尾 1～2g，入丸散宜酌减。惊风、偏头痛用量宜轻于中风，不应过量。

（2）逐毒通痹：适用于风湿寒顽痹，疼痛较剧，常与川乌、蕲蛇、穿山甲、乳香等同用，能增强逐毒通痹，活血止痛作用。其用量，全蝎 6g，蝎尾 2g。

（3）攻毒散结：适用于瘰疬疮毒，常与蜈蚣、穿山甲等同用，能增强攻毒散结消肿作用。如乳核者，则与蜈蚣、穿山甲、川贝母、桃仁等配合，具有攻毒化痰、化瘀消肿作用。其用量，全蝎 4g，蝎尾 1.5g。

牛黄（专攻热毒，清心凉肝最雄）

【概说】

本品又名犀黄、西黄，为牛科动物牛的胆囊、胆管或肝管内的结石。味苦甘，性凉；归心、肝经；有显著的解毒清热、开窍豁痰、息风定惊作用。《本经》谓："主惊痫寒热，热盛狂痉。"《会约》说："疗小儿急惊，热痰壅塞，麻疹余毒，丹毒，牙疳，喉肿，一切实证垂危者。"现代研究：牛黄含有胆酸、脱氧胆酸、胆甾醇、麦角甾醇、维生素 D，以及铁、钙、锌、磷等成分。药理：①有镇静和强心作用；②有降压作用；③能松弛胆道口括约肌，并增加胆汁分泌，故有利胆保肝作用。

【临床应用】

（1）解毒清心：适用于热毒入心，神昏谵语，烦躁不安，舌红苔黄，脉象滑数；常与水牛角、黄连、黄芩、栀子、石菖蒲等同用，能增强解毒清心、开窍豁痰作用。若中风窍闭，痰热邪毒壅盛者，则与水牛角、黄连、黄柏、石菖蒲等配合，具有清心解毒、开窍醒神功用。其用量 0.3 ~ 1g，分冲服。

（2）败毒凉肝：适用于热毒淫肝，四肢抽搐，常与羚羊角、钩藤、僵蚕、全蝎、胆南星等同用，可加强败毒凉肝、息风止痉作用。其用量 0.2 ~ 0.6g，分冲服。

（3）攻毒疗疮：适用于痈疽疮疡及各种火毒证候，如乳癌、瘰疬、痰核等，常与麝香、乳香、没药等同用，如犀黄丸；痈疽肿毒，常与金银花、蚤休、蒲公英、紫花地丁等同用；咽喉肿痛、白喉、口舌疮疡，常与麝香、珍珠、冰片等同用外吹或搽局部，如八宝吹喉散。其用量 0.15 ~ 0.3g，冲服或入丸散服，外用适量。

附 人工牛黄

本品为牛黄（天然牛黄）的代用品。以牛胆或猪胆为原料，经化学合成所得。其功用与牛黄相似。主治、用量参见牛黄。

羚羊角（解毒力强，止痉镇痛善退热）

【概说】

本品为牛科动物赛加羚羊的角。味咸，性寒；归肝、心、肺经；有显著的解毒清热、镇惊息风作用。《药性论》谓："治一切热毒风攻注，中恶毒风卒死，昏乱不识人。"《本草衍义补遗》："主惊梦狂越，心神不宁，小儿卒热惊搐，产后败血冲心，清心解毒，明目益气。"现代研究：羚羊角含有磷酸钙、角蛋白等成分。其浸剂对中枢神经系统有抑制作用和镇痛作用。煎剂有解热作用。

【临床应用】

（1）解毒清肝：适用于肝经热毒或火毒，头痛眩晕，惊痫抽搐，常与野菊花、钩藤、栀子、石决明、僵蚕等同用，能增强解毒清肝、镇惊止痉作用。若热病神昏痉厥者，则与连翘、金银花、僵蚕、石膏、石菖蒲等配合，具有化毒清热、开窍止痉功用。其用量 1 ~ 5g，水煎冲服，如磨汁冲服或粉剂吞服为 0.6 ~ 1.5g。

（2）败毒清心：适用于热病壮热，神昏谵语，斑疹透露，舌红绛，苔黄燥，脉象沉数，常与水牛角、石膏、生地黄、石斛、石菖蒲等同用，能增强败毒清心，泄热凉血作用。如痈疽疮毒浸淫于心，身热神昏者，则与连翘、金银花、水牛角、赤芍、黄连等配合，具有败毒疗疮作用。其用量 1.5 ~ 4g，如磨汁冲服或粉剂吞服为 0.6 ~ 1g。

水牛角（凉血解毒，近似犀角效不差）

【概说】

本品为牛科动物水牛的角，经镑片或锉成粗粉入饮片。味苦咸，性寒；归心、肝、胃经；有良好的解毒清热、凉血和血等作用。《名医别录》说："疗时气寒热头痛。"《日华子本草》说："治热毒风并壮热。"《陆川本草》说："凉血，解毒，止衄。治热病昏迷，麻痘斑疹，吐血衄血，血热溺赤。"现代研究：本品含胆甾醇、肽类及多种氨基酸。尚含微量元素铍、硅、磷、铁、镁、锰、铋、钙、铜、银、锌等。其药理作用有强心、降压、镇惊、解热、抗炎、降血脂等，并对垂体 – 肾上腺皮质系统有兴奋作用。

【临床应用】

（1）清热解毒：适用于热毒侵入营血，壮热不退，烦躁不眠，甚则神昏谵语，常与玄参、生地黄、黄连、人工牛黄等同用，可提高清热解毒，除烦止躁作用。如兼神昏谵语者，宜加石菖蒲、郁金等清心开窍。其用量不少于 20g。必要时可用 30 ~ 40g，宜先煎 1 小时以上。

（2）祛毒凉血：适用于热毒袭入血分，迫血妄行，斑疹吐衄，常与牡丹皮、赤芍、生地黄、生侧柏叶等配合，可增强祛毒凉血，活血止血作用。如吐血、衄血量多者，生地黄易鲜生地黄，再加黄连、栀子直折血分热毒。其用量一般 20 ~ 30g，甚至可用40g，宜先煎 1 小时以上。

（3）败毒消肿：适用于热毒壅盛，血肉内腐，痈疽疮疡，常与黄连、赤芍、连翘、金银花等配合，能加强败毒消肿、活血散结作用。其用量一般 15 ~ 20g，宜先煎半小时以上。

第三节 昆虫类药

僵蚕（专消风毒，善治痉厥咳喘）

【概说】

本品又称天虫，为蚕蛾科昆虫家蚕的幼虫感染白僵菌致死的僵化的虫体。味咸辛，性平；归肺、肝经，有显著的解毒泄热、祛风止痉、化痰散结作用。《本经》谓："主小儿惊痫夜啼。"《本草图经》："治中风，急喉痹。"《本草纲目》称："散风痰结核，瘰疬，头风，风虫齿痛，皮肤风疮，丹毒作痒，痰疟癥结，妇人乳汁不通。"现代研究：本品含脂肪、丝蛋白、草酸钙等成分。有催眠、抗惊厥作用，并有刺激肾上腺皮质的作用。

【临床应用】

（1）祛风毒，止痒痛：适用于风热毒上犯，头部胀痛，常与苦丁茶、蔓荆子、野菊花等同用，能增强祛毒止痛作用。若风毒入侵，风疹瘙痒，则与蝉蜕、大青叶、白蒺藜、地肤子等配合，具有解毒泄热、祛风止痒功用。其用量5~10g，宜用生药。

（2）解热毒，利咽喉：适用于热毒壅阻，咽喉肿痛，常与白桔梗、生甘草、牛蒡子、板蓝根等同用，可增强解毒利咽作用。其用量8~10g，宜用生药。

（3）化毒息风止痉：适用于小儿惊风，四肢抽搐，常与蜈蚣、全蝎、钩藤、牛黄等同用，可提高化毒止痉功用。如中风口眼㖞斜者，则与白附子、蜈蚣、水蛭、川芎等配合，具有化毒活血、搜风和络功效。其用量6~12g。

（4）排毒化痰散结：适用于瘰疬痰核，常与贝母、夏枯草、天花粉等同用，能增强祛毒化痰、散结消肿作用。如风痰咳喘者，则与地龙、代赭石、葶苈子、桔梗等配合，具有祛风解毒、止咳平喘功用。其用量10~12g，宜用制药。

（5）清燥毒，除内热：适用于消渴（糖尿病）多饮，常与地龙、天花粉、生地黄、麦冬等同用，可增强清燥毒、止口渴功用。其用量5~10g，宜用生药。如研末吞服，每次1~2g，则用制药。

蝉蜕（善祛毒风，专疗惊动疹肿）

【概说】

本品又称蝉蜕、蝉退，为蝉科昆虫黑蚱羽化后的蜕壳。味甘咸，性凉；归肺、肝经；有显著的解毒清热、透疹止痒、定惊止痉作用。《本草纲目》称："治头风眩运，皮肤风热，痘疹作痒，破伤风及疔肿毒疮，大人失音，小儿噤风天吊，惊哭夜啼，阴肿。"现代研究：蝉蜕含甲壳质。其煎剂能对抗小鼠因士的宁、可卡因及烟碱引起的惊厥死亡，部分消除烟碱引起的肌肉震颤，并能抑制小鼠的自由活动，证明蝉蜕具有神经节阻断作用而起解痉、镇静功效。

【临床应用】

（1）解毒清热：适用于温病初起，发热微恶寒，口渴，舌苔薄黄，脉浮数，常与连翘、野菊花、金银花、石膏等同用，可增强解毒泄热，疏散风邪作用。如风热喉痹，咽喉红肿疼痛，声音嘶哑，则与牛蒡子、板蓝根、薄荷、玄参等配合，具有解毒清咽功用；若风水浮肿，小便量少，则与野菊花、浮萍、蒲公英、白茅根、车前子等配合，具有解毒清热、利水消肿作用。其用量6～10g。

（2）泄毒透疹：适用于麻疹初期，透发不快，常与薄荷、牛蒡子、荆芥、葛根等同用；若疹毒壅盛，高热神烦，疹出不畅，则与紫草、连翘、大青叶、升麻等配合，均增加解毒清热、透发麻疹作用。此外，亦可用于风疹瘙痒，反复不愈者，常与白蒺藜、防风、蛇蜕等同用，具有祛风毒、消顽疹功效。其用量6～12g。

（3）排毒止痉：适用于破伤风四肢抽搐，角弓反张，常与全蝎、天南星、僵蚕、天麻等同用，可提高排毒通络、息风止痉功用。如小儿惊风或夜啼不已，则与钩藤、野菊花、僵蚕、全蝎等配合，具有定惊解毒功用。其用量8～15g。

（4）疗毒退翳：适用于风毒目赤，翳膜遮睛，常与菊花、谷精草等同用，可增加拔毒退翳，清热明目作用。其用量6～8g。

䗪虫（专攻瘀毒，擅治癥瘕积聚）

【概说】

本品又称地鳖虫、土鳖虫、土元，为鳖蠊科昆虫地鳖或冀地鳖的雌虫全体。味咸辛，性寒，有小毒；归心、肝、脾经；有显著的祛瘀毒，通经脉作用。《本经》谓："主心腹寒热洗洗，血积癥瘕，破坚，下血闭。"《本草纲目》称："行产后血积，折伤瘀血，治重舌，木舌，口疮，小儿腹痛夜啼。"《本草再新》谓："消水肿，败毒。"现代研究：䗪虫含挥发油、氨基酸、蛋白质、生物碱、甾族化合物、酚类、糖类、脂肪等成分。有抗凝血作用，并有一定调节血脂作用；体外实验能抑制肝癌、胃癌细胞的呼吸。

【临床应用】

（1）化毒破瘀：适用于癥瘕积聚，胸痹，中风，水肿，风湿等多种病证。如鼓胀者（肝硬化腹水），常与水蛭、大黄、蜈蚣、郁金等配合；胸痹（冠心病），常与丹参、红花、降香等同用；中风（脑血栓形成），常与水蛭、川芎、黄芪等配合；水肿（慢性肾炎），常与大黄、益母草、水蛭、黄芪等配伍；闭经、子宫肌瘤，则与桃仁、大黄、赤芍等同用；类风湿性关节炎、结节性红斑、系统性红斑狼疮，常与生地黄、乌梢蛇、露蜂房等配合。其用量5～10g。

（2）攻毒治癌：适用于肝癌、胃癌，常与干蟾皮、穿山甲、石见穿、白花蛇舌草等同用，可加强攻毒疗癌作用。其用量8～12g。

（3）祛毒疗伤：适用于跌仆损伤，瘀血肿痛，常与当归、川芎、桃仁等同用；如骨折疼痛，则与乳香、没药、自然铜、麝香等配合。其用量8～12g。

虻虫（称雄破瘀毒，主攻风痹诸顽症）

【概说】

本品又称蜚虻，为虻科昆虫双斑黄虻（又名复带虻）的雌虫体。味苦，性微寒，有小毒；归肝经；有良好的逐瘀毒、通经脉作用。《本经》谓："逐瘀血，破下血积，坚痞，癥瘕，寒热，通利血脉及九窍。"《用药心得十讲》说："虻虫破血之力较水蛭更猛峻，遍行经络，通利血脉，能祛真气运行难到之处之瘀血。"现代研究：虻虫含蛋白质、微量元素、维生素及生物素等。水煎剂能明显扩张离体家兔的耳管而加强血管流量，并有增强离体蛙心的收缩幅度，以及对组织缺血、缺氧有保护作用。

【临床应用】

（1）逐毒化瘀通络：适用于中风、痹痛、咳喘、癫狂等多种瘀毒顽疾。如中风口眼㖞斜，常与水蛭、䗪虫、红花、黄芪等同用；胸痹（冠心病）者，常与丹参、黄芪、参三七等配合；血栓闭塞性脉管炎、血栓性静脉炎者，常与水蛭、当归、地龙、穿山甲等配合；血管性头痛者，则与地龙、川芎、刺猬皮、僵蚕等同用；精神病（蓄血型）者，常与水蛭、大黄、桃仁、红花等配伍；小儿腺病毒肺炎者，则与水蛭、当归、赤芍、川芎、牡丹皮等同用。其用量3～5g，宜用生药。

（2）排毒祛瘀行水：适用于水肿、癃闭等症。如水肿（慢性肾炎）者，常与当归、川芎、水蛭、益母草等同用；若癃闭小便不通者，常与桃仁、大黄、水蛭等配合。其用量3～6g，宜用炒药。

（3）攻毒疗癌：适用于肝癌、胃癌，常与守宫、蟾皮、水蛭、䗪虫等同用，可加强攻毒治癌功效。其用量4～8g，宜用生药。

第四节　矿物类药

赤石脂（善收肠毒，主疗久痢与漏下）

【概说】

本品为单斜晶系的多水高岭土。味甘、酸、涩，性温；归脾、胃、大肠经；有良好的祛毒收湿、益肠止血作用。《本经》谓："主泻痢，肠澼脓血，阴蚀下赤白，痈肿疽痔恶疮，头疡疥瘙。"《本草汇言》说："渗停水，去湿气，敛疮口，固滑脱，止泻痢肠澼，禁崩中淋带。"现代研究：赤石脂主要含水化硅酸铝，尚含相当多的氧化铁等物质。本品有吸附作用，能吸收消化道的有毒物质、细菌毒素及食物异常发酵的产物，并保护消化道黏膜，能显著缩短家兔血浆再钙化时间，故对胃肠道等有止血作用。

【临床应用】

（1）祛毒涩肠：适用于久泻久痢不愈，湿毒内蕴，胃肠受伤，虚实夹杂，常与炮姜、黄连、石榴皮、白术等同用。能增强祛毒益肠，止泻除痢作用。其用量10～20g，宜用煅药。

（2）疗毒止漏：适用于妇人崩中漏下，赤白带下，反复不已。如崩中漏下者，常与阿胶、黄柏、艾叶、海螵蛸、茜草炭等配合，可提高祛蕴毒，止崩漏作用；若赤白带下者，则与椿根皮、土茯苓、芡实、车前子等配伍，能增强解毒止带作用。其用量10～15g。宜用生药。

（3）消毒敛疮：适用于疮疡久不收口，或湿疹、湿疮脓水浸淫，常与血竭、龙骨等配合，研为细末外用。其用量适量，宜用煅药。

滑石（疗毒厚肠胃，善治毒淋与暑症）

【概说】

本品为硅酸盐类矿物滑石的块状体。味甘，性寒；归肺、胃、膀胱经；有良好的清热消毒、渗湿通淋作用。《本草衍义补遗》谓："燥湿，分水道，实大肠，化食毒，行积滞，逐凝血，解燥渴，补脾胃，降心火之要首。"《本草再新》说："清火化痰，利湿消暑，通经活血，止泻痢、呕吐，消水肿火毒。"现代研究：滑石含硅酸镁及氧化铝、氧化镍等成分。本品能吸附大量化学刺激物或毒物，将其撒布于发炎或破损组织的表面，可起保护作用。内服能保护发炎的胃肠黏膜，且有镇吐止泻作用，还能阻止毒物在胃肠道中的吸收。此外，对伤寒杆菌甲型与副伤寒甲杆菌有抑制作用，对脑膜炎球菌有轻度抑制作用。

【临床应用】

（1）解毒通淋：适用于湿热内阻酿毒，下迫膀胱，小便淋痛难忍，或夹血，或砂石；常与瞿麦、萹蓄、海金沙、琥珀、大黄等同用，能增强解毒清热、通淋破滞作用。其用量15～20g，宜用生药。

（2）消毒清暑：适用于感受暑热，心烦口渴，小便短赤，或大便水泻；常与甘草、金银花、西瓜翠衣、绿豆衣、连翘等同用，可提高消毒清暑作用。若暑温高热不退者，则与石膏、淡竹叶、野菊花、知母等配合，具有消毒清暑、退热止渴功用。其用量20～30g，宜用生药。

（3）泄毒敛疮：适用于湿疹、湿疮，常与枯矾、黄柏等研为细末，外敷。其用量适量，宜用水飞药。

代赭石（重镇气毒，主攻气逆与肝火）

【概说】

本品又称赭石，为氧化物类矿物赤铁矿的矿石。味苦，性寒；归肝、心经；有良好的清火毒，降气毒，凉血止血作用。《本经》称："主贼风蛊毒，腹中毒邪气，女子赤沃漏下。"《医学衷中参西录》说："能生血兼能凉血，其质重坠又善镇逆气，降痰涎，止呕吐，通燥结。"现代研究：代赭石主含三氧化二铁，并含钛、镁、铝、硅、砷等成分，有镇静作用，能促进红细胞及血红蛋白的形成，并有止血作用。但因其含有微量砷，故长期或大量服用时可引起砷中毒。

【临床应用】

（1）清肝火毒：适用于五志化火生毒，头目眩晕，颜面绯红，心烦易怒，舌尖边红，脉弦劲不和；常与牡蛎、石决明、牛膝、野菊花、僵蚕等同用，能增强清火毒、平肝阳作用。其用量不得少于30g，宜用生药。

（2）降气逆毒：适用于气机不畅，气郁化毒，如胃气上逆，呕吐呃逆，不能饮食，常与旋覆花、半夏、八月札、刀豆子、石菖蒲等同用，可提高理气化毒作用。若肝气郁结，胸痞胁胀，气促如喘，则与郁金、青皮、枳壳、麦芽、玫瑰花等配伍，具有调气疏肝、散结排毒功用；如肺气壅滞，咳喘胸闷，喉中痰鸣，则与苏子、葶苈子、莱菔子、半夏、紫菀等配合，具有降气利肺、化痰逐毒作用。其用量15～30g，宜用煅药。

（3）祛血热毒：适用于内热酿毒，损及络脉，突然咳血，或呕血，或鼻衄，或下血，或出血反复不止者。如咳血者，常与桑白皮、侧柏叶、黄芩、藕节等配合；呕血者，则与参三七、花蕊石、大黄等配伍；鼻衄者，则与山茶花、桑叶、墨旱莲、栀子等同用；下血者，则与陈棕炭、参三七、艾绒炭、大黄等同用，能增强清热解毒、凉血止血功用。其用量12～30g（吐血、鼻衄用量宜重，下血则宜轻），咳血、鼻衄宜用生药，呕血、下血宜用煅药。

石膏（主清热火，善治肺胃热毒）

【概说】

本品又称细石、白虎，为硫酸盐类矿物石膏的矿石。味辛、甘，性寒；归肺、胃经；有显著的解毒清热，除烦止渴作用。《药性论》谓："治伤寒头痛如裂，壮热，皮如火燥，烦渴；解肌，出毒汗，主通胃中结，烦闷，心下急，烦躁，治唇口干焦。"《本草备要》称："治斑之要品。"现代研究：生石膏为含水硫酸钙，煅石膏为无水硫酸钙，并含有镁、铁等杂质。其药理、动物实验证明，本品有解热作用，可通过抑制产热中枢而解热，同时能抑制汗腺分泌，故退热而不发汗；石膏经胃酸作用，其部分转变为可溶性钙盐，使血钙增加，而抑制肌肉兴奋性，起镇静、镇痉作用；外用能降低血管通透性而起消炎作用。

【临床应用】

（1）解毒清胃：适用于动层证热毒壅盛，高热不退，烦渴引饮，舌苔黄燥，脉象洪数；常与知母、黄连、天花粉、鲜石斛等同用，能增强解毒清胃、生津止渴作用。如胃中火毒炽盛，头痛剧烈，牙龈肿痛，口舌生疮者，则与升麻、黄连、牡丹皮、大黄等配伍，具有逐毒泻火、清胃凉血作用；若阴虚胃中火毒者，则与生地黄、玄参、牛膝、人中白等配伍，具有疗毒清胃、滋阴生津作用。其用量属于实热毒、实火毒，可用30～60g，大剂可用至250g，打碎先煎，用生药。

（2）排毒清肺：适用于热毒阻肺，身热口渴，咳嗽喘促，甚则鼻翼扇动，舌苔黄干，脉象滑数；常与麻黄、杏仁、蚤休、鱼腥草等同用，能提高排毒清肺、止咳平喘作用。若痰火毒伏肺，咳嗽气逆，口干舌燥者，则与桑白皮、黄芩、羊乳或山海螺、青黛、蛤壳等配伍，具有解毒泻火、清肺止咳作用；如肺痨虫毒，耗伤肺阴，骨蒸潮热者，则与银柴胡、胡黄连、鳖甲、青蒿、地骨皮、百部等同用，具有排毒退热、杀虫除痨作用。其用量30～50g，实热宜用生药，虚热宜用冰糖拌炒药。

（3）拔毒敛疮：适用于湿疹浸淫，或疮疡不敛，或烧烫伤等症；常与青黛、黄柏等配合，共研细末，外敷患处，能增强拔毒清热、敛疮生肌作用。其用量适量，宜煅用。

芒硝（去毒为良药，擅治燥结与石症）

【概说】

本品为含硫酸钠的天然矿物，经精制而成的结晶体。天然品杂质较多，称为土硝。土硝经煎炼加工，结于上面，细芒如锋的结晶称为芒硝；沉于下面的结块，质量较差，称为朴硝。芒硝与萝卜（或甘草）同煮，所得结晶物，称为元明粉，质地最纯，但泻下作用较缓。芒硝久置空气中，经风化而成粉末，称为风化硝，多作外用。其味咸、辛、苦，性寒；归胃、大肠、三焦经；有良好的解毒泄热，润燥软坚作用。《本经》谓："除寒热邪气，逐六腑积聚，结固留癖，能化七十二种石。"《珍珠囊药性赋》说："其用有三：去实热，一也；涤肠中宿垢，二也；破坚积热块，三也。"现代研究：芒硝主含硫酸钠，尚夹杂食盐、硫酸钙、硫酸镁等成分。其硫酸离子不易被吸收，存留肠内引起高渗溶液，使肠内水分增加，引起机械刺激，促进肠蠕动而排下稀便，一般4～6小时排便，无肠绞痛等副作用。

【临床应用】

（1）解毒通便：适用于胃肠实热，大便燥结，脘腹痞满，舌苔厚黄灰糙，脉象沉实；常与大黄、枳实、厚朴等同用，能增强解毒通便、消痞除满作用。若热毒伤津，大便秘结者，则与玄参、生地黄、天花粉等配合，具有败毒清热、生津通便作用。其用量

8～12g，冲入药汁内服。

（2）排毒软坚：适用于湿热毒内蕴，酿成砂石。如上腹部疼痛，属胆石症者，常与金钱草、生鸡内金、蓬莪术、水蛭、花蕊石等同用，能增强排毒消石作用；若腰腹绞痛，属泌尿系结石者，则与海金沙、车前子、蜣螂虫、冬葵子、地龙等配合，具有排毒化石、通淋利尿作用。其用量10～15g，入煎服。

（3）败毒疗疡：适用于痈肿疮疡、咽肿口疮等症，多为外用。如单用化水外涂，可治痈肿疮毒；煎汤外洗，可治痔疮肿痛；用纱布包装局部外敷，可治乳痈初起（亦可用于退乳）；与大黄、大蒜捣烂外敷，可治肠痈；与冰片、硼砂等配合，如冰硼散，可治咽喉肿痛、口舌生疮。其用量适量，宜用风化硝。

下卷 临证篇

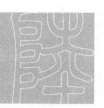

第八章 | 解毒疗法在内科的应用

第一节 时病

一、时行感冒（流行性感冒）

时行感冒，四季均可发生，并在一个时期内广泛流行。本病多由风毒或寒毒为主侵袭机体所引起，春季以风毒为多见，冬季以寒毒为常见，夏季以风毒夹暑、夹湿为多见，秋季以寒毒夹燥为常见。临床常发病急，证情明显重于普通感冒，以头痛剧烈、身疼如杖、鼻塞流涕、恶寒发热为其主要特点。其病变部位，如普通感冒往往限制于肺卫病，不易传变，而时行感冒先犯肺卫，或次伤于心，故传变、并病均可发生。因而在治疗上不局限于一味解表，可以解表毒与清热药同用，或解表毒与温热药同用，或解表毒与凉血、活血药同用，依照毒邪性质和病变发展，随证加减施治。同时，感冒之毒邪，最易沉伏脏腑，日久发为他病，故症状虽罢，还宜清肃内在余毒，再进托毒扶正药数剂，以防隐患。

（一）浮层证

1. 风毒客表

突然发热恶风，头痛昏胀，骨节酸痛，咽喉焮红疼痛，口干，咳嗽，舌苔黄，脉浮数。治宜发表解毒，清热宣肺。方用野菊汤。

治例：孙某，男，17岁，1979年4月2日诊。发热恶风1天，头痛少汗，两目红丝，肌肉酸疼，咽喉焮红作痛，口渴欲饮水，微有咳嗽，舌尖红，苔薄黄，脉浮数。体温39.7℃。此为风毒客表，肺合皮毛，邪入肺系。治宜解毒。药用：野菊花、大青叶、金银花、连翘各20g，制僵蚕、玄参各12g，生石膏30g，浮萍、蝉蜕、牛蒡子各10g，生甘草、桔梗各5g，2剂。服1剂后，汗出颇多，头痛顿止，肌肉酸痛已罢。服完2剂，体温降至37.3℃，目红咽痛已除，原方去浮萍、石膏，加赤芍10g，3剂，以去内伏之余毒。

2. 寒毒束表

突起恶寒发热，寒甚于热，头痛无汗，肢体疼痛如被杖，鼻塞声重，流涕清稀，喉痒咳嗽，舌苔薄白，脉象浮紧。治宜发表解毒，祛寒宣肺。方用一枝黄花汤。

治例：姜某，男，36岁，1978年3月2日诊。恶寒而战栗，发热而无汗，头痛剧烈，骨节疼痛1天，伴有鼻塞流涕，喉痒微咳，无口渴，舌苔白，脉浮紧。体温38.4℃。此属寒毒束表，肺气失宣。药用：净麻黄、细辛各5g，一枝黄花20g，青防风、桔梗、甘草、常山各6g，制僵蚕、白杏仁各10g，葱白12g，生姜3片。2剂后恶寒发热、头痛、骨节疼痛、鼻塞流涕均除，体温36.7℃，唯有咳嗽喉痒，苔薄微黄，脉小缓滑，原方去麻黄、常山、细辛、葱白、生姜，加象贝母、前胡各10g，白前6g，4剂善后。

（二）沉层证

1. 阴伤毒沉

时感表证已罢，身热减轻，低热反复不退，口微渴，咳嗽少痰，舌微红，苔中微光，脉小带数。治宜滋阴解毒，化痰止咳。方用小肺经增液解毒汤。

治例：钱某，女，26岁，1978年5月29日诊。自述患流行性感冒后10余天，每天午后低热，体温37.3～37.8℃。X线胸透示两肺未见明显病变。血检：白细胞计数 7.2×10^9/L，中性粒细胞百分比72%，淋巴细胞百分比28%。兼有口干咽燥，咳嗽不甚，但咯痰不爽，舌尖微红，苔微光，脉小滑稍数。此乃时邪去而不净，入里沉内，阴液受伤，虽不属大患，但毒非常邪，不可不重视。药用：生麦冬、生地黄、玄参、天花粉各12g，板蓝根20g，鱼腥草、白蜜（分冲）、山海螺各30g，川贝母5g，冬桑叶15g。5剂后低热退净，咳嗽已衰大半，原方再服5剂，诸症均除，食欲较病前更佳，精神全复。

2. 气伤毒沉

时行感冒表证已罢，咳嗽虽不甚，但反复不愈，痰浊而腻，神疲少力，语声低沉，舌胖淡，苔白腻，脉象沉滑少力。治宜补肺气，祛浊毒。方用小蜂房紫菀拔毒汤。

治例：韩某，男，52岁，1976年12月10日诊。自诉时感头痛、身疼、寒热等后，常感畏寒，头胀昏痛，咳嗽痰浊，精神不振，纳食减少。其形微胖，语声低沉，舌淡苔腻，脉象沉滑无力。证属寒毒束表淫肺，表证虽去，残毒沉内，肺气受伤。药用：炙紫菀、姜半夏、炒当归各12g，露蜂房10g，大蜈蚣2条，炙黄芪30g，煅赭石20g，炙甘草6g，炒党参15g，北细辛4g。5剂后，畏寒、头昏痛已除，咳嗽衰半，精神得振，食欲已启，原方追服7剂，咳嗽全去，精力如常。

二、风温（肺炎、上呼吸道感染）

风温之病，多见于冬春季节，尤其好发于春季。本病大都由于风邪时毒经口鼻而入肺系所致，故临床常见起病急骤，发展迅速，证候较重；其初起以发热恶风寒，咳嗽咽红，口渴等为主要特征。若治邪不治毒，往往得不到满意的疗效，甚至病情加重，原毒（外来之毒邪，如风毒、寒毒等）不散，继毒（感邪后得不到正确治疗，或失治，酿成火毒、痰毒、气毒、血毒之类）加临。再则毒邪（原毒）为病，其传变与风寒暑湿燥诸邪，由表入里，由气及血等不同，常由卫表即入血分，或伏毒由里达表，变化多端，发展迅速，所以临证用药不受先解表，次清气，再凉血活血等的限制，只根据毒邪的特点和证候之出现来决定用药，解表毒药可与凉血解毒药同用，灵活机动。

（一）浮层证

1. 风毒客表

发热恶寒，热时躁烦，寒时战栗，头痛剧烈，身疼如杖，无汗或少汗，咽红微咳，舌苔薄白或黄，脉象浮数。治宜排毒解表，推邪外散。方用野菊汤加减。

治例：张某，男，28岁，1979年3月17日初诊。昨日下午突起恶寒战栗，随后高热烦躁。诊时体温39.4℃。头额胀痛剧烈，诸节筋脉疼痛难忍，无汗，咽喉焮红，微有咳嗽，口渴，苔白夹黄，脉浮数。此为风毒夹寒，卫表被束。药用：野菊花、大青叶、金银花、连翘各20g，生石膏30g，浮萍8g，制僵蚕、牛蒡子各12g，玄参10g，青防风6g，净麻黄、生甘草各5g。1剂后遍体汗出，头疼身痛减半；又服2剂，热退身和，后改用桑菊饮3剂痊愈。

2. 风毒犯肺

咳嗽气促，咽喉焮红，发热恶风，头痛，口渴神、烦，舌苔黄，脉浮数而滑。治宜拔毒宣肺，清热化痰。方用加味麻杏甘石汤。

治例：陈某，男，40岁，1978年3月11日初诊。咳嗽气促、发热恶风1天，体温39.6℃，伴有头痛，咽喉焮红，口常渴，时躁烦，语声重浊，舌苔黄，脉浮数不和。为风毒犯肺，气机壅阻。药用：净麻黄、制大黄各6g，生石膏、鱼腥草、蒲公英各30g，杏仁、制僵蚕各10g，蚤休15g，生甘草、川贝母各5g，桑白皮20g。1剂后，畏风头痛已罢，咳喘身热已衰其半，原方又服2剂，诸症近愈。

（二）动层证

1. 痰火毒互结

咳嗽气喘，咯痰黄稠，或痰中带血，胸胁疼痛，壮热汗出，面色潮红，或鼻翼扇动，烦躁不安，舌质红，苔黄燥，脉象滑疾。治宜攻毒泻火，豁痰肃肺。方用天竺黄化毒汤。

治例：田某，男，51岁，1978年2月26日诊。患支气管肺炎5天，经抗生素等治疗效果不显著。诊时咳嗽气促，胸胁疼痛，咯痰黄稠，高热，体温39.4℃，口渴喜饮，面色潮红，魄烦不安，舌红苔黄燥，脉滑数。此属痰火毒壅肺，气机失于清肃。药用：

天竺黄、制僵蚕各 12g，桑白皮、生石膏、鱼腥草、瓜蒌、野荞麦、绞股蓝各 30g，制大黄、川贝母各 8g，蚤休、白头翁各 15g。2 剂后，咳喘十减其五，体温降至 37.8℃，余症均有不同程度好转，原方续服 3 剂。再诊证势大减，体温 37℃，气促、胸痛、面红、魄烦近除，唯有少量咳嗽，病去减其制，原方用量减之 1/3，并去大黄、僵蚕，加麦冬、炙枇杷叶各 12g，5 剂告痊。

2. 痰瘀毒互结

咳嗽气促，胸胁刺痛，咯痰不爽，发热不退，神烦不宁，午后颜面潮红，舌红或微紫，脉弦滑数。治宜化毒祛痰，清热凉血。方用水蛭化毒汤。

治例：马某，男，46 岁，1978 年 4 月 1 日诊。咳嗽、发热半个月，X 线胸透为支气管周围炎。诊时咳嗽喘促，咯痰黄稠，神烦不宁，胸胁刺痛，发热午后较高，体温 39.1℃，舌质红，苔厚黄，脉弦滑带数。前医曾用多种抗生素及中药麻杏甘石汤、桑菊饮等疗效不明显。证属痰瘀毒互结，肺气壅阻。药用：干水蛭 4g，丹参 20g，桃仁、葶苈子各 10g，桑白皮、蒲公英、连翘各 30g，金银花、白头翁、瓜蒌、海藻各 15g，川贝母 8g。3 剂后，咳嗽胸痛十去其五，体温 37.5℃，原方续服 4 剂。又诊身热退净，体温 36.8℃，胸痛已除，咳嗽轻微，改用麦门冬汤加减，告瘳。

（三）沉层证

热毒沉里，肺津受伤：身热昼轻夜甚，午后两颧绯红，咳嗽少痰，或干咳无痰，咳时或气促，口干咽燥，大便多结，舌质红，苔光剥少津，脉小滑数。治宜解毒滋阴，润肺止咳。方用肺经增液解毒汤。

治例：周某，女，52 岁，1979 年 2 月 21 日诊。患支气管肺炎近两周，顷诊午后身热面红，咳嗽少痰，咳时微有气促，略有胸痛，口干，咽喉干燥，夜寐不安，体温 37.9℃，舌质红，苔光剥，脉小滑数。药用：生麦冬、干生地、玄参、地骨皮、北沙参、天花粉各 12g，板蓝根 20g，鱼腥草、生石膏、生白蜜（分冲）各 30g，川贝母、生甘草各 5g。5 剂后，身热已退，体温 36.9℃，咳嗽气促近除，口干咽燥十衰其七，夜寐已安，原方去板蓝根，续服 7 剂，诸症已罢。

（四）伏层证

肺阴少复，余毒内伏：低热反复不退或无身热，咳嗽不甚，或夜间盗汗，口咽干燥，神疲少力，舌尖红，苔光少津，脉小带数。治宜滋阴拔毒，润肺祛痰。方用羊乳抽毒饮。

治例：冯某，男，31 岁，1977 年 4 月 5 日诊。风温后半个月，常有低热，体温 37.3～37.6℃，咳嗽不甚，但咯痰不爽，咽喉干燥，夜间常有盗汗，大便较结，舌尖微红，苔中光少津，脉象小滑带数。此为热毒余邪内伏，肺阴伤而难复。药用：羊乳（山海螺）30g，天花粉、生麦冬各 10g，生甘草、川贝母、上青黛各 5g，地骨皮 15g，制僵蚕、大玄参、炒栀子各 10g，冬桑叶 18g。5 剂后低热退净，咳嗽、盗汗已除，大便通畅，余症均有明显好转，原方续服 5 剂告愈。

三、暑温（流行性乙型脑炎、钩端螺旋体病等）

暑温，系夏季感受暑热毒邪所致。其特点是发病急骤，传变迅速，往往表证未罢，里热已著，气分正盛，营血俱病的非一般性温病的传变规律；初起即见高热，烦渴，头痛身疼，甚则迅速出现呕逆频作，昏迷抽搐或吐血、便血等（乙型脑炎，常以高热、头痛、嗜睡、昏迷和惊厥为主症；钩端螺旋体病则以高热恶寒、头痛、肌肉酸痛或黄疸、衄血、抽搐、昏迷等为主症）。暑热毒邪，虽为阳热之邪，但因暑令湿盛，常有夹湿，故临床易见脘闷恶心、身重、苔腻等夹湿之象。在治疗上，本病以辛凉解毒为先导，但必须清心肝，凉血热，使神志清楚，肝风不动，病虽重而毒邪得泄，不致酿成危候。如兼湿者，当兼顾治之，不能轻视。

（一）浮层证

暑毒客表：发热微恶寒，口干，头痛，嗜睡，颈项强，四肢抽搐，神志尚清，舌苔薄黄，质尖红，脉浮数。治宜清暑解毒，疏风舒筋。方用清风解毒汤加减，或加安宫牛黄丸。

治例：徐某，女，12 岁，1966 年 7 月 15 日诊。身热微恶寒，头痛 1 天，颈项强，四肢抽搐半天，诊时体温 39.6℃，嗜睡，神志清楚，舌尖红，苔薄白，脉浮数。此为暑毒侵袭，卫表失疏。药用：连翘、野菊花、大青叶各 24g，秦艽、地龙、蝉蜕各 9g，僵蚕 12g，生石膏 60g（打碎先煎），羚羊角片 3g（先煎），天花粉、钩藤各 15g，滑石 30g，石菖蒲 6g，1 剂，并住院观察（当时西医拟诊为流行性乙型脑炎，后予确诊）。二诊，药后身热减退，体温 38.2℃，头痛明显好转，四肢抽搐未作，颈项尚有强硬，原方去秦艽加赤芍 15g。2 剂后，上述诸症基本消失，体温 37.2℃，舌苔中微光红，脉小弦。此为暑毒已化，胃阴受伤。方用生石膏 30g，大青叶、野菊花、麦冬、玄参、北沙参、天花粉各 15g，青蒿、淡竹叶各 9g，生甘草 4.5g。3 剂后微热退净，食欲见启，未见后遗症出现，原方略作加减，续服 5 剂，告瘳。

（二）动层证

暑毒炽盛：壮热不恶寒，头痛，面赤气粗，烦躁不安，四肢抽搐，舌苔黄糙，脉来洪数。治宜直折暑毒热邪，方用解毒白虎汤加减。

治例：沈某，男，9 岁，1965 年 7 月 21 日诊。流行性乙型脑炎高热不退，邀中医会诊。症见高热，体温 40.3℃，烦躁不安，面赤气粗，四肢抽搐，神志似糊似清，口渴欲饮，舌苔黄糙，脉象洪数。此非一般暑邪为病，实为毒淫作祟。药用：生石膏 120g（先煎），大青叶、金银花、连翘、天花粉、淡竹叶各 20g，羚羊角片 1.5g（先煎），地龙、僵蚕各 12g，黄连 5g，紫雪丹 2g（化服）。1 剂后，高热有所下降，体温 39.1℃，神志转清，余症依旧，原方加赤芍15g。又2剂后体温退至37.8℃，抽搐已止，原方石膏减至60g，加麦冬12g。又2剂后，体温退至37.2℃，余症均减，舌苔中微光，脉小滑带数，此为暑毒大衰，但胃阴受伤。方用生石膏30g，麦冬、北沙参、玉竹、石斛、天花粉各12g，金银花、大青叶15g，青蒿10g，生鳖甲15g，胡黄连5g。4剂后，诸症近罢，食欲渐增，二便尚调，未出现后遗症，原方用量酌减，又服5剂，告愈。

（三）沉层证

暑毒沉里，气阴受伤：灼热烦躁，夜寐不安，口干，神志昏迷，舌绛，脉小数。治宜败毒凉营，益气养阴。方用清营汤加减。如兼手足抽搐，角弓反张，喉中痰鸣，喘促鼻扇者，可用清营汤合羚角钩藤汤加减或配合猴枣散；若出现变证，元气真阴消涸，孤阳暴脱，当先回阳固脱，用参附龙牡汤加味，待阳回阴复后再议解毒，不可孟浪乱投，保得元气充足，方有攻毒机会。

治例：周某，男，8岁，1965年7月1日诊。患流行性乙型脑炎3天，高热不退，邀中医会诊。症见灼热烦躁，体温39.2℃，神志昏糊，间有手足抽搐，舌绛苔燥，脉象小数少力。此为暑毒沉里，气阴受伤，神舍不宁，肝风内动。治以攻毒护正，清心凉肝。药用：鲜生地黄、板蓝根各30g，玄参、麦冬、北沙参各15g，带心连翘、金银花各24g，僵蚕、淡竹叶各12g，黄连4.5g，水牛角45g（先煎），羚羊角片1.5g（先煎），安宫牛黄丸1粒（研分冲），1剂。二诊，药后身热稍退，体温38.6℃，神志转清，抽搐减少，原方又服2剂。三诊，抽搐已止，体温37.8℃，舌红苔光，脉小数无力，夜间偶有梦呓，原方去安宫牛黄丸、羚羊角，加生白芍15g，胆南星6g，2剂。四诊，体温37.2℃，诸症近除，唯发现右下肢活动不利，舌红苔光，脉小带数少力，原方去连翘、金银花、板蓝根、水牛角、淡竹叶、鲜生地黄易干生地黄15g，加地龙、鳖甲各12g，牡蛎18g，生黄芪24g，当归9g，5剂。五诊，身热退净，体温36.8℃，饮食已佳，睡眠尚好，舌淡红，苔微光，脉细少力，右下肢仍然活动不利，改用黄连阿胶汤合补阳还五汤加减，并配合针灸治疗，经治1个月，基本痊愈，行动如常。

（四）伏层证

余毒未清，气阴少复：高热抽搐后，低热不退，神疲少力，夜寐不安，或精神呆滞，食欲不振，舌质微红，苔薄黄，脉弦带数。治宜解毒清热，调气祛痰。方用黄连温胆汤合黄连阿胶汤加减。

治例：蒋某，女，12岁，1966年8月11日诊。患流行性乙型脑炎20余日，高热退后旬日，低热不去，体温37.5～37.8℃。诊时神疲少力，口干，夜寐多梦，心烦不安，胆怯少言，食纳不佳，舌质微红，苔薄黄，脉小弦稍数。此为暑毒未清，胆胃不和。治以清余毒，和胆胃。药用：黄连4.5g，黄芩、竹茹、枳实、橘红、太子参、青蒿、茯苓各12g，阿胶珠9g，鸡子黄2枚，胆南星6g，金石斛15g。5剂后，诸症十衰其五，饮食已启，舌不红，苔薄微黄，脉小滑，原方去黄芩、青蒿，加白芍 12g，炙甘草 4.5g，7 剂告愈。

四、湿温（伤寒、副伤寒、钩端螺旋体病）

湿温多由湿热毒邪所引起的一种夏秋雨湿季节的外感热病。其临床表现：初起以身热不扬，恶寒身重，头胀如裹，胸脘痞闷，口不渴或渴不多饮，苔白腻，脉濡缓为主要证候；中期常以身热缠绵，有汗不解，恶心呕吐，胸闷腹胀，胸腹部可见白㾦，小溲短黄，苔黄腻，脉濡数为主要表现；后期常因化热化燥而致神志昏蒙诸症。在治疗上总以解毒祛湿清热为宗旨，但由于患者体质的偏阴偏阳和气温的高低、干湿度等原因，其病变有湿重于热和热重于湿之不同，故治疗上就有解毒化湿兼清热和解毒清热兼化湿之分，还有在表在里之别，而解毒是治疗的重点，但也不可忽视扶正以托毒。如病情骤然由实转虚，或气随血脱，或阳气外亡等，应急以回阳救逆，不可拘泥于解毒而不变，否则违背了解毒法的运用原则。

（一）浮层证

湿毒客表：恶寒少汗，身热不扬，头部沉重，胸闷脘痞，口不渴或渴不欲饮，四肢困倦，肌肉酸疼，舌苔白腻，脉濡。治宜芳香化湿，解毒透表。方用藿朴夏苓汤加减。

治例：周某，男，37 岁，1974 年 7 月 28 日诊。主诉发热微恶寒 1 周，伴头重痛，四肢酸楚，经某医院诊断为副伤寒，并给予合霉素等西药治疗，未见明显好转。诊时身热口不渴，体温 38.4℃，微恶寒，少汗，胸闷脘痞，略有呕恶，大便三日不解，舌苔白腻，脉濡而缓。此为湿温之毒邪客于肌表，其病原当为湿热毒邪，其病位首在脾胃，虽见病邪外浮，故不可发其汗。治以化湿清热，解毒透表。药用：广藿香、厚朴花、白杏仁、制大黄各 9g，姜半夏、赤苓各 12g，淡豆豉、老滑石各 24g，连翘 15g，白蔻仁 3g，生薏苡仁 18g，羌活 6g。3 剂后恶寒已罢，体温 37.6℃，胸闷好转，呕恶得除，大便通畅，原方去羌活、大黄，加佩兰 9g。又 3 剂，体温降至 36.9℃，舌苔已转薄黄，脉小滑，唯夜寐多梦，口微苦，以温胆汤加减 4 剂，告瘳。

（二）动层证

1. 湿毒重于热毒

身热起伏，午后热增，汗出而热不退，头重身重，困乏呆钝，或听觉减退，胸闷腹胀，大便溏薄，小便混浊，口渴不欲饮，或颈项胸腹白㾦，舌苔白腻夹黄，脉濡或带数。治宜化湿解毒，兼清热邪。方用三仁汤加减。

治例：邱某，男，32 岁，1975 年 8 月 2 日诊。病近旬日，身热或低或高，体温 38～39℃，身体沉重乏力，胸闷腹胀，大便不实，经某医院诊断为伤寒，并以氯霉素等药治疗，身热仍不退。诊时体温 38.8℃，身重乏力，神情呆钝，余症如前，舌苔白黄腻相兼，脉濡带数。证属湿温，湿毒重于热毒。湿为秽浊之性，毒是致病至极之邪，遇热则难分难解，缠绵难愈。治以化湿宣气，解毒清热。药用：白杏仁、制厚朴、姜半夏、苍术各9g，生薏苡仁、老滑石各24g，白通草、白蔻仁各4.5g，蚤休12g，凤尾草15g，制僵蚕12g，黄连6g。3剂后，身热减退，体温37.7℃，胸闷腹胀、肢体乏力均有好转，原方去薏苡仁，加蝉蜕6g。又3剂后，体温37.2℃，胸闷腹胀已除，大便日行1次，精神转振，舌苔薄黄腻，脉小滑。此为邪毒渐去，中焦气机得畅，既不可忽视去毒，也不可轻视扶正。治宜化湿热毒，和脾调胃。药用：炒黄连、白通草、白蔻仁各4.5g，凤尾草15g，炒黄芩、厚朴花、白术、佩兰、姜半夏各9g，枳壳6g，白茯苓、太子参各12g。4剂后身热退净，体温36.8℃，诸症已除，二便自调，饮食已启，原方续服5剂善后。

2. 热毒重于湿毒

壮热面赤，大汗口渴，呼吸气粗，脘痞腹满，大便秘结，舌苔黄，脉洪大。治宜解毒清热，兼以化湿。方用实热败毒汤加减。

治例：陈某，男，29岁，1974年8月9日诊。伤寒12天，经氯霉素等西药治疗，身热不退，乃邀中医会诊。诊时高热40.2℃，面赤汗出，口渴引饮，呼吸气粗，脘痞腹满，大便三日不解，舌苔黄厚，脉象洪大。此属湿温，热毒甚于湿毒，火热内炽。治以清热解毒，兼化湿邪。药用：生石膏45g（先煎），黄连、大黄、厚朴各9g，黄芩、栀子、知母、僵蚕、蚤休各12g，金银花、凤尾草各18g，蝉蜕6g，2剂。二诊，药后身热退至38.3℃，大便已通，但解而不畅，其余症状均有不同程度好转，原方续服2剂。三诊，身热已降至37.6℃，脘痞腹胀已除，大便通畅，面赤消退，汗出得止，舌苔黄微干，脉滑而数。此乃热毒已衰，湿毒得化，而胃阴有所受伤。治以清热毒，养胃阴并顾。药用：生石膏30g，黄连、黄芩、栀子各9g，金银花、凤尾草各15g，知母、石斛、麦冬、玄参各12g，生甘草4.5g，3剂。四诊，身热退净，体温36.8℃，余症近除，唯有口干，苔中微光剥，脉小滑，改用竹叶石膏汤合益胃汤加减8剂，告愈。

（三）沉层证

湿热毒沉里，阴分受伤：身热夜甚，心烦不安，口干唇燥，或神志不清，手足抽搐，或斑疹隐隐，甚则吐血衄血，大便下血，舌绛少苔，脉象小数。治宜败毒清热，兼以养阴。方用加味清营汤加减。

治例：朱某，女，23岁，1975年8月16日诊。伤寒半月余，身热夜甚，体温38.2℃，心烦不安，夜寐不宁，口干唇燥，大便较结，舌绛苔光干，脉象小数。此属湿温，热毒沉里，阴液受伤。治以清热败毒，滋养阴液。药用：水牛角30g（先煎），黄连6g，玄参、生麦冬、牡丹皮各12g，金银花、大青叶、地榆各15g，鲜石斛、凤尾草各24g，生白芍、赤白芍各9g，3剂。二诊，药后身热减退，体温37.5℃，心烦好转，夜寐得安，舌红苔光，脉小滑带数，原方去水牛角、大青叶，加生地黄12g，4剂。三诊，身热尽退，体温 37℃，大便二日 1 次，口干已止，饮食略启，舌红转淡，苔光有复生之象，脉小滑稍数，原方去金银花、凤尾草、牡丹皮，加生薏苡仁、谷芽各 15g，青蒿 9g，5 剂。四诊，诸症已除，身热未见反复，以益胃汤加味善后。

（四）伏层证

余毒未清，气阴两伤未复：低热持续不退，口干欲饮，自汗，神疲乏力，面色萎黄，小便短黄，舌红苔光，脉象小弱而数。治宜清泄余毒，益气滋阴。方用竹叶石膏汤加减。

治例：邱某，女，22 岁，1974 年 8 月 28 日诊。伤寒两旬余，身热反复不退，体温 37.5～37.8℃，形体消瘦，神疲乏力，口干咽燥，自汗盗汗，胸闷心烦，夜寐不安，大便较结，小便短黄，舌质红，苔光剥，脉小数无力。此为湿温热毒未清，气阴两伤。治拟清热排毒，滋阴益气。药用：冰糖炒石膏 30g，北沙参、生麦冬、鲜石斛、白薇、青蒿、玄参、生地黄各 12g，淡竹叶 9g，胡黄连 6g，生甘草 4.5g，凤尾草 15g，4 剂。二诊，药后身热减轻，体温 37.3℃，口干咽燥、自汗盗汗近除，胸闷心烦好转，大便已通畅，原方续服 5 剂。三诊，身热退净，体温 36.8℃，精神稍振，夜寐已安，舌淡红，苔中微光，脉小弱，原方去石膏、竹叶、白薇、青蒿、凤尾草，加生黄芪、太子参、炒谷芽各 15g，5 剂。四诊，诸症均除，唯体弱形瘦，原方去玄参，加当归 12g，7 剂，告瘳。

第二节　杂病

一、咳嗽（上呼吸道感染、急性支气管炎、肺炎）

咳嗽是肺系疾患的常见证候，古代常将无痰有声称之咳，无声有痰称之嗽，既有痰又有声则称之咳嗽。故刘河间《素问病机气宜保命集·咳嗽论》说："咳谓无痰而有声，肺气伤而不清也；嗽谓无声而有痰，脾湿动而为痰也；咳嗽谓有痰而有声，盖因伤于肺气，动于脾湿，咳而为嗽也。"引起咳嗽的原因很多，有风、寒、暑、湿、燥、火诸邪侵袭于肺者，也有其他脏腑有病累及于肺而致咳嗽者。现将毒邪（包括原毒和继毒）所致咳嗽为主的证候，分述于下。

（一）浮层证

风毒入肺：咳嗽痰黄，咳势较剧，咳而不爽，咽喉红痛，发热微恶寒，头痛，骨节酸疼，舌尖红，苔薄黄，脉浮数。治宜解毒清热，散风宣肺。方用野菊汤加减。

治例：朱某，男，42 岁，1987 年 3 月 12 日诊。发热、咳嗽 2 天，伴形寒恶风，头胀而痛，咽喉焮红作痛，口微渴，胸闷气粗，舌尖红，苔薄黄，脉象浮数。体温 39.6℃。血检：白细胞计数 18.6×10^9/L，中性粒细胞百分比 90%，淋巴细胞百分比

10%。胸部 X 线：两肺纹理增粗。此非寻常风邪为病，实属风毒犯肺，宣通失司。治以解毒疏风，宣肺化痰。药用：野菊花、大青叶、金银花、连翘各 20g，生石膏、鱼腥草各 30g，制僵蚕、玄参、牛蒡子各 12g，蝉蜕、浮萍、生甘草各 6g，2 剂。二诊，药后微微出汗，形寒、头痛、肢酸已除，身热减退，体温 37.6℃，余症均有好转，原方去浮萍，加杏仁 10g，3 剂。三诊，身热尽退，体温 36.8℃，诸症已减，咳嗽十去其六，舌苔微黄，脉小滑。血检：白细胞计数 7.2×10⁹/L，中性粒细胞百分比 68%，淋巴细胞百分比 32%。此乃风邪尽去，毒淫未净，痰热未清。治以清肺拔毒。药用：鱼腥草、山海螺各 30g，生甘草、桔梗各 5g，牛蒡子、黄芩、杏仁、麦冬、制僵蚕各 10g，玄参 12g，蒲公英 15g，5 剂善后。

（二）动层证

热毒阻肺：高热不恶寒，咳嗽气促，咯痰黄稠，或痰中带血，胸闷胁痛，烦渴面赤，时时汗出，舌红苔黄，脉象洪数或滑数。治宜逐毒泄热，清肺化痰。方用天竺黄化毒汤加减。

治例：冯某，女，35 岁，1978 年 2 月 27 日诊。发热咳嗽一周，西医诊断为肺炎，经用四环素、青霉素等抗生素治疗，效果不显著。诊时身热 39.3℃，咳嗽气喘，咯痰黄稠，胸胁疼痛，面赤汗出，口渴神烦，大便三日不解，夜寐不安，舌质红，苔黄糙，脉象滑数。证属热毒阻肺，肃降失常。治以败毒泄热，清肺化痰。药用：天竺黄、制僵蚕、制大黄各 12g，生石膏 45g，鱼腥草、蒲公英、桑白皮各 30g，人工牛黄 0.6g（分两次吞服），蚤休、白头翁各 12g，川贝母 6g，全瓜蒌 24g，2 剂。二诊，药后身热渐退，大便已通，体温 37.8℃，咳嗽气喘好转，余症均有不同程度减轻，原方石膏用量减至 30g，去大黄，加麦冬 12g，3 剂。三诊，发热尽退，体温 36.9℃，面赤、口渴、神烦已除，咳嗽胸痛十衰其半，舌淡红，苔中微光，脉小滑带数。此乃热毒渐去，肺阴有所受伤。治拟滋阴逐毒，祛痰止咳。药用：天花粉、麦冬、玄参、北沙参、制僵蚕各 12g，山海螺 30g，冰糖炒石膏 24g，川贝母、生甘草各 6g，炙桑皮、鱼腥草各 15g，生赭石 15g，5 剂。四诊，诸症尽罢，原方去石膏、代赭石、僵蚕，加炒谷芽、生山药各 15g，7 剂。五诊，X 线胸片：肺部炎性灶基本吸收，原方略作加减，继服 7 剂，告愈。

（三）沉层证

热毒沉里，气阴受伤：咳嗽气促半月以上，时有身热，胸胁隐痛，口干舌燥，神疲乏力，苔中光，脉滑数少力。治宜解毒肃肺，滋阴益气。方用肺经增液解毒汤加减。

治例：邱某，女，45 岁，1988 年 12 月 16 日诊。患肺炎两旬余，经抗生素和沙参麦冬汤等治疗，效果欠显著。诊时常有低热，体温 37.5～38℃，咳嗽少痰，咳时气促，胸络隐痛，口干咽燥，动辄汗出，神疲少力，大便较结，舌质稍红，苔中光根黄微糙，脉象小滑带数。此为热毒沉里，痰火留着，肺中气阴受伤。治以滋阴益气，清肺祛痰，败毒去邪。药用：生麦冬、生地黄、玄参、天花粉、北沙参、地骨皮各12g，生石膏、鱼腥草、白蜜（分冲）、山海螺各30g，川贝母、生甘草各5g，5剂，并加六神丸3支（分5天吞服）。二诊，体温37.2℃，胸痛已除，咳嗽、口干等症均有好转，原方去六神丸，7剂。三诊，体温36.7℃，诸症十去其七，唯易出汗，不耐劳，舌淡苔微光，脉小滑少力。X线胸透：肺部炎性灶基本吸收。原方去生石膏、天花粉、鱼腥草、生地黄、川贝母，加太子参15g，生黄芪30g，7剂，告瘳。

（四）伏层证

余毒内伏，气阴不足：大症渐退，但干咳少痰，或咳嗽痰稠，反复不除，口干咽燥，自汗神疲，面色少华，纳食不佳，舌苔薄净或中光，脉小滑无力。治宜托毒祛痰，滋阴益气。方用羊乳抽毒饮加减。

治例：朱某，女，52岁，1990年3月15日诊。两月前患急性气管炎，经某医院住院治疗，于半月前好转出院。诊时干咳少痰，咽喉干燥，偶有咳时胸痛，神疲乏力，面色少华，饮食不思，舌淡，苔中光，脉小滑无力。此为余毒伏肺，气阴不足。治以养阴益气，拔毒肃肺，标本兼顾。药用：羊乳、蜜根皮、金荞麦各30g，生黄芪15g，北沙参、麦冬各12g，制僵蚕、当归、桃仁、玄参各10g，川贝母、青黛各3g，5剂。二诊，精神好转，食欲已启，咳嗽见少，胸痛消失，原方续服7剂。三诊，面色露华，咳嗽近除，咽喉干燥尽去，苔薄净，脉小缓带滑。原方去青黛、金荞麦、玄参，加绞股蓝20g，7剂，善后。

二、哮喘（支气管炎、支气管哮喘）

哮喘，是指哮证与喘证，这两种病证的病位均以肺系为主，故合并在一起讨论。

哮证是一种发作性痰鸣气喘疾患，以呼吸急促、喉间哮鸣为特征；而喘证以呼吸急促，甚至张口抬肩、鼻翼扇动为特征。诚如《医学正传·哮喘》所说："哮以声响名，喘以气息言。"两者在病因病机上亦有所不同，哮证多数病有宿根，为经常发作性的疾病；喘证则多并发于各种急慢性疾病中。哮必兼喘，而喘未必兼哮，所以在具体辨证中又有区别。

哮喘虽多责之于内有寒痰伏饮，复感外邪而发作，但经临床观察，不仅有寒痰伏饮，而且有毒邪潜留，深藏肺肾，毒渐则发，毒减则止。所以采用解毒、逐毒、托毒等法治疗，如热毒者常以清解毒邪，积毒者常以攻逐毒邪，正虚邪留者则以扶正托毒，运用得当，往往可获较好疗效。

（一）浮层证

1. 寒毒入肺

咳嗽气促，喉中鸣响，恶寒多，发热少，头痛无汗，骨节酸痛，或背部觉冷，胸膈满闷，舌质淡，苔白滑，脉浮紧。治宜解毒散寒，宣肺平喘。方用一枝黄花汤加减。

治例：章某，男，15岁，1989年11月5日诊。患哮喘8年，近期发作甚频。诊时咳嗽气促，喉中鸣响，恶寒头痛，无汗身疼，胸膈满闷，舌苔白滑，脉象紧而滑。证属寒毒入肺，与宿痰相搏。治以解毒散寒，宣通肺气。药用：麻黄、防风、细辛各5g，一枝黄花15g，制僵蚕、杏仁、桃仁、葶苈子各10g，全蝎4g，甘草、桔梗、露蜂房各6g，3剂。二诊，药后表证已罢，咳喘痰鸣十衰其七，原方去防风，加黄芪20g，5剂。三诊，诸症悉减，唯精神欠佳，苔薄白，脉滑少力。此为邪毒渐轻，正气欠足，拟扶正托毒。药用：炙黄芪30g，当归、桃仁、党参、白术各10g，露蜂房、炙甘草各6g，乌梢蛇12g，红枣6枚，7剂。四诊，咳嗽消失，精神已振，纳食增加，原方再服15剂，停止服药，随访1年，未见哮喘复发。

2. 风毒入肺

咳嗽气促，喉中鸣响，咯痰黄稠，胸膈痞闷，身热恶风，头胀且痛，口微干，舌尖红，苔薄黄，脉浮数。治宜解毒疏风，清肺祛痰。方用野菊汤加减。

治例：钱某，男，19岁，1976年3月14日诊。咳嗽气急，喉中声响1天，兼有恶风身热，体温37.7℃，咽喉焮红，头痛，口干，舌尖红，苔黄，脉浮数。此为风毒犯肺，气失宣通。治以解毒疏风，清宣肺气。药用：野菊花、大青叶、金银花、连翘各15g，生石膏30g，玄参、僵蚕、地龙、牛蒡子、葶苈子、桃仁、生甘草各10g，3剂。二诊，据云，服药1剂喘息即平，2剂后身热恶风已除，3剂后咳嗽等好转。仍以原方去大青叶、金银花、连翘，加杏仁、枳壳各10g，瓜蒌皮15g，甘草用量减至5g，服5剂，告愈。

（二）动层证

1. 热毒壅肺

喉中哮鸣如吼，气粗息涌，胸膈烦闷，呛咳阵作，痰黄黏稠，面赤口渴，身热有汗，头痛且胀，大便秘结，舌质红，苔黄腻，脉滑数。治宜消毒清热，肃肺平喘。方用天竺黄化毒汤加减。

治例：蒋某，男，21岁，1985年11月1日诊。素有哮喘，四日前暴饮暴食，即日子夜哮喘发作，伴寒热肢酸，自服氨茶碱等西药有所缓解，昨日起症状加剧。诊时胸膈烦闷，呛咳频作，痰黄黏稠，喉中哮鸣甚响，面赤口渴，头痛发热，大便四日不解，舌质红，苔厚黄腻，脉滑数兼弦。此为热毒壅肺，痰热毒互结，腑气不通。治以逐毒清热，化痰通腑。药用：天竺黄、制僵蚕、广地龙、葶苈子各12g，桑白皮、生石膏、鱼腥草各30g，生大黄、制大黄各6g，全瓜蒌20g，蚤休10g，生甘草8g，2剂。二诊，哮喘已平，面赤口渴、头痛发热已除，大便已通，胸膈烦闷好转，原方去生大黄、蚤休，加绞股蓝20g，5剂，告瘳。随访1年未见复发。

2. 饮毒凌肺

咳喘反复发作，痰多稀稠，喉中鸣响如水鸡声，胸膈满闷如室，面色晦滞，怯寒背冷，舌质淡，苔白滑，脉象弦滑。治宜化毒逐饮，豁痰平喘。方用蜂房化毒汤加减。

治例：任某，男，55 岁，1986 年 11 月 22 日诊。患慢性支气管炎 6 年，近 1 月来发作较剧。诊时咳嗽喘促，咯痰黏稠，喉中痰鸣，胸膈满闷，形体肥胖，面色晦滞，舌胖淡，苔白滑，脉弦滑有力。此为饮毒凌肺，气机不畅。治以化毒逐饮，温肺豁痰。药用：露蜂房、制僵蚕、制胆南星、葶苈子各 10g，炙麻黄、红花、炙甘草各 6g，土茯苓 30g，炙紫菀、莱菔子、炒白术各 12g，红枣 6 枚，5 剂。二诊，咳喘明显减轻，喉中痰鸣已除，原方续服 7 剂。三诊，气喘已平，咳嗽十衰其六，面色微红如常人，原方去麻黄、莱菔子，加炙黄芪 30g，炒当归 10g，10 剂。四诊，胸满咳嗽已除，舌淡嫩，苔薄腻，脉缓滑。此乃饮浊之毒渐去，肺气得利，但久病必虚，原方去土茯苓、葶苈子，加炒党参 15g，五味子 8g，服 15 剂停药，并嘱注意气候变化，加强锻炼，随访一年余未见复发。

（三）沉层证

热毒沉里，气阴受伤：咳喘不甚，喉中或痰鸣，口干心烦，手足心热，或盗汗，神疲少力，舌红苔光，脉象小数（本型大都由热毒壅肺传变而来）。治宜拔毒清肺，益气养阴。方用肺经增液解毒汤加减。

治例：方某，男，49 岁，1977 年 4 月 2 日诊。患急性支气管炎后，咳喘虽减，但不能尽除，夜间或清晨时有喉中痰鸣，咯痰不爽，形体瘦弱，口干唇燥，心烦少寐，偶或盗汗，大便干结，精神疲乏，舌质红，苔光干，脉小数带滑少力。证属热毒沉里，气阴受伤，顽痰胶固肺经。治当拔毒清肺，益气养阴。药用：生麦冬、玄参、制僵蚕、北沙参、天花粉、地骨皮各 12g，生石膏、羊乳、白蜜（分冲）各 30g，川贝母、生甘草各 5g，葶苈子 10g，海浮石、生蛤壳各 15g，5 剂。二诊，喉中痰鸣已止，咳喘好转，大便已通，余症均有减轻，原方续服 7 剂。三诊，气喘已平，咳嗽甚微，盗汗得止，舌红转淡，苔光有津。原方去生石膏、葶苈子、玄参、蛤壳、海浮石，加生黄芪 30g，五味子 6g，10 剂。四诊，心烦少寐、舌干唇燥近除，精神好转，纳食增加，原方又服 15 剂，向愈。

（四）伏层证

痰毒内伏，正气不足：咳喘时发时止，形神欠足，发时则喘咳大作，止时则无痛苦，又无明显临床症状，舌质多淡，苔多白滑，脉象缓滑（此证型多见于喘咳证，常由饮毒凌肺传变而来）。治宜抽毒化痰，益气保肺。方用蜜根抽毒饮加减。

治例：徐某，男，46 岁，1977 年 4 月 16 日诊。素有慢性支气管炎，近一年来发作甚频，神疲乏力，诊时无明显咳喘，面色㿠白，偶有背部恶寒，舌淡苔滑，脉象缓滑少力。此为痰毒内伏，正气不足。治当抽痰毒，益肺气。药用：蜜棉花根、炙黄芪各30g，炙紫菀、款冬花、苏子、炒当归各12g，露蜂房10g，乌梢蛇20g，白芥子、五味子、炙甘草各8g，7剂。二诊，背寒已除，精神好转，原方续服15剂。三诊，药后食欲大振，面色已近常人，原方加控涎丹3g（分吞），以去残留顽痰毒液，7剂。四诊，去控涎丹，又服20剂。随访2年未见复发。

三、肺痨（肺结核）

肺痨，又称痨瘵，古称传尸。历代方书中所称之"尸注""劳注""虫注""毒注""鬼注""热注""冷注"，以及"劳嗽""急痨""疰痨""传尸骨蒸"等，皆肺痨之别称。本病是由于痨虫侵蚀肺脏所引起的一种具有传染性的慢性衰弱性疾病，临床常以咳嗽、咯血、潮热、盗汗、胸痛、消瘦为特征。由于痨虫毒最易损耗肺阴，所以本病基本病理为阴虚热毒。治疗上仅以滋阴补虚，往往效果不佳，若以败毒杀虫，清热利肺为主，适佐滋阴养液，常可获得满意疗效。所以化毒之法在肺痨中是举足轻重的。

（一）动层证

1. 痨虫侵肺，热毒内壅

干咳无痰，或痰少不易咯出，咯血或痰中带血，咳时胸痛，口干咽燥，心烦不安，舌尖红，苔薄黄，脉滑数。治宜败毒杀虫，清热润肺。方用天竺黄化毒汤加减。

治例：沈某，男，22岁，1977年5月16日诊。患浸润型肺结核1个月，经用异烟肼、链霉素等西药治疗效果欠佳。诊时咳嗽少痰，咯血，胸痛，心烦不安，午后潮热，口干苦，咽鼻燥，夜寐不宁，舌尖红，苔薄黄，脉滑数带弦。此为痨虫蚀肺，热毒内壅，阳络受伤。治当败毒清热，杀虫益肺。药用：天竺黄、蚤休、白及、制僵蚕各10g，桑白皮、鱼腥草、冰糖炒石膏各30g，蒲公英、生藕节、百部各15g，胡黄连5g，北沙参12g，5剂。二诊，咯血已止，咳嗽、胸痛、潮热好转，原方续服7剂。三诊，潮热尽除，口干苦、口鼻燥、少寐、心烦十去其八，舌尖红转淡，苔仍薄黄，脉小滑稍数，原方去天竺黄，加全瓜蒌15g，10剂。四诊，诸症尽罢，二便清调，饮食渐增，原方去藕节、蚤休，加炒麦冬12g，羊乳30g，15剂。五诊，临床无明显症状，舌苔薄黄，脉小滑，X线胸片为浸润灶大部分已吸收。原方去蒲公英、石膏，加生牡蛎30g，五味子6g，15剂。后又来诊两次，均以原方用量酌减治之。同年10月3日，X线胸片复查为肺部结核浸润灶全部吸收。

2. 痨虫蚀肺，火毒伤阴

咳呛气促，痰少黄稠，咯血，胸膺疼痛，口干咽燥，午后两颧绯红，潮热骨蒸，夜间盗汗，心烦易怒，形体消瘦，舌质红，苔黄中光，脉小弦数。治宜化毒杀虫，清火滋阴。方用清肝润肺汤加减。

治例：周某，女，30岁，1975年10月7日诊。患空洞型肺结核2年，近1个月来症状加剧，经用多种抗痨西药治疗，未见明显效果。诊时咳呛气促，咯血，胸痛，心烦易怒，午后骨蒸潮热，两颧绯红，夜间盗汗，口干咽燥，形体羸瘦，大便干结，舌质红兼有紫点，苔黄中微光，脉象小弦数。此属痨虫蚀肺，火毒伤阴，痰瘀互结。治当逐毒杀虫，降火滋阴，豁痰化瘀。药用：生赭石、桑白皮、生牡蛎各30g，海蛤壳、焙百部、生麦冬各15g，青黛3g，川贝母5g，北沙参、地骨皮各12g，制僵蚕、生白及各10g，全蝎4g，胡黄连6g，5剂。二诊，咳呛气促明显好转，咯血已止，原方续服7剂。三诊，胸痛、潮热轻减，原方加蜂蜜30g（分冲），10剂。四诊，心烦易怒已除，盗汗减少，原方去代赭石、桑白皮，续服15剂。五诊，潮热、盗汗、颧红、口干咽燥近除，大便通畅，食欲增加，舌红转淡，脉小滑带数，此乃火毒渐平，但肺损不易痊愈，仍以杀虫毒、补肺阴治疗。药用：焙百部、炒麦冬、北沙参各12g，生白及、制僵蚕各10g，生牡蛎、羊乳、蜂蜜（分冲）各30g，胡黄连6g，全蝎4g，20剂。六诊，体重增加2kg，面色转华，仍以原方续服30剂。X线胸片复查为空洞闭合，痰菌转阴。

（二）伏层证

余毒内伏，气阴欠足：肺痨日久，反复不愈，好转后又复发，再则好转，微有咳嗽，咽喉干燥，神疲少力，面色㿠白，舌质淡，苔中光或薄净，脉象小弱。治宜扶正祛毒，杀虫养肺。方用羊乳抽毒饮加减。

治例：朱某，男，36岁，1976年4月20日诊。患肺结核8年，曾复发3次。诊时微有咳嗽，咽喉略有干痛，面色少华，易于疲劳，舌淡苔净，脉小弱带滑。X线胸片为陈旧性结核灶。证属痨虫隐匿，余毒内伏，气阴尚未全复。治当祛毒杀虫，润肺益气。药用：羊乳、蜜根、炼蜂蜜（分冲）各30g，天花粉、麦冬、北沙参、制僵蚕、玄参各12g，露蜂房、生白及、桃仁各10g，焙百部15g，15剂。二诊，咳嗽、咽喉干燥近除，精神好转，原方去天花粉、桃仁，加煅牡蛎30g，蜈蚣2条，15剂。以后又复诊4次，均以本方略作加减，体重增加3kg，形神充沛。同年10月25日X线胸片复查为结核灶已钙化。

四、肺痈（肺脓肿、支气管扩张继发感染）

肺痈属内痈之一，是肺内形成脓疡的一种病证。《金匮要略》说："咳而胸满，振寒，脉数，咽干不渴，时出浊唾腥臭，久久吐脓如米粥者，为肺痈。""若口中辟辟燥，咳即胸中隐隐痛，脉反滑数，此为肺痈，咳唾肺血。"验之临床，亦为如此，故以咳嗽、胸痛、发热、咯吐腥臭浊痰，甚则脓血相兼为特征。

本病的发生原因，主要由于风热毒邪侵袭于肺，郁结不解，邪毒伤肺，热壅血瘀，血败肉腐，成痈化脓，为该病的基本病因病机。历代医家大多也认为如此，所以解毒清热是治疗本病的核心方法。本病虽分四层治疗，但在浮层即宜解毒中兼以凉血；动层中败毒必用活血、破瘀、排脓；沉层中托毒兼和血；伏层中拔毒兼养血。毒邪最易入血伤血，即使邪在表层也可运用凉血活血，不必拘泥于引表邪入血分之嫌。

（一）浮层证

风毒犯肺：恶寒发热，咳嗽胸痛，咳时胸痛加重，咯痰白黏，痰量日渐增多，呼吸不利，口微干，舌苔薄黄或薄白，脉浮滑数。治宜解毒散风，清热利肺。方用野菊汤加减。

治例：章某，男，44岁，1977年3月14日诊。患支气管扩张症6年，近三日恶寒发热，咳嗽胸痛，咯痰腥臭，西医诊断为支气管扩张继发感染，经用青霉素等抗生素治疗，效果欠佳。诊时身热恶寒，体温38.9℃，咳嗽气粗，胸胁隐痛，咯痰白黏腥臭，口干，舌尖红，苔薄黄，脉浮滑数。此为风热毒邪袭肺，邪毒蒸腐，肺失通降。治当解毒散风，清肺祛痰。药用：野菊花、大青叶、金银花、连翘各25g，生石膏、鱼腥草各40g，制僵蚕、玄参、牛蒡子各12g，蝉蜕10g，全瓜蒌18g，川贝母6g，3剂。二诊，恶寒已罢，身热减退，体温37.6℃，咳嗽胸痛均有好转，原方去大青叶，加白茅根30g，5剂。三诊，咯痰腥臭明显减轻，口干已除，舌尖微红，苔薄黄，脉弦滑带数，原方去连翘、石膏，加桔梗、生甘草各5g，5剂。四诊，诸症十去其七，食欲已启，原方去金银花、玄参、蝉蜕，加羊乳30g，北沙参、炒麦冬各12g，7剂。后又复诊2次，均以原方略作加减，症状消失，X线胸片为两肺纹理增深。

（二）动层证

1. 热毒成痈

身热寒战，继则壮热不退，汗出烦躁，咳嗽气急，咯痰浊黄腥臭，胸满作痛，转侧不利，口燥咽干，舌质红，苔黄腻，脉滑数有力。治宜败毒清热，化瘀消痈。方用天竺黄化毒汤合苇茎汤增损。

治例：徐某，男，41岁，1977年4月3日诊。因肺脓肿于某医院住院治疗一周，虽经大剂量青霉素等治疗，但仍不能控制病情，故邀中医会诊。诊时壮热汗出，体温39.6℃，烦躁不安，咳嗽气急，咯痰浊黄腥臭，胸满疼痛，转侧不利，口苦干，口气秽臭，大便三日不解，舌质红，苔厚黄糙腻相兼，脉来滑数有力。证属热毒壅肺，血脉瘀阻，而成肺痈。治宜败毒清热，化瘀消痈。药用：天竺黄、制僵蚕、桃仁、赤芍、制大黄、蚤休各12g，桑白皮、生石膏（先煎）、芦根、鱼腥草、金荞麦根各40g，人工牛黄0.6g（分吞），2剂。二诊，身热减退，体温38.2℃，咳嗽胸痛好转，大便已通，原方续服3剂。三诊，咯痰减少，腥臭好转，体温降至37.6℃，原方去大黄，加天花粉15g，4剂。四诊，诸症大减，体温36.9℃，胸痛甚微，转侧自如，咯痰不臭，痰量日渐减少，气急已除，舌红转淡，苔黄而腐，脉滑稍数。此为痈肿渐消，而余毒未清，仍以排毒为主，兼以滋阴。药用：蚤休、桃仁、制僵蚕各10g，鱼腥草、羊乳、金荞麦根各30g，人工牛黄0.3g（分冲），北沙参、炒麦冬、天花粉各15g，5剂。后复诊3次，均以此方略作加减，并经西医复查，基本痊愈出院。

2. 脓毒内溃

咳吐大量脓血，或如米粥，腥臭异常，胸中烦满而痛，身热面赤，口渴喜饮，舌质红，苔黄腻，脉滑数。治宜逐毒清热，破瘀排脓。方用葶苈泻肺解毒汤合加味桔梗汤加减。

治例：孙某，男，35岁，1976年10月15日诊。因肺脓肿住院治疗10余天，经用大剂量青霉素等多种抗生素治疗，效果欠佳，故邀中医会诊。诊时咳吐脓痰量多，状如米粥，腥臭异常，胸满疼痛，心烦不安，舌质红，苔黄腻，脉滑数。此属瘀毒阻肺，血败肉腐，痈脓内溃。治当逐毒清热，破瘀排脓。药用：葶苈子、制大黄、地龙、桃仁、生麦冬各12g，水牛角片（先煎）60g，鱼腥草、金荞麦各30g，冬瓜仁、败酱草各20g，芦根50g，天花粉15g，人工牛黄（分吞）0.6g，3剂。二诊，胸痛好转，脓痰减少，余症也有所减轻，原方续服3剂。三诊，症状显著减轻，脓痰恶臭好转，原方去大黄，加生薏苡仁30g，5剂。四诊，诸症十衰近六，脓汁渐少，唯正气有所受伤。治以排脓拔毒，扶正生肌。药用：鱼腥草、野荞麦、芦根、羊乳各30g，人工牛黄（分吞）0.3g，桃仁10g，麦冬、北沙参、天花粉各15g，川贝母、生甘草各5g，7剂。五诊，腥臭痰已除，胸痛近止，心烦消失，食欲已启，舌红转淡，苔薄黄中微剥，脉小滑少力，原方去牛黄、桃仁，加生晒参（另炖冲）5g，生牡蛎20g，7剂。后复诊2次，都以原方稍增略减服用，并经西医复查基本痊愈。

（三）沉层证

毒邪沉里，正气受伤：咳嗽不甚，胸部引痛，咯痰尚有腥臭，胸中懊憹，夜间盗汗，口干咽燥，舌质淡红，苔黄或中光，脉象略数。治宜排毒清热，滋阴润肺。方用肺经增液解毒汤加减。

治例：洪某，男，45岁，1987年10月17日诊。因肺脓肿经某医院治疗，基本好转，但脓痰腥臭、胸痛未除。症见咳嗽不甚，但咯痰黄浊有腥臭，胸部时时引痛，咽燥口干，胸中懊憹，夜间或盗汗，形体消瘦，大便干结，舌红，苔中光，脉细数。证属痈脓渐少，但热毒沉里，不可疏忽。治当托毒清热第一，滋阴益肺第二。药用：冰糖炒石膏40g，芦根、鱼腥草、板蓝根、金荞麦、蜂蜜各30g，生地黄、玄参、天花粉、北沙参各12g，桃仁、制僵蚕各10g，7剂。二诊，咯痰腥臭近除，胸痛甚微，咽干口燥、胸中懊憹十去其七，大便已通，原方去板蓝根，石膏改为30g，服15剂。三诊，诸症全除，再以琼玉膏2瓶，鱼腥草素片100片，以巩固疗效。

（四）伏层证

余毒蕴伏，气阴欠足：咳嗽稀少，偶有胸痛，或咯痰稍有腥臭，或偶然盗汗，形体瘦弱，面色少华，舌苔薄黄或中微光，脉小滑少力。治当抽毒益肺，搜剔伏热。方用羊乳抽毒饮加减。

治例：高某，男，39岁，1988年5月9日诊。两月前患肺脓肿，经某医院住院治疗好转出院。平时咳嗽稀少，咯痰黄黏有腥味，且有胸部引痛，口干咽燥，鼻孔中时有热灼感，近一周来盗汗2次，形体较瘦，舌苔薄黄中微光，脉小滑带数少力。此为余毒内伏，气阴难复，慎防复发。治当抽毒清肺，滋阴益气。药用：羊乳、金荞麦、鱼腥草、绞股蓝各30g，天花粉、北沙参、冬瓜仁、玄参各15g，制僵蚕、炒栀子、桃仁各10g，5剂。二诊，咳嗽痰臭、胸痛均有明显好转，咽干口燥也缓解，原方加稆豆衣20g，7剂。三诊，诸症近除，精神好转，原方去栀子，加百合12g，再服10剂，以巩固治疗。

五、心悸（心肌炎）

心悸，是指心下惕惕然跳，筑筑然动而言。心悸称惊悸、怔忡。而惊悸、怔忡也有所区别：如惊悸者，常因情绪激动、惊恐、劳累而诱发，时作时休，不发时一如常人，其证较轻；怔忡者，则终日觉心中悸动不安，稍劳尤甚，全身情况较差，病情较重。惊悸日久不愈，可发展为怔忡。引起本证原因颇多，有心虚胆怯、心血亏虚、心气不足、肝肾阴虚、痰饮内停、血脉瘀阻以及外感毒邪所致。现就外感毒邪所致为主的心悸进行辨证论治。

（一）浮层证

风毒犯心，气营初伤：发热，微恶风寒，头痛，心悸气短，胸闷或胸前隐痛，舌尖红，苔薄黄，脉象浮数不和。治宜解毒清热，疏表和心。方用贯众解毒饮加减。

治例：李某，女，21岁，1986年5月11日诊。患病毒性心肌炎5天，经西药治疗，症状缓解不明显，故邀中医会诊。诊时发热微畏风，头痛，心悸气短，胸痛而闷，咽红，舌质红，苔薄黄，脉象小弦偶有歇止。证属风毒犯心，心气受损。治当解毒清热，疏风和心。药用：贯众、制僵蚕各15g，金银花、连翘各20g，蝉蜕12g，生石膏、苦参、绞股蓝、薏苡仁各30g，醋常山、生甘草、炙甘草各8g，炒党参20g，3剂。二诊，药后表证已罢，心悸见缓，原方去常山，加生绵芪30g，六神丸1支（分吞），5剂。三诊，心悸气短明显好转，胸痛胸闷已止，原方去连翘，加麦冬12g，5剂。四诊，诸症十衰其八，舌淡红，苔薄净，脉小滑带数少力，以五味子汤加苦参、绞股蓝、丹参、蒲公英、僵蚕、川芎、大青叶，连服40余剂，症状消失，心电图复查基本正常。随访1年，未见复发。

（二）沉层证

1.毒邪沉里，气阴俱伤

心悸怔忡，胸闷气短，全身乏力，自汗盗汗，心烦少寐，口干咽燥，或午后低热，舌淡红，苔微光，脉小数不和无力。治宜拔毒安心，益气滋阴。方用苦参安心解毒汤加减。

治例：孔某，女，31岁，1988年9月27日诊。患心肌炎半年，经某医院住院治疗好转后出院，但心悸、乏力始终不能消失。诊时心悸怔忡，胸闷或胸部隐痛，气短，活动后更甚，倦怠乏力，动辄自汗，或夜间盗汗，心烦多梦，口微干，午后时有低热，舌淡尖边微紫，苔中微光，脉小来去不和。此为毒邪沉里，心中气阴俱伤，血行不畅。治当拔毒安心，滋阴益气，佐以活血。药用：苦参、生黄芪、灵磁石各30g，丹参、金银花各20g，玄参、生蒲黄、生麦冬、蚤休各12g，生晒参8g，生甘草、炙甘草各6g，北五味子6g，7剂。二诊，心悸怔忡好转，胸痛已除，自汗盗汗已止，原方续服15剂。三诊，怔忡近除，偶有微悸，低热消失，口干咽燥、心烦多梦均明显好转，原方去蚤休、金银花，苦参、灵磁石用量各减至15g，生晒参易党参20g，加当归12g，川芎8g，连服20余剂，诸症均消失。

2. *毒邪沉里，痰瘀互结*

心悸怔忡，气短喘促，胸闷胀满，胸痛时作，或咳嗽痰稀，四肢不温，口唇青紫，舌质紫黯，苔白腻，脉沉细或结代。治宜托毒安心，祛瘀化痰。方用丹参化毒汤加减。

治例：汤某，男，32岁，1989年5月18日诊。患心肌炎3年，时剧时缓，近一月来症状加重。诊时心悸怔忡，短气而促，胸痛而胀满，兼有咯白稀痰，四肢不温，口唇微紫，舌质紫黯，脉象结代。证属痰瘀互结，毒邪内沉，病情较重。治当托毒宁心，祛痰化瘀。药用：丹参、炙黄芪、炒党参、生山楂各30g，熟附子15g（先煎），红花、红参各6g，露蜂房、制胆南星各10g，蜈蚣2条，炙甘草8g，制乳香6g，5剂。二诊，心悸气短明显好转，手足不温转暖，余症均轻减，原方续服7剂。三诊，诸症大减，心悸偶尔感觉，胸痛满闷已除，短气已平，口唇紫绀转红，唯仍有咳嗽。此乃心气已复，瘀毒顿减，原方附子改为10g，红参改为4g，蜂房改为6g，去乳香、山楂，加苏子12g，紫菀10g，连服30余剂，诸症减轻，已上班做轻便工作。

六、胃痛（胃炎、胃和十二指肠球部溃疡病）

胃痛，又称胃脘痛，是指上腹部发生疼痛而言。虽然它是一种常见病证，但有时也不易治愈，甚至迁延难愈，发生恶变，故不能视之小恙，无关紧要。其中一部分病证具有毒邪存在。毒者最易损脏腑，腐肉血，可使寒邪变为浊毒，使热邪转为火毒，使气郁变为气毒，使血滞变为瘀毒等，其害非小。因此，在解毒的同时，必须注意气机之通畅，对食积、瘀血、痰浊等应及时排除，否则可转化为毒邪。同时在治邪中必须重视悦脾醒胃、扶助正气，使后天不致受伤。对于无毒邪引起的暂时性胃痛，不必解毒，若解毒也无作用，可能还有副作用。

（一）动层证

1. 寒毒入胃

胃脘冷痛暴作，呕吐清水痰涎，或欲呕不出，欲泻不能，胸膈闷乱，舌苔白滑，脉象弦紧。治宜散寒解毒，温中止痛。方用大已寒丸合玉枢丹加味。

治例：孔某，男，41 岁，1989 年 6 月 9 日诊。胃脘疼痛 2 天，B 超检查未见肝胆病变。经服普鲁本辛等止痛药未能获效，后又出现呕恶，又服氟哌酸、黄连素等，仍未好转。诊时胃脘疼痛剧作，欲吐不出，欲泻不能，胸膈闷乱，无脐部及小腹疼痛，舌苔白滑，脉沉弦而紧。证属寒毒中客，阳气阻隔。治当散寒解毒，通闭止痛。药用：荜茇、干姜、高良姜、肉桂、沉香片各 4g，紫苏、藿香、干石菖蒲各 8g，玉枢丹 3g（分冲），姜半夏 15g，莱菔子 30g，炒黄连 6g，1 剂。二诊，服药后疼痛更甚，随后呕吐水液痰浊，并夹食物残渣，疼痛缓解。原方去石菖蒲、莱菔子，1 剂。三诊，胃痛已除，唯大便三日不解，脐腹微胀，舌苔薄白，脉沉弦。似属胃中寒毒大部分消去，而小部分寒毒下行于肠。治当泻寒毒，利肠腑。药用：干姜 5g，制厚朴、槟榔各 10g，生大黄、制大黄各 6g，炙甘草 4g，2 剂告愈。

2. 气毒伤胃

胃脘疼痛胀闷，疼痛不易缓解，或顽固不止，或暴急剧痛，嗳气频作，常伴心烦易怒，或愤怒或忧愁，寡言少语，舌色黯，苔薄白，脉沉弦。治宜拔毒调气，和中安胃。方用化气毒汤加减。

治例：隋某，女，39 岁，1990 年 6 月 5 日诊。患萎缩性胃炎 2 年，经多种中西药治疗效果欠佳。诊时形体消瘦，情绪低沉，胃脘胀痛，纳食甚少，大便干结，嗳气时作，或喉中有气阻感觉，舌色黯，苔薄白，脉沉小弦少力。证属气郁长期不解，毒从气滞而生，治当化毒理气为第一要务。药用：八月札、无花果各 15g，生枳壳、娑罗子各 12g，沉香粉 3g（与蜂蜜 30g 调匀分 3 次服），人工牛黄 0.6g（分冲），绿萼梅、枸橘李、九香虫、生白术、生鸡内金各 10g，石菖蒲 6g，5 剂。二诊，疼痛缓解，饮食稍启，原方续服 10 剂。三诊，疼痛消失，大便两日 1 次，嗳气减少，原方人工牛黄减为 0.3g（分冲），15 剂。四诊，喉头气阻消失，诸症十衰其七八，原方去牛黄、绿萼梅、九香虫，加白花蛇舌草 30g，炙黄芪 20g，15 剂。以后又来诊四次，均以原方略作加减，于同年 10 月 17 日胃镜复查基本治愈，黏膜少量充血。原方又服 20 余剂，随访 2 年未见复发。

3. 热毒伤胃

胃脘疼痛，口苦气秽，牙龈肿痛，胃中嘈杂，大便秘结，舌质红，苔薄黄或中光，脉小弦数。治宜败毒清热，和中止痛。方用大黄黄连泻心汤合清毒止痛汤加减。

治例：崔某，男，43 岁，1987 年 6 月 20 日诊。胃痛多年，近一年来，痛势加剧，胃镜检查为浅表性胃炎伴有糜烂出血。经中西药治疗10余月，疼痛时缓时剧。近半月来，口干、便结、溲赤，又经B超检查，肝胆未见明显病变，胃镜复查仍为浅表性胃炎伴糜烂出血。诊时胃脘疼痛，且胃中有冷感，口苦而干，口气秽臭，牙龈肿痛，大便秘结，三四日一行，舌质红，苔根厚黄中微剥，脉沉弦小数。此为热毒内壅，阳气不布。治当逐毒清热，安胃止痛。药用：生大黄、制大黄各6g，黄连5g，青木香、生白芍各8g，延胡索、炙鸡内金各10g，红藤20g，白花蛇舌草30g，红枣10枚，参三七粉4g（与蜂蜜30g调匀分3次服），3剂。二诊，胃痛得缓，胃冷消除，大便已通，原方续服5剂。三诊，口臭、口干、牙龈肿痛尽去，原方去生大黄，加无花果10g，7剂。四诊，诸症十去七八，舌红转淡，苔薄黄中微光，脉小弦。热毒衰减，胃阴有所损伤，治从兼顾。药用：炒黄连3g，青木香8g，蒲公英15g，白花蛇舌草30g，炒麦冬、生白芍、生白术、生鸡内金各10g，红枣10枚，15剂。后又来诊3次，仍以原方稍作加减，经胃镜复查，炎症基本消失。

4.瘀毒阻胃

胃脘刺痛拒按，痛有定处，或呕血，黑便如柏油状，食欲减退，舌质紫黯或瘀点，苔薄白，脉多涩。治宜逐毒化瘀，安胃止痛。方用逐毒失笑散加减。

治例：吴某，男，46岁，1986年5月8日诊。据述患胃溃疡10余年，近一年来，胃脘疼痛频作而痛势加剧，经X线钡剂造影仍为胃溃疡，胃镜检查为浅表性胃炎，伴有糜烂出血。半月前黑便如柏油状，大便隐血试验为强阳性。诊时胃脘刺痛，拒按，面色黄滞而晦暗，神疲乏力，不思饮食，舌质右边瘀点多处，苔薄白腻，脉象沉涩。此为胃络损伤，瘀毒阻滞。治当破瘀化毒，兼顾正气，慎防气脱。药用：失笑散20g，参三七5g（分冲），炙鸡内金、延胡索、制大黄炭各10g，制乳香、制没药各3g，紫珠草、焦山楂各30g，红参8g（另炖冲服），3剂。二诊，胃痛明显好转，精神也稍振作，原方再服5剂。三诊，胃部刺痛消失，食欲已启，大便隐血试验转为阴性。原方去乳香，失笑散改为10g，焦山楂易为炒山楂15g，红参改为炒党参20g，加炒白术10g，蒲公英15g，7剂。四诊，诸症十衰其七，面色微红，苔薄净，脉小缓稍有力，原方去参三七、紫珠草，加炙黄芪30g，15剂。以后复诊4次，均以原方略作加减。同年10月5日，胃镜复查为浅表性胃炎（轻度），糜烂出血消失。

（二）伏层证

1.胃气虚弱，寒毒残留

本证型大都见于动层证病变基本好转，余毒未清，胃气未全复，临床症状不甚明显，或见饮食少思，食而难消，偶尔胃脘隐痛，舌胖苔白，脉沉缓等。治宜补气益中，托毒祛寒。方用理中丸合托毒建中汤加减。

治例：周某，男，52岁，1988年4月1日诊。患浅表性胃炎伴糜烂出血，经中西药治疗，基本好转，但长期食欲不振，形体消瘦，胃部遇冷偶有隐痛，大便不实，舌淡苔白，脉沉缓少力。此为脾胃阳气不足，寒毒残留不去。治宜扶中托毒。药用：炒党参、蒲公英各15g，炒白术、炒白芍各12g，炙桂枝6g，炙黄芪30g，炙露蜂房8g，炮姜炭、生鸡内金各10g，红枣10枚，7剂。二诊，药后食欲已启，精神好转，原方续服15剂。三诊，大便已实，胃部遇寒亦不疼痛，原方再服15剂。四诊，体重增加1.5kg，食欲如常，乃为中气得复，寒毒渐少，仍宜培本追毒。药用：炙桂枝6g，炙黄芪30g，炙蜂房5g，炒党参15g，红枣15枚，服15剂后，停药一星期，再服15剂，如此两月，胃镜复查未见胃中明显炎性病变。

2. 胃阴不足，余毒内伏

本证型多见于动层证好转后的阶段，临床症状常不明显，或有胃脘轻微灼痛，口干咽燥，少思饮食，大便干结，舌质偏红，苔或中光，脉小带数。治宜滋阴拔毒，运脾悦胃。方用黄连绞股蓝汤加减。

治例：董某，女，34岁，1989年9月6日诊。患浅表性胃炎2年，经中西药多方治疗，于半年前病情好转，胃镜复查胃黏膜水肿、糜烂消失。但一直饮食不香，食后作胀，偶有胃脘轻微灼痛，口干而苦，大便干结，三四日一行，舌质偏红，苔中微光，脉小稍数。证属胃阴未复，热毒未净。治当滋阴拔毒，健脾醒胃。药用：炒黄连3g，炒生地、天花粉、炒麦冬、川石斛各12g，生鸡内金10g，炒山楂、炒谷芽各15g，绞股蓝20g，蜂蜜30g（分冲），7剂。二诊，大便隔日一次，口干好转，饮食略启，原方去生地黄，加龙胆草5g，7剂。三诊，饮食大启，食谷甚香，胃中舒适，不胀不痛，原方续服15剂。四诊，诸症近罢，舌淡红，苔光复生，脉小滑，原方去天花粉，加红枣10枚，生山药15g，又15剂后，胃镜复查未见胃中明显炎性病变。

七、泄泻（急、慢性肠炎，肠道易激综合征）

泄泻，《内经》称"鹜溏""飧泄""濡泄""注下"等，当今通称"腹泻"。本症是指排便次数增多，粪质稀薄，甚则如水样而言。古代还有将大便溏薄者称为泄，大便如水样者称为泻。目前临床上一般都统称为泄泻。其发生原因大都认为湿胜与脾胃失调，或肝郁肾虚，累及脾胃，而致清浊不分，水谷混杂，并走大肠而成。其治法常宗《医宗必读》"一曰淡渗""一曰升提""一曰清凉""一曰疏利""一曰甘缓""一曰酸收""一曰燥脾""一曰温肾""一曰固涩"。但本证由于毒邪所致亦为常见，如热毒、气毒、瘀毒等侵犯脾胃，屡发此种病证。今就因毒致泻，分述如下。

（一）动层证

1. 热毒内结

泄泻骤作，腹中疼痛，肛门灼热，兼有发热口渴，甚则烦躁，舌红苔黄，脉象滑数。治宜清热败毒，疏理胃肠。方用败毒理肠汤加减。

治例：尹某，男，26 岁，1977 年 6 月 27 日诊。自述半日前发热微恶寒，随后大便泄泻，泻下急迫，腹痛，自服合霉素和保和丸，未见显效。诊时发热 38.9℃，泄泻腹痛，肛门灼热，且有里急后重感，兼有口渴，烦躁，舌质红，苔厚黄，脉滑数。此为热毒中阻，小肠清浊不分，大肠传导失司。治当清热败毒，理肠止泻。药用：制大黄、炒枳实各 10g，炒黄连 8g，酒炒黄芩、银花炭各 20g，地锦草、萹蓄、马齿苋、焦山楂各 30g，焦神曲 15g，2 剂。二诊，药后身热已退，体温 37℃，口渴、烦躁、里急后重、腹痛已除，泄泻好转，日行 2 次，原方去大黄，加茯苓 12g，3 剂。三诊，泄泻已止，肛门灼热消失，舌苔薄黄，脉滑，饮食少思，小便微黄。此为热毒渐去，脾胃受伤。治当化余毒，理脾胃。药用：炒黄连 5g，地锦草 30g，炒白术、炙鸡内金各 10g，炒枳壳 8g，炒谷芽 15g，炒黄芩、茯苓各 12g，红枣 6 枚，4 剂善后。

2. 气毒犯中

泄泻反复不止，腹痛肠鸣，每因情志不畅而加重，泻后痛减，矢气，或稀便中夹黏冻，嗳气，胁腹作胀，舌苔薄白，脉弦。治宜祛气毒，理肝脾。方用祛毒痛泻要方加减。

治例：张某，男，43 岁，1990 年 10 月 11 日诊。自述患肠道易激综合征多年，近 1 年来证势加重，服参苓白术散、痛泻要方、四神丸以及西药均无良效。诊时形体瘦弱，食欲不佳，腹痛泄泻，大便中夹有黏冻，泻后腹痛即减，时有肠鸣、嗳气、矢气，胸胁作胀，心情易烦，夜间少寐，神疲少力，舌苔薄白，脉象弦滑。此属气郁化毒，肝木乘脾土。治当祛气毒，理肝脾。药用：八月札、青皮、陈皮各 12g，焦白术、焦白芍各 15g，炒黄连 8g，地锦草 30g，升麻炭、防风炭、炙鸡内金各 10g，合欢皮 30g，7 剂。二诊，泄泻显著好转，黏冻已除，食欲已振，余症均有不同程度轻减，原方续服 10 剂。三诊，泄泻已止，便形如常，其质不坚不烂，肠鸣、矢气消失，嗳气渐减，原方去地锦草、升麻炭，加炒潞党参 20g，玫瑰花 6g，10 剂。四诊，胸胁作胀、心烦不安消失，精神已振，原方续服，隔日 1 剂，连服 15 剂，告愈，随访 1 年未见复发。

3. 瘀毒内阻

泄泻经久不愈，泻后有不尽之感，腹痛固定，痛如针刺，或泻后即结，粪如羊矢，或如栗子状，面色晦滞，舌边瘀点或舌质紫黯，脉象弦涩。治宜化毒破瘀，理肠止泻。方用少腹逐瘀汤加减。如单纯泄泻者，宜加焦白术、焦山楂、槟榔炭；若泻与结交替出现者，常加桃仁、生白术、制大黄等。

治例：冯某，男，45 岁，1977 年 4 月 16 日诊。自诉泄泻 6 年，经多所医院检查为结肠炎或肠功能紊乱，长期服用黄连素等。近一年来，泄泻与便结交替出现，但泻多结少，泻后肠中有不尽感觉，腹中刺痛；便结时，粪如羊矢，或夹有黏液，或先结后稀黑烂便，腹中固定疼痛。诊时泄泻腹痛，痛如针刺，固定不移，便后肠中仍有不适感，面色晦暗，舌尖边有多处紫点，脉沉弦涩。此为久泻损伤肠络，瘀阻化毒，瘀毒内结。治当化毒破瘀，理肠止泻。药用：蜈蚣2条，失笑散30g（包煎），延胡索、炮姜各10g，制大黄炭、制没药、小茴香各8g，生鸡内金、焦白术、槟榔炭各12g，焦山楂40g，5剂。二诊，药后腹痛顿失，泄泻已止，唯便质偏烂，便后仍有轻微未排空感，原方去小茴香，加枳实炭15g，5剂。三诊，大便质如常，便后未排空感消失，余症近除，原方用量酌减，隔日服1剂，连服10剂，以巩固疗效，随访8个月，未见复发。

（二）伏层证

1. 残留热毒未清

暴泻后腹中微有不适，或似痛，或似胀，大便不实，口微苦，少食；或热毒泄泻后，大便实而复有稀烂，腹中略有不舒，舌苔薄黄，脉多小滑。治宜清除余热残毒，调理肠胃。方用厚肠疗毒汤加减。

治例：桂某，女，30岁，1988年9月17日诊。自述一个月前患急性肠炎，经某医院住院治疗，腹泻止后出院。诊时脐腹不适，微有胀痛感，大便不实，日行1次，口微苦，少思饮食，苔薄黄，脉小滑。此属热毒余邪未清，中运不健。治当清化余毒，调理肠胃。药用：炒黄连5g，酒黄芩、炙鸡内金、煨木香、炒枳壳、佩兰各10g，地锦草30g，焦神曲15g，7剂。二诊，大便已实，口苦消失，食欲已启，腹中不适消除，原方加炒白术12g，7剂告瘳。

2. 瘀毒余邪内伏

泄泻日久不愈，治疗后常能好转，但不能彻底痊愈，大便时而不实，或结溏不一，小腹微有刺痛，固定不移，大便解后腹中仍有不适感，舌质紫点，脉沉小弦涩。治宜祛瘀毒残邪，行肠中气机。方用山楂理毒汤加减。

治例：马某，女，34岁，1990年3月6日诊。自述两年前患急性肠炎后，经常大便不实，有时亦出现大便干结如栗子状，小腹略有刺痛，固定不移，经用痛泻要方、黄连素等治疗，不能根治。诊时小腹略有刺痛，压痛，大便不实，便后腹中仍有轻微不适感，舌边有多颗紫点，脉沉小涩。证属久泻伤络，残留瘀毒未净。治当祛瘀毒，理肠胃。药用：生山楂、焦山楂各30g，失笑散20g（包煎），艾绒炭、蓬莪术、青皮、炙鸡内金各10g，炒白术、槟榔炭各12g，蜈蚣2条，焦神曲15g，7剂。二诊，药后腹痛消失，大便转实，便后腹中无不适感，食欲增加，原方去艾绒，加炙甘草5g，7剂。三诊，诸症近除，脉小弦滑，原方用量酌减，又连服10剂，随访一年余未见复发。

八、痢疾（细菌性痢疾、溃疡性结肠炎）

痢疾以腹部疼痛，里急后重，下赤白脓血便为特征。《内经》称为"肠澼"或"赤沃"，张仲景则称"下利"，孙思邈称为"滞下"等。在辨证分型上，其名称更为具体，如《诸病源候论》将本病分为赤白痢候、冷热痢候、休息痢候等21种病候，《千金要方》分立"热痢""冷痢""疳湿痢""小儿痢"四种,《丹溪心法》提出了"时疫作痢",《症因脉治》分为寒湿痢、湿热痢、燥热痢、七情痢、饮食痢、劳役痢等,其他如戴元礼提出"劳痢",赵献可提出"疫毒痢",李梴提出"虚痢",李用粹提出"虚滑痢",张石顽提出"阴虚痢疾",陈修园提出"奇恒痢"等,扩展了对痢疾的辨证视野。在治疗上李中梓提出:"至治法,须求何邪所伤,何脏受病……新感而实者,可以通因通用;久病而虚者,可以塞因塞用。"目前临床大都湿热痢者概用清热化湿,寒湿痢者用温化寒湿,疫毒痢者用清热解毒,噤口痢者用泄热和胃或健脾安胃,休息痢者用健脾消积,阴虚痢者用坚阴泄热,虚寒痢者用温补脾肾,劳痢者用益气建中等。笔者经过数十年的临床观察,凡症状较重,骤然发病或顽固不已者,以解毒为主的治疗方法,每获良效。解毒也不能一味清热解毒,如属寒毒者当以温化寒毒,属血毒者应驱逐血毒,一一辨明,才能有的放矢,百发百中。

（一）动层证

1. 热毒痢

起病突然,身发热,腹疼痛,便下赤痢,里急后重,肛门灼热,小便短赤,舌苔黄糙,脉象滑数。治宜清热解毒,理肠止痢。方用白头翁汤加味。

治例:江某,男,24岁,1978年7月11日诊。发热下利2天,服合霉素及中药香连丸无效。诊时身热口干,体温38.4℃,腹痛阵作,赤痢频下,里急后重,肛门灼热,舌苔厚黄微糙,脉象滑数。证属热毒袭入胃肠,气血壅滞,传导失司。治当清热逐毒,凉血除积。药用:白头翁30g,炒黄连8g,酒炒黄芩、秦皮各15g,炒黄柏、制大黄、赤芍各10g,炒枳实12g,焦山楂、地锦草各40g,生甘草6g,3剂。二诊,药后身热退净,体温36.8℃,口干、腹痛、里急后重已除,大便由痢转泻,日行2次,舌苔虽黄但已不糙,脉滑,原方去大黄、赤芍、秦皮,余药用量酌减,并加焦神曲、焦麦芽各15g,炙鸡内金10g,4剂告愈。

2. 疫毒痢

发病急骤,腹痛剧烈,痢下脓血,鲜紫相杂,里急后重,或壮热口渴,烦躁不安,甚则谵妄痉厥,神志不清,舌红绛,苔黄燥,脉象滑数。治宜败毒凉血,清肠除垢。方用重剂白头翁汤加减。如奇恒毒痢者,起病即见神昏谵语,壮热痉厥,气短喘逆,舌质绛干,苔黄燥或焦黑,脉弦数或沉疾,常不见痢疾外候出现,或见痢疾其症状也不严重,此为痢疾之最重者,可加大承气汤导毒下行,并可配用安宫牛黄丸（成药）败毒开窍。

治例:周某,男,18岁,1977年8月25日诊。西医诊断为中毒性痢疾,住院治疗1天,未见明显好转,邀中医会诊。诊时身热烦渴,体温38.6℃,神志不清,时时谵语,满腹压痛,痢下脓血不多,舌质红,苔焦黄,脉弦数。证属热毒壅阻肠道,燔灼气血，上犯心神。治当败毒凉血，泄热除垢。药用：生大黄（后下）、玄明粉（分冲）、炒枳实、炒黄柏各10g，白头翁、白花蛇舌草、地锦草、金银花各30g，炒黄连8g，赤芍12g，安宫牛黄丸1粒（研冲），1剂。二诊，药后连泻2次，所泻出之便均是脓血，嗣后神志转清，身热减退，体温37.8℃，口渴好转，原方去玄明粉、安宫牛黄丸，生大黄易制大黄12g，加酒炒黄芩15g，生甘草5g，2剂。三诊，大便每日2次，脓血逐渐减少，腹痛缓解，身热退净，体温36.7℃，舌仍红，苔剥落中光，脉滑带数少力。此为热毒渐去，阴液受伤。治当继清毒邪，兼养气血。药用：制大黄8g，炒黄连6g，秦皮、赤芍各12g，地锦草30g，银花炭、地榆炭各15g，白头翁、焦山楂各20g，炒麦冬、金石斛各10g，3剂。四诊，痢疾已止，大便趋向正常，腹痛全除，饮食已启，舌淡红，苔薄白中微光，脉小滑，原方去大黄、秦皮、赤芍，加炙鸡内金10g，炒谷芽12g，5剂告瘳。

（二）沉层证

阴液已亏，热毒未清：病程长久，下利反复不愈，常排脓血和黏液粪便，小腹疼痛，里急后重，排便后可缓解；或大便如常，仅在粪便中夹有脓血和黏液，并伴形体瘦弱，低热，肝肿大，舌苔薄黄，脉象小弦滑。治宜解毒坚阴。方用拔毒黄连阿胶汤加减。

治例：芮某，男，36岁，1977年9月28日诊。腹泻，腹痛，黏液脓血便近5年，乙状结肠镜检查为溃疡性结肠炎，经中西药多方治疗未能根治，近半年来发作频繁，症状加重。诊时脓血便日行2~3次，腹痛，里急后重，饮食少思，形瘦少力，口干，舌苔薄黄，脉小滑数少力。此为热毒沉里，阴液已亏，肠中脂膜受伤。治当拔毒坚阴，清肠止痢。药用：炒黄连6g，酒炒黄芩、白槿花各12g，炒白芍、阿胶珠、石榴皮、枳实炭、制大黄炭各10g，地锦草、半枝莲各30g，炙甘草8g，7剂。二诊，脓血便减少，腹痛、里急后重明显好转，原方续服10剂。三诊，腹痛、里急后重消失，脓血便基本好转，略有黏液，大便每日1次，偶有肠鸣，饮食稍增，原方去枳实，加白及8g，10剂。四诊，大便近似正常，无脓血黏液，每日1次，原方去半枝莲、大黄，加炒山药20g，炙鸡内金10g，15剂。五诊，精神好转，食欲如常，诸症均除，改用脏连丸，每次9g，一日2次，白及粉薄汤（加白糖适量）1碗空腹送服，连服1个月善后，随访1年半未见复发。

九、黄疸（病毒性肝炎、肝硬化、胆石症、胆囊炎）

黄疸亦称黄瘅，其名首见于《内经》，如《素问·平人气象论》谓："目黄者曰黄疸。"《素问·六元正纪大论》说："溽暑湿热相薄，争于左之上，民病黄疸而为胕肿。"

历代医家对黄疸的认识，既有大同小异的一面，又有相互补充的一面，使黄疸的辨治理论不断趋向完善。如汉代张仲景将黄疸分为谷疸、酒疸、女劳疸、黑疸四种。其认为谷疸、酒疸的发病与湿热有关；女劳疸系由纵欲过度，肾虚浮热所致；黑疸则由酒疸、女劳疸长久不愈，发展而成。在治疗上，于《伤寒论》《金匮要略》中提出了清热除湿、淡渗利尿、和解枢机、健脾益肾等多种方法，所用方药有茵陈蒿汤、栀子柏皮汤、栀子大黄汤、大黄硝石汤、茵陈五苓散、麻黄连翘赤小豆汤、柴胡汤、小建中汤等。晋代巢元方在《诸病源候论》中将黄疸分为二十八候，并对重症黄疸有所认识，提出了"急黄候"，其因"脾胃有热，谷气郁蒸，因为热毒所加，故卒然发黄，心满气喘，命在顷刻，故云急黄也"。元代以后的医家，在总结前人经验的基础上，从临床出发，对黄疸的分类，多主张舍繁从简。例如《丹溪心法》说："疸不用分其五，同是湿热，如盦曲相似，轻者小温中丸，重者大温中丸。热多加芩连，湿多者茵陈五苓散加食积药。"罗天益在《卫生宝鉴》中将黄疸分为阴黄和阳黄两大类，指出"身热不大便，而发黄疸，用仲景茵陈蒿汤"。若"皮肤凉又烦热，欲卧冰中，喘呕，脉沉细迟无力而发黄者，治用茵陈四逆汤"。明代张景岳在《景岳全书》中指出黄疸中有"胆黄"证，这是我国医学文献第一次提出黄疸和胆汁外泄的关系。清代沈金鳌在《杂病源流犀烛》中指出了"又有天行疫疠，以致发黄者，俗谓之瘟黄，杀人最急"。认识到这一类黄疸具有起病急，病情凶险，又有传染性等特征。黄元御在《四圣心源》中指出黄疸"其病起于湿土（脾胃），而成于风木（肝胆）"。在病机上有进一步的发挥，不仅是脾胃，而且和肝胆有着极为密切的关系。《临证指南医案》也认为黄疸的产生是由于"胆液为湿所阻，渍于脾，浸淫肌肉，溢于皮肤，色如熏黄""瘀热在里，胆热液泄"所致。

黄疸的辨证，大都以阴阳为纲。湿从热化为阳黄，湿从寒化为阴黄，湿热夹毒为急黄。笔者经过临床反复观察，认为黄疸大都夹有毒邪，阳黄以湿热毒为主，阴黄以寒湿毒为主，急黄则以疫疠之毒为病，故解毒为治疗黄疸的根本大法。同时还必须重视毒邪易于入营入血，成为血热毒证、血瘀毒证，故凉血、活血、破瘀之法常为解毒治则中不可缺少的配合治法。

（一）浮层证

湿热毒外袭发黄（阳黄）：轻度目黄，恶寒发热，头痛身疼，胸脘痞闷，或呕恶，小便色黄，舌苔薄黄腻，脉象浮数。治宜祛毒解表，清热化湿。方用茵陈鲜皮解毒汤加减。如毒邪轻者也可用甘露消毒丹增损。

治例：姚某，男，21岁，1990年10月12日诊。形寒发热，头痛，骨节酸痛2天。诊时表证仍在，并见两目微黄，口苦，小便色赤，大便二日未行，略有恶心，体温38℃，舌苔薄黄腻，脉象浮数。此为湿热毒邪外袭，肝胆失于疏利。治当祛毒解表，清化湿热。药用：茵陈、土茯苓各30g，连翘20g，贯众、白鲜皮、秦艽各15g，炒柴胡、炒黄芩、炒栀子各12g，炒黄连6g，制大黄、姜半夏各10g，人工牛黄0.6g（分冲服），4剂，并建议化验肝功能。二诊，身热已退，体温37℃，目黄依然，西医已确诊为甲型肝炎，原方续服 5 剂。三诊，目黄近退净，小便转清，恶心已止，大便如常，苔薄黄腻，脉弦滑，原方去连翘、半夏，加生赤芍 12g，7 剂。四诊，体力好转，食欲增加，诸症近除，原方续服 7 剂。五诊，肝功能复查已在正常范围，原方去人工牛黄、黄芩，加生白术 10g，7 剂。六诊，二便清调，食欲近似常人，舌苔薄黄，脉小滑有力，乃为湿热毒逐渐减少，但毒邪性善内伏，原方去秦艽、柴胡，加炒当归 10g，余药用量酌减，服 10 剂后肝功能复查正常，停服中药，以后又复查 2 次肝功能均属正常，随访 1 年未见复发。

（二）动层证

1. 湿热毒淫肝发黄（阳黄）

身目俱黄，黄色鲜明，发热口渴，或心烦欲呕，脘腹胀满，小便短赤，大便秘结，舌质红，苔黄腻或黄糙，脉象弦数。治宜败毒退黄，清热化湿。方用清肝拔毒汤加减。

治例：汤某，男，27 岁，1977 年 4 月 2 日初诊。患急性黄疸型肝炎，经某医院住院治疗，黄疸逐渐加深，故邀中医会诊。诊时身目深黄，黄色鲜明，发热口渴，体温 37.8℃，小便短赤，大便四日不解，心中烦闷，夜寐不安，舌质红，苔黄糙，脉弦数。证属湿热毒从燥从火而化。急以败毒退黄，清热泻火。药用：生大黄 10g（后下），制大黄、炒黄芩、生栀子、制川朴各 12g，炒黄连 8g，茵陈 60g，半枝莲、白花蛇舌草、老滑石各 30g，水牛角 120g（先煎），人工牛黄 3g（分吞），3 剂。二诊，身热已退，体温 37℃，大便得通，心烦好转，黄疸有所减退，原方去生大黄，加生赤芍 12g，5 剂。三诊，黄疸明显好转，舌仍红，苔黄不糙，脉弦滑带数，水牛角改用 60g，人工牛黄减至 1.2g，生栀子改用 8g，7 剂。四诊，身黄已退，小便淡黄，去滑石，加生甘草 5g，7 剂。五诊，目黄基本消失，舌红转淡，脉小弦滑，原方去水牛角、人工牛黄，余药用量酌减，连服 20 余剂，肝功能先后复查两次，均在正常范围。

2. 寒湿毒淫肝发黄（阴黄）

身目俱黄，黄色晦暗如烟熏，兼有脘闷腹胀，食欲减退，大便溏薄，神疲畏寒，口淡不渴，舌淡胖，苔白腻，脉濡缓或沉迟。治宜拔毒退黄，散寒化湿。方用温肝拔毒汤加减。

治例：夏某，女，41 岁，1989 年 10 月 18 日诊。患黄疸型肝炎 1 个月，经中西药治疗，黄疸不退。诊时身目均黄，色黄晦暗如烟熏，胃脘痞闷，食后腹胀，食欲减退，大便不实，精神困惫，微有畏寒，口淡腻，舌淡胖，苔白滑腻，脉濡缓。证属阴黄候，病由寒湿毒内阻，阳气不宣，土壅木郁，胆汁阻滞，溢于肌肤所致。治当拔毒退黄，散寒化湿。药用：淡附片 8g，山慈菇、露蜂房、炒当归、生蒲黄各 10g，茵陈、岩柏草各 30g，制苍术、生鸡内金各 12g，干姜、红花各 5g，白鲜皮 15g，7 剂。二诊，脘闷腹胀明显好转，食欲已启，黄疸未见转淡，原方再服 7 剂。三诊，黄疸有所减退，精神好转，原方又服 7 剂。四诊，身目俱黄明显消退，畏寒已除，原方去山慈菇，加马鞭草 15g，炒黄连 5g，服 14 剂。五诊，黄疸基本消失，余症十衰其八，舌淡微胖，苔薄净，脉小缓。此为寒湿毒渐去，脾壅肝郁得解，而气血定有损伤，治当祛邪扶正兼顾。药用：熟附块 8g，炙黄芪、茵陈、岩柏草、马鞭草各 15g，炒当归、制苍术、炒白术、生鸡内金各 10g，干姜、炙甘草、玫瑰花各 5g，14 剂。六诊，肝功能复查已恢复至正常范围，原方略作加减又续服 30 余剂而停服，随访年余未见复发。

3. 湿热毒淫胆发黄（阳黄）

目黄肤黄，右胁下疼痛，牵引右肩，发热烦躁，恶心呕吐，口苦口干，大便秘结，小便短赤，舌苔黄腻，脉象弦数。治宜败毒利胆，清热化湿。方用清肝拔毒汤加减。

治例：邱某，女，42 岁，1977 年 6 月 8 日诊。患急性胆囊炎伴胆结石症，经某医院住院治疗 2 天，疼痛不减，黄疸加深，患者不愿手术，要求保守治疗，故邀中医会诊。诊时发热烦躁，体温 38.1℃，右上腹持续性疼痛，伴阵发性加剧，并放射至右肩，口苦而干，时有恶心，大便三日不解，小便短赤，舌苔黄腻中微糙，脉象弦数。此属湿热毒壅阻于胆，腑气不通。治当败毒通腑，清热利湿。药用：生大黄（后下）、玄明粉（分冲）各 10g，炒黄连 8g，红藤、蒲公英、茵陈、半枝莲、金钱草各 30g，制厚朴、炒枳实、赤芍各 12g，人工牛黄 2 支（分吞），2 剂。二诊，疼痛十减其七，体温 37.4℃，大便已通，原方生大黄改为制大黄，续服 3 剂。三诊，黄疸显著减退，身热退净，体温 36.8℃；恶心已止，苔黄腻，脉弦滑，但疼痛减而未止，压痛明显，原方去人工牛黄，加犀黄丸 4.5g（分吞），3 剂。四诊，疼痛近止，黄疸继续转淡，原方去玄明粉、枳实、厚朴用量减至 8g，犀黄丸减至 2g（分吞），加生鸡内金 10g，5 剂。五诊，黄疸基本退净，二便通畅，饮食已启，原方续服 7 剂，临床症状消失，出院回家，原方去犀黄丸，续服 20 余剂，随访 1 年未见复发。

4. 疫热毒淫肝发黄（急黄）

黄疸急起，迅即加深，其色深黄如赤金，高热口渴，胁痛腹胀，烦躁不安，甚则神昏谵语，或手足抽搐，或见衄血、便血、肌肤瘀斑，舌质红绛，苔黄糙或灰黄而干，脉弦数或细数。治宜败毒逐疫，凉血清热。方用急黄汤加减。

治例：方某，男，46 岁，1975 年 4 月 3 日诊。患急性肝坏死，经西药治疗 2 天，黄疸继续加深，高热不退，故邀中医会诊。诊时通身金黄，高热烦躁，体温 38.7℃，口渴欲饮水，胁痛腹胀，大便二日未解，小便短赤，时有谵语，神志或清或糊，皮下斑疹已露，舌质红绛，苔黄糙少津，脉象弦数。证属急黄，疫毒内侵，火热炽盛。治当败毒逐疫，凉血泻火。药用：牛黄 0.6g（分吞），犀角 1.5g（先煎），炒黄连 9g，紫草、栀子、赤芍、牡丹皮、升麻各 12g，玄参、生地黄各 15g，生大黄 8g（后下），茵陈、半枝莲、白花蛇舌草各 45g，安宫牛黄丸 2 粒（研分吞），2 剂。二诊，身热减退，体温 37.9℃，谵语、神志不清已除，有问能答，黄疸未见加深，胁痛腹胀好转，原方续服 2 剂。三诊，病情已趋稳定，体温 37.5℃，黄疸有所转淡，原方去安宫牛黄丸，犀角易水牛角片120g，3 剂。四诊，黄疸继续转淡，二便通畅，口渴已除，身热退净，体温 36.8℃，舌质仍红，脉弦带数，原方牛黄减至 0.3g，5 剂。五诊，黄疸已转轻度，身目微黄，饮食渐启，舌质红已退，苔根厚黄前半薄黄，脉弦滑，原方去水牛角、牡丹皮，紫草用量减至 6g，生大黄易制大黄，牛黄易人工牛黄 0.6g，7 剂。六诊，黄疸近退净，诸症均衰大半，原方略作加减，调治 3 个月，告愈出院。

（三）沉层证

瘀血毒发黄：黄疸日久，其色黄而晦暗，面皮黧黑，胁下有癥块胀痛，皮肤可见赤纹红缕，舌质紫或有瘀斑，脉弦缓或细涩。治宜化瘀排毒，调肝退黄。方用活血退黄汤加减。

治例：张某，女，34 岁，1975 年 10 月 6 日诊。患慢性活动性肝炎，经某医院住院治疗 3 个月，未见明显好转，故邀中医会诊。诊时双目黄色晦暗，面肤黧黑，右胁下胀痛，颈、胸有两处赤缕红丝，饮食不思，神疲乏力，大便或溏或结，下肢轻度水肿，舌尖边有多处瘀点，脉小弦沉。此属瘀血毒伤肝，胆附肝内，胆汁外溢所致。治当化瘀排毒，疏肝退黄。药用：炒当归、生赤芍、蓬莪术、生鸡内金、制苍术各 12g，䗪虫、蜣螂虫、制大黄各 9g，白鲜皮、马鞭草各 15g，茵陈 30g，红花 6g，犀黄丸 4.5g（分吞），5 剂。二诊，药后右胁疼痛好转，饮食略启，原方续服 7 剂。三诊，黄疸有所转淡，下肢水肿消失，原方犀黄丸改为 3g（分吞），10 剂。四诊，黄疸基本消退，面肤略有华色，精神好转，原方去犀黄丸、大黄，加红枣 6 枚（剪碎），10 剂。五诊，右胁下胀痛基本消失，饮食近似平常，舌上仍有瘀点，脉象弦缓，原方用量酌减，续服 10 剂。后又来诊数次，均以本方略作加减，前后服药 60 余剂，肝功能复查已恢复正常范围，临床症状消失，告愈出院。

（四）伏层证

营阴受伤，余毒内伏：本证型均见于动层证或沉层证之后，一般临床症状不甚明显，或症状轻微，如右胁下隐痛，手足心热，小便微黄，肝功能基本正常，舌苔微黄，脉小弦滑。此证型如不引起重视，其毒隐伏一段时间后，往往就有复发可能。治当拔毒清热，滋阴养肝。方用芍药疗毒汤加减。

治例：卞某，男，39 岁，1976 年 5 月 8 日诊，2 年前曾患黄疸型肝炎，黄疸退后不久，肝功能复查，已恢复正常，故未继续治疗。过了半年，又觉全身乏力，小便色黄，肝功能检查：谷丙转氨酶 150U/L，麝香草酚浊度试验（++）。经过中西药治疗两个月，肝功能恢复正常后停药。两个月后又觉右胁下疼痛，食欲减退，四肢酸软，小便短赤。肝功能检查：谷丙转氨酶 210U/L，麝香草酚浊度试验（++）。经中药治疗后，临床症状消失，食欲如常。此病为何多次反复，思之再三：肝炎为病，多系湿热毒所致，湿为黏腻之邪，热善入内化火伤阴，毒又易入难出，诸邪相合，岂能一治即愈？故症状消失，肝功能一度正常，未必痊愈。再以辨脉察舌分析病情，以求中的。诊见脉小弦带数，舌边红，苔薄黄，似属营阴受伤，热毒余邪内伏。治拟拔毒清热，滋阴养肝。药用：生白芍、生赤芍、生地黄、丹参各 15g，石榴皮、木瓜、蚤休、玄参、炒栀子、炒川楝子、生鸡内金各 9g，炒麦芽 20g，连服 30 余剂后，脉不弦数而见缓滑，舌不深红而见淡红。原方用量酌减，又服 20 余剂停药，随访 2 年，复查肝功能 5 次均在正常范围。

十、水肿（急、慢性肾小球肾炎）

水肿，顾名思义，因体内水液潴留，外溢肌肤为病。《内经》有称为"水""风水""水胀""石水"等，《素问·水热穴论》对水肿的病机做了明确的论述，如说："肾者，胃之关也，关门不利，故聚水而从其类也。"《灵枢·水胀》则对水肿的临床表现做了具体描述，如说："水始起也，目窠上微肿，如新卧起之状，其颈脉动，时咳，阴股间寒，足胫肿，腹乃大，其水已成矣。以手按其腹，随手而起，如裹水之状，此其候也。"在治疗上，《素问·汤液醪醴论》提出了"去菀陈莝……开鬼门，洁净府"的基本治则。东汉张仲景在《金匮要略》中进一步论述了水肿，将其分为"风水""皮水""正水""石水""里水""黄汗""心水""肝水""肺水""脾水""肾水"十一类，在治疗上提出了"诸有水者，腰以下肿，当利小便；腰以上肿，当发汗乃愈"的证治要点。隋代巢元方《诸病源候论》中的证候分类更为详细，有"十水候""二十四水候"之称，而在病机上则认为"皆由营卫否涩，三焦不调，腑脏虚弱所生"。唐代孙思邈首先提出了水肿必须忌盐的主张，元代朱震亨《丹溪心法》中针对古代水肿分类繁多，临床难以掌握的情况，概括为阴水、阳水两大类，认为："若遍身肿，烦渴，小便赤涩，大便闭，此属阳水……若遍身肿，不烦渴，大便溏，小便少、不涩赤，此属阴水。"明代李梴《医学入门》对水肿的病因做了较全面的总结，认为由冒雨涉水，或兼风寒暑气，或饥饱劳役，或因久病，或因产后；或饮毒水，或疮毒等因所致。

古人虽指出水肿与毒水、疮毒有关，但经多年临床观察和分析，依据毒邪特点和临床表现，认为引起水肿的毒邪不局限于毒水和疮毒，而普遍都有风毒、湿毒等，故毒邪在水肿发病中不可忽视。

（一）浮层证

风毒水肿：起病迅速，先见面目浮肿，随后身体遍肿，小便短少，兼有畏风发热，咽红作痛，或咳嗽，舌苔薄白，脉象浮数。治宜解毒疏风，宣肺利水。方用野菊汤加减。

治例：潘某，男，12 岁，1977 年 4 月 5 日诊。面目浮肿，畏风发热，初未介意，昨日起证势加剧，遍体浮肿。诊时肿势甚凶，阴囊胀大发亮，小便短少，发热微恶风，体温38.2℃，咽红疼痛，口苦而干。尿检：蛋白（+++），红细胞（++），白细胞少许。舌尖红，苔薄白，脉浮数。此属风毒入侵，肺失宣通，水道不利。治以解毒疏风，宣肺利水。药用：野菊花、金银花、连翘各18g，玄参、僵蚕、车前子各12g，生石膏、白茅根各30g，浮萍、蝉蜕、牛蒡子各9g，蒲公英24g，人工牛黄0.6g（分吞），5剂。二诊，服药2剂后身热得退，小便增多，服完3剂后浮肿明显好转，诊时浮肿十去其六七，咽红疼痛近除，苔薄黄，脉小滑带数。原方去石膏、牛蒡子、玄参，浮萍用量减至6g，人工牛黄减至0.3g，加牡丹皮、赤芍各9g，7剂。三诊，浮肿尽退，小便如常，食欲已佳。尿检：蛋白少许，红细胞少许，白细胞0~2。舌苔微黄，脉小滑。原方去人工牛黄、浮萍、连翘，加生白术9g，炒生地黄12g，连服20余剂后，尿检蛋白、红细胞均为阴性。后又复诊3次，尿检均在正常范围，咸采用固表、健脾、拔毒法，药用生黄芪、生白术、车前子、野菊花、薏苡仁、红枣等，随访1年未见复发。

（二）动层证

1. 湿热毒水肿

通身浮肿，皮色润泽光亮，小便短赤，脘腹痞满，大便不畅，口苦而干，胸中烦热，舌苔黄腻，脉象沉数。治宜驱毒除热，利水消肿。方用土茯苓饮加减。

治例：王某，男，21岁，1976年5月9日诊。患急性肾炎数月余，经当地医院中西药治疗，未见明显好转。诊时通身浮肿，下肢皮肤光亮，小便短赤，大便较结，脘腹作胀，胸中烦热，口苦而干，舌质红，苔黄腻，脉沉数。尿检：蛋白（+++），红细胞（+），管型少许。此为湿热毒壅阻三焦，决渎失司。治宜攻毒泄热，利水消肿。药用：土茯苓、鸭跖草、白茅根、白花蛇舌草各30g，生大黄、制大黄各6g，商陆4.5g，黄柏、蝉蜕、生姜皮各9g，冬瓜皮、紫花地丁、蒲公英各24g，大腹皮、茯苓皮各18g，7剂。二诊，药后小便增多，大便一日一行，浮肿减退，胸中烦热已除，原方去商陆、紫花地丁，加益母草30g，10剂。三诊，浮肿近除，二便如常。尿检：蛋白（+），红细胞少许。舌尖仍红，苔薄黄，脉小弦滑。原方去生大黄、蒲公英、生姜皮、冬瓜皮、大腹皮，加生地黄15g，牡丹皮9g，生黄芪15g，15剂。四诊：诸症十衰其七八，尿检：蛋白少许，红细胞少许，原方去制大黄，生黄芪用量增至45g，加丹参30g，20剂。五诊，精神已振，食欲如常，尿检：蛋白（-），白细胞少许。原方去鸭跖草，茯苓皮易茯苓12g，加覆盆子15g，又连服50余剂，多次尿检均在正常范围，后改用中成药知柏地黄丸以巩固疗效。

2. 疮疡毒水肿

遍身浮肿，但肿不甚，小便短赤，兼有湿疹疮疖，或咽喉肿痛，舌红苔黄，脉象滑数。治宜败毒清热，利水消肿。方用银花葎草汤加减。

治例：赵某，女，19岁，1977年5月24日诊。半月前湿疹瘙痒，经外科治疗已好转，5日前发热头痛，咽喉红肿，湿疹复发，随后面目浮肿，小便短少。诊时遍体浮肿，微有身热，体温37.6℃，咽红作肿，湿疹瘙痒，心烦不安，大便较结，小便短赤。尿检：蛋白（+++），红细胞（+++），白细胞（+），颗粒管型少许。舌质红，苔薄黄，脉弦滑而数。此为疮毒内阻，心肺郁热，下伤于肾，水液分利失常。治当败毒泄热，利水退肿。药用：金银花、野菊花、蒲公英、生地黄、冬瓜皮、车前子各20g，白茅根、萹草各40g，水牛角片100g（先煎），牡丹皮、赤芍、制大黄各12g，牛黄清心丸2粒（研，分吞），5剂。二诊，水肿明显减轻，咽红、发热、心烦已除，大便通畅，唯湿疹仍有瘙痒，原方去水牛角、牛黄清心丸，加白鲜皮、地肤子各15g，7剂。三诊，水肿近消，湿疹也有显著好转，舌红转淡，苔微黄，脉小滑。尿检：蛋白（+），红细胞少许。此乃热毒虽有衰减，但毒非他邪，不可轻视，仍以原法施治。药用：金银花、野菊花、蒲公英、生地黄、车前子各15g，白茅根、萹草各40g，蛇蜕、蝉蜕、牡丹皮、赤芍各10g，白鲜皮15g，10剂。四诊，诸症近除，二便清调，饮食如常。尿检：蛋白痕迹，红细胞少许。原方去蛇蜕，加土茯苓30g，15剂。五诊，尿检：蛋白（−），白细胞少许，原方去牡丹皮、蒲公英，加白茯苓15g，生薏苡仁30g，连服20余剂，尿检3次，均在正常范围，随访年余未见复发。

（三）沉层证

1. 水湿毒水肿

全身尽肿，小便量少，肢体沉重，面色灰白，少言思睡，腰膝无力，手足不温，舌淡白，苔白滑，脉沉弦或微细。治宜拔毒温阳，行水消肿。方用附子蠲毒汤加减。

治例：蒋某，男，21岁，1976年4月2日诊。患慢性肾炎3年，近2个月来证势加重，经某医院住院治疗1个月，未见明显好转，自动出院，邀中医诊治。诊时遍身浮肿，小便量少，神疲乏力，肢体沉重，面色灰白，懒言思睡，手足不温，舌淡白，苔白滑，脉象沉细。尿检：蛋白（+++），红细胞少许，白细胞少许。证属脾肾两伤，水湿毒内阻。治当拔毒温阳，行水消肿。药用：淡附片9g，炒白术、威灵仙、补骨脂、杜仲各12g，生黄芪、益母草、晚蚕沙（包）、土茯苓各30g，茯苓皮18g，椒目、商陆各4.5g，7剂。二诊，浮肿明显好转，小便量增多，四肢沉重轻减，原方去商陆，加甘草6g，10剂。三诊，浮肿消退，手足得温，懒言思睡已除，原方去威灵仙、土茯苓、椒目，淡附片易熟附块，加炒党参15g，炒当归12g，15剂。四诊，精神已振，二便如常，面已露华色。尿检：蛋白（+），白细胞少许。舌淡苔薄，脉象小缓。此为水湿毒已减，脾肾虚稍复，治从原法出入：熟附块9g，炙黄芪60g，益母草、晚蚕沙（包）30g，炒党参15g，炒当归、防己、炒白术、补骨脂、杜仲各12g，蜈蚣2条，15剂。五诊，诸症近除，尿检蛋白少许，白细胞少许，原方续服。20剂后，又去某市西医院检查，肌酐、尿素氮、二氧化碳结合力均属正常范围，尿检未见蛋白，后改用中成药金匮肾气丸连服 2 个月，以巩固疗效。

2. 风火毒水肿

头目眩晕，或头痛，两耳鸣响，或面红目赤，心烦不安，手指蠕动，小便短少，大便干结，下肢轻度浮肿，舌质红，苔中光，脉弦细。治宜息风泻火泄毒，兼以滋肾益肝。方用知柏拔毒汤加减。

治例：褚某，男，29 岁，1975 年 4 月 8 日诊。患慢性肾炎 3 年，近四月来常有头晕目赤，两耳蝉鸣，烦躁不安，夜寐不宁，右手食指、中指、无名指时有蠕动。诊时血压 160/98mmHg，尿少，下肢微有浮肿，舌红苔光，脉小弦数。尿检：蛋白（++），红细胞（++），白细胞少许，颗粒管型少许。此为风火毒内炽，灼伤肝肾阴液。治当息风阳，清火毒，兼以滋肾益肝。药用：炒知母、炒黄柏、生蒲黄各 12g，羚羊角粉 1.5g（分吞），生地黄、生白芍各 24g，生牡蛎、白茅根、鸭跖草、桑寄生各 30g，车前子、白薇 15g，7 剂。二诊，头晕、耳鸣、目赤、烦躁明显好转，小便增多，血压 136/92mmHg，原方去羚羊角粉，加珍珠母 30g，7 剂。三诊，手指蠕动已止，睡眠好转。尿检：蛋白（+）红细胞（+），白细胞少许。血压 130/90mmHg。原方去白薇，加蝉蜕 9g，15 剂。四诊，诸症均减，舌微红，光苔复生，脉小弦，血压 126/86mmHg。尿检：蛋白痕迹，红细胞少许，白细胞少许。原方黄柏减至 6g，15 剂。五诊，诸症近除，血压 124/82mmHg，尿检：蛋白（-），白细胞少许，改用中成药知柏地黄丸连服半年，多次测量血压，化验小便均在正常范围。

3. 水血毒水肿

遍身尽肿，面色黧黑，肌肤红点如疹，或紫块如斑，腰痛如折，小便短少，舌质紫黯，脉沉弦或涩。治宜活血化瘀，利水祛毒。方用琥珀逐毒汤加减。

治例：汤某，女，36 岁，1975 年 6 月 8 日诊。患慢性肾炎 3 年，近半年来证势加重。诊时遍体浮肿，面色黧黑，皮肤瘀斑，腰痛如折，小便短少，月经 4 月未行，妇检未见子宫增大。血压 112/80mmHg。尿检：蛋白（+++），红细胞（++），白细胞（+），颗粒管型少许。舌质紫黯，苔薄白，脉小沉弦。证属水毒与瘀血相结，肾主开阖失常，水液停滞。治当化瘀逐毒，行水消肿。药用：琥珀屑、乳香、没药、黑丑、白丑各 6g，红花、生姜皮各 9g，炒当归、桃仁、泽兰、生蒲黄各 12g，土茯苓、丹参、茯苓皮各 30g，5 剂。二诊，小便增多，浮肿明显消退，腰痛如折十衰其七，原方去没药、白丑，加红枣 8 枚（剪碎），7 剂。三诊，水肿近消，食欲见启，精神好转。尿检：蛋白（++），红细胞少许，白细胞少许。原方去黑丑、生姜皮，茯苓皮改为带皮茯苓，加生黄芪 60g，官桂 6g，10 剂。四诊，月经已来潮，量少色紫，皮肤瘀斑减少，面部黧黑明显好转，原方去桃仁、泽兰，生蒲黄易炒蒲黄，加益母草、玉米须各 30g，15 剂。五诊，面色黧黑尽去，瘀斑消失，小便如常，舌质紫黯转淡，苔薄净，脉小缓。尿检：蛋白少许，白细胞少许。此为水瘀毒虽渐去，脾肾必有所伤，治宜续去邪毒，兼扶脾肾。药用：生黄芪60g，炒白术、木防己各12g，炒当归、炒蒲黄各9g，丹参、益母草、土茯苓、玉米须各30g，补骨脂、巴戟肉各15g，15剂。五诊：诸症近除，尿检：蛋白（－），白细胞少许。原方续服20剂。六诊，面色已见红润，月经正常，多次尿检，均在正常范围，原方用量酌减，又续服30剂，告愈。

（四）伏层证

1. 脾肾气虚，残留水湿毒内伏

长期轻度浮肿，神疲少力，小便时少时多，面色㿠白，大便不实，或湿疹瘙痒，舌淡苔白，脉沉小缓。治宜健脾益肾，利水拔毒。方用防己黄芪汤加味。

治例：朱某，男，24岁，1976年7月19日诊。患慢性肾炎5年，常有面跗微肿，小便量少，神疲乏力，面色㿠白，或下肢湿疹瘙痒，舌淡苔白，脉缓少力。血压124/82mmHg。尿检：蛋白少许，白细胞少许。此为脾肾两虚，水湿余毒内蕴。治当益脾肾，化湿毒。药用：防己15g，生黄芪45g，炒白术、猪苓各12g，土茯苓、益母草、玉米须各30g，生甘草4.5g，青龙衣、蝉蜕各6g，地肤子15g，7剂。二诊，小便量增多，面跗浮肿均退，下肢湿疹十去其七，原方加生薏苡仁30g，10剂。三诊，诸症明显减轻，精神好转，尿检白细胞少许。原方去地肤子，加当归12g，再服20剂，以巩固疗效。

2. 肝肾阴虚，残余风火毒内蕴

长期轻度浮肿，小便短黄，头晕耳鸣，咽喉干燥，心烦不安，腰酸膝软，少寐，或遗精，舌红苔光，脉小弦数。治宜滋阴降火，息风祛毒。方用知柏地黄丸加减。

治例：莫某，男，39岁，1974年11月2日诊。患肾炎7年，常有下肢微肿，小便短赤，头晕且痛，两耳鸣响，咽喉干痛，心烦易怒，少寐，大便较结。血压136/92mmHg。尿检：蛋白少许，红细胞（＋），白细胞少许。舌质偏红，苔微光干，脉小弦带数。此为肝肾阴虚，风火邪毒残留。治当滋阴降火，排毒息风。药用：炒知母、制僵蚕各12g，生地黄、土茯苓、玉米须各30g，焙牡丹皮、炒黄柏、山茱萸、蝉蜕各9g，泽泻、野菊花、焙白薇各15g，羚羊角粉1.5g（分吞），7剂。二诊，头晕头痛、两耳鸣响、咽喉干痛、心烦易怒明显好转，血压126/84mmHg，原方去羚羊角粉，加生牡蛎45g，10剂。三诊，下肢浮肿尽去，睡眠安宁，血压126/84mmHg。尿检：白细胞少许。原方去白薇，15剂。四诊，诸症近除，血压、尿检均在正常范围，改用成药知柏地黄丸连服2月，随访2年未见复发。

十一、淋证（膀胱炎、尿路感染）

淋证以小便频急，淋沥不尽，尿道涩痛，小腹拘急，痛引脐中为特征。故《金匮要

略·消渴小便利淋病脉证并治》说："淋之为病，小便如粟状，小腹弦急，痛引脐中。"淋证的分类，《外台秘要》引北周姚僧垣《集验方》分为"五淋"，谓"五淋者，石淋、气淋、膏淋、劳淋、热淋也"，并为后世多相沿用。隋代巢元方在《诸病源候论·淋病诸候》中又提出了淋证的病机为"诸淋者，由肾虚而膀胱热故也""肾虚则小便数，膀胱热则水下涩，数而且涩，则淋沥不宣，故谓之淋"。巢元方以肾虚为本，膀胱热为标的淋证病机分析，确有实际意义，并为历代医家所推崇，成为临床诊治淋证的病机总则。张景岳在《景岳全书》中又提出淋证与"积蕴热毒"有关，此观点甚有卓见，凡病邪属生物者，均有毒质排出危害人体，治病单祛风、寒、暑、湿、燥、火，不祛毒质，不能治危重病也。不祛毒不能清其气，也不能清其血，更不能清其脏腑以及经脉耳。现将热淋从毒论治分述于下。

（一）浮层证

膀胱湿热毒：小便频数，点滴而下，尿色黄赤，尿道灼热刺痛，急迫不爽，痛引脐中，或腰部酸痛，兼有恶寒发热，甚则高热寒战，舌质红，苔黄腻，脉弦数。治宜泻毒清热，利尿通淋。方用八珍散加减。

治例：任某，女，24岁，1977年5月9日诊。自述昨日上午起，小便酸痛，尿色深黄，下午证势加剧，小便欲解不出，尿道灼热刺痛，小腹疼痛，右腰酸疼，兼有恶寒发热，略有呕恶，经氯霉素等西药治疗未见显效。诊时症状如前，体温38.9℃。尿检：蛋白少许，红细胞（+++），白细胞（++），脓球（+++）。舌质红，苔黄腻，脉弦数。证属湿热毒下注膀胱，水道不利。治当泻毒导热，利湿通淋。药用：瞿麦、萹蓄、蒲公英、土茯苓各30g，制大黄、炒栀子、炒川楝子各12g，海金沙、车前子各15g，琥珀屑、生甘草各6g，连翘、金银花各24g，3剂。二诊，身热已退净，体温36.8℃，小腹疼痛已止，小便频数，尿道刺痛十去其七，原方去连翘、金银花、蒲公英，加白茅根30g，细生地黄15g，5剂。三诊，诸症近除，尿检白细胞少许，舌微红，苔薄黄，脉小滑，原方去琥珀、大黄，加生薏苡仁30g，红枣6枚，7剂善后。

（二）沉层证

肾虚湿热毒：尿频不畅，迁延不愈，尿色黄，腰部酸痛，午后低热，手足心热，口干咽燥，舌质红，苔薄黄或中光，脉细数。治宜滋阴拔毒，清热利湿。方用知柏拔毒汤加减。

治例：江某，女，31岁，1976年10月8日诊。患肾盂肾炎两年余，常有低热，小便短黄，尿道中有不适感，腰部酸痛，头晕目眩，手足心热，口干咽燥，形体瘦弱，大便较结。尿检：蛋白少许，红细胞（+），白细胞少许。舌质偏红，苔薄黄中微光，脉象细弦带数。证属肾阴不足，湿热毒邪内蕴。治当滋阴拔毒，清热利湿。药用：炒知母、焙白薇、车前子各12g，炒黄柏、焙牡丹皮各9g，土茯苓、鸭跖草、白茅根各30g，炒生地黄、海金沙、桑寄生各 18g，苦参 15g，7 剂。二诊，小便增多，尿道不适感已消失，口干咽燥好转，大便已通畅，原方去苦参，加蒲黄 10g，7 剂。三诊，低热、手足心热近除，腰酸、头晕十衰其六。尿检：白细胞少许。原方去白薇，加白芍 15g，10 剂。四诊，精神好转，纳食颇佳，临床症状消失，尿检在正常范围，改用中成药知柏地黄丸，连服 2 月，以巩固疗效。

十二、痹证（风湿性关节炎、类风湿性关节炎）

痹者，闭也。风寒湿三邪杂感，留着经络，气血不得宣通，发为痹证。其风邪偏胜者为行痹，其痛游走不定；寒邪偏胜者为痛痹，其痛彻筋骨，四肢拘挛；湿邪偏胜者为着痹，一身尽痛重着，骨骱酸疼，固定不移。所以痹证的临床表现以肢体与关节疼痛、酸楚、麻木、重着以及活动障碍为主要特征。古人对此病早有认识，《素问》专设《痹论》，指出："风寒湿三气杂至，合而为痹，其风气胜者为行痹，寒气胜者为痛痹，湿气胜者为着痹也。"汉代张仲景在具体辨证论治上有卓著贡献，如治疗历节病（历节痛不可屈伸；或诸节疼痛，身体尪羸，脚肿如脱等）、太阳风湿、湿痹等所采用的方药，如甘草附子汤、乌头汤、桂枝芍药知母汤等，至今仍为临床常用的有效方。历代医家对本病的发生原因和治疗方法也不尽相同，如张子和在《儒门事亲》中说"痹病以湿热为源，风寒为兼，三气合而为痹"，主湿热为病。李东垣、朱丹溪则弃"痹证""历节病"等，合称为"痛风"一名。朱丹溪在《格致余论·痛风论》中说："彼痛风者也，大率因血受热，已自沸腾，其后或涉冰水，或立湿地，或扇取凉，或卧当风，寒凉外搏，热血得汗浊凝涩，所以作痛。"李东垣在《兰室秘藏》中认为"痛风"的主要原因是血虚。总之，历代医家对本病的治疗，不外乎祛风、胜湿、散寒、活血、化痰、清热诸法。笔者在临床上常采用以解毒为主，配合其他方法，取得满意疗效，由此认为痹证的形成或迁延不愈，与毒邪有密切关系。现举例如下。

（一）浮层证

风湿热毒痹：肢体关节疼痛，筋脉拘急，甚则关节局部红肿灼热，疼痛剧烈，手不可近，行动不便；兼有恶寒发热，心烦口渴，小溲色赤；舌质红，苔黄糙，脉象弦数。治宜解毒清热，祛风胜湿。方用五藤解毒祛风汤加减。

治例：姚某，女，23 岁，1977 年 5 月 9 日诊。据述患风湿性关节炎 4 年，遇阴雨或上肢关节痛或下肢关节痛，游走不定。3 天来疼痛加剧，兼有恶寒发热。诊时右膝关节红肿灼热，痛不可近，畏风身热，体温 38.6℃，心烦口渴。血检：抗"O"800 单位，血沉 78mm/h。舌质红，苔黄糙，脉象弦数。证属风寒湿三邪郁而化为热毒。治当解毒清热，疏风祛湿。药用：忍冬藤 60g，红藤、络石藤、野桑枝、连翘、生地黄各 30g，生石膏 45g（先煎），水牛角片 120g（先煎），赤芍、紫草、僵蚕各 12g，人工牛黄 0.6g（分吞），2 剂。二诊，畏风已罢，身热退至 37.5℃，右膝关节红肿疼痛好转，原方续服

4剂。三诊，右膝关节红肿疼痛十去其半，体温37.2℃，心烦已除，仍有口干，原方加蚤休15g，5剂。四诊，右膝关节红肿消退，口干明显好转，舌仍红，苔薄黄，脉滑带数。此为热毒稍平，风湿未必速出，仍以解热毒、祛风湿法。药用：忍冬藤、红藤、野桑枝、生地黄、生石膏各30g，络石藤、鸡血藤、海风藤各15g，僵蚕、赤芍、蚤休各12g，犀黄丸6g（分吞），7剂。五诊，诸症悉平，舌红转淡，脉小滑。血检抗"O"500单位以下，血沉16mm/h，原方去犀黄丸、蚤休，加生薏苡仁、土茯苓各30g，红枣8枚，再服15剂，以巩固疗效。

（二）沉层证

寒湿血毒痹：关节疼痛，反复不愈，发作时肿胀剧痛，昼轻夜甚，屈伸不利，舌质紫黯，脉象沉涩。治宜拔毒活血，散寒祛湿。方用虫蛇拔毒祛风汤加减。

治例：余某，男，44岁，1977年4月16日诊。患风湿性关节炎10余年，每年有3～4次大发作，发作时左膝关节及左踝关节肿胀疼痛，不能行动。一年来发作更频，且不易好转。诊时左膝肿胀疼痛，皮色不红，左踝也有疼痛，步履不便，挂杖才能行走，面色晦暗，形体消瘦，舌质偏黯，苔薄白，脉涩缓。证属寒湿毒内蕴，经脉不畅，气滞血瘀。治当拔毒搜风，散寒化湿。药用：全蝎4.5g，蜈蚣3条，蕲蛇、露蜂房、蜣螂虫各9g，乌梢蛇24g，炙黄芪60g，炒生地黄、鸡血藤各30g，制乳香6g，地龙、威灵仙各15g，犀黄丸6g（分吞），7剂。二诊，左膝关节肿胀消退，疼痛明显好转，原方续服7剂。三诊，精神已振，食欲尚佳，疼痛十衰其七，原方去蜣螂虫、犀黄丸、地龙，加当归、补骨脂各15g，10剂。四诊，诸症近除，舌微紫，苔薄净，脉小缓，原方用量酌减。连服40余剂停药，随访1年未见复发。

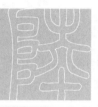

第九章 | 解毒疗法在妇科的运用

第一节　带下产后病

一、带下

带下一名，在古代医书中有广狭二义。广义之带下泛指一切妇科疾患，如《史记·扁鹊仓公列传》说："过邯郸，闻贵妇人，即为带下医。"带下医，是指治疗妇科病的医生。《金匮要略》说"带下经水不利"，则是指妇科病中的月经不调。狭义的带下是指阴道中流出黏腻的分泌物，如《女科证治约旨》所说："阴中有物淋漓下降，绵绵而下，即所谓带下也。"狭义之带下，为本文所述之内容。《神农本草经》称此为"白沃""赤沃""漏下赤白"，《金匮要略》称"下白物"，《针灸甲乙经》称"下赤白""白沥""赤沥"等，《诸病源候论》提出了五色带下，"带下青候""带下黄候""带下赤候""带下白候""带下黑候"，即后世称之白带、黄带、赤带、青带、黑带，并沿用至近世。

带下的成因，历代医家大都责之于肝经郁火，或脾气虚弱，或感风冷湿热，以及痰湿阻滞等。在治疗上大致采用清肝火，补脾气，化湿热，祛痰湿等法。笔者认为带下暴作或久病反复不愈，疑其毒邪所为，故常以解毒为主，每获良效。

（一）动层证

1. 湿热毒带下

带下量多，色黄如浓茶汁，黏稠秽臭，外阴红肿，或阴户瘙痒，灼热疼痛，小便短赤，大便秘结，舌质红，苔黄腻，脉濡数或弦数。治宜逐毒清热，利湿祛带。方用土茯苓饮加减。

治例：方某，25岁，1977年6月18日诊。自诉带下量多3天，黏稠秽臭，其色黄如浓茶汁，昨日起阴户红肿瘙痛，心烦不安，口苦而干，小便短赤涩痛，大便两日未行。妇检为急性阴道炎；白带检查脓球（+++）。舌质红，苔黄腻，脉弦数。此为湿热毒浸淫带脉。治当攻毒泄热，利湿除带。药用：土茯苓、白花蛇舌草、蒲公英各30g，车前子、海金沙、野菊花、椿根皮各18g，炒黄柏、制大黄、细生地黄各12g，龙胆草、生甘草各6g，当归龙荟丸6g（分吞），4剂；外用方：苦参、黄柏、蛇床子各24g，明矾6g，每日1剂，水煎，熏洗外阴。二诊，带下明显减少，带色转淡黄，阴户红肿瘙痒已除，小便得利，大便通畅，原方去当归龙荟丸、海金沙、大黄，加白茯苓12g，红枣6枚，7剂，外用方如前。三诊，诸症均安，舌红转淡，苔薄黄，脉小滑。白带检查未见脓球。此乃湿热虽尽去，但毒邪最易蕴伏，去外用方药，内服原方用量酌减，续服7剂，以巩固疗效。

2. 寒湿毒带下

带下量多，色白黏稠，有腥臭气，阴户觉冷，或阴痒，或小腹疼痛，舌淡胖，苔白腻，脉濡缓。治宜拔毒散寒，燥湿止带。方用温肝拔毒汤加减。

治例：李某，41岁，1976年11月9日诊。自述患慢性盆腔炎、子宫颈炎多年，经中西药治疗效果不佳。近半月来，白带颇多，色白黏稠，有腥臭气味，阴户觉冷，且有瘙痒，小腹略有胀痛，腰部酸痛，月经常易错后，舌质淡，苔白腻，脉濡缓。此为寒湿毒内阻，淫袭带脉，损及胞宫。治当拔毒散寒，燥湿除带。药用：熟附子、露蜂房、山慈菇、制苍术各9g，吴茱萸、干姜4.5g，红花、川椒各6g，蛇床子、淫羊藿各15g，土茯苓30g，椿根皮18g，7剂；外用方：蛇床子30g，川椒、吴茱萸各9g，艾叶18g，每日1剂，水煎，坐浴。二诊，阴冷阴痒、小腹胀痛已除，带下十衰其半，原方去干姜、川椒，加炒当归、补骨脂各12g，7剂；外用方如上，每日1剂，水煎，坐浴。三诊，白带绵下近除，腰痛轻减，原方去山慈菇、椿根皮，加炙黄芪30g，鹿角片12g，7剂。四诊，临床症状消失，近似常人，原方去附子，加熟地黄15g，再服10剂，以巩固疗效。

（二）伏层证

1. 肝肾阴虚，热毒余邪内蕴

带下色黄，或夹血丝，阴户灼热，病程长久，时作时止，反复不愈，发作时或有阴痒，兼有手足心热，头晕目眩，两耳鸣响，腰腿酸软，小便色黄，舌红少苔，脉象细数。治宜滋阴拔毒，清热利湿。方用清带拔毒汤加减。

治例：孙某，38岁，1977年10月19日诊。自诉患子宫颈炎3年，黄带时多时少，性交后常见赤带，阴中觉热，或有阴痒，经中西药多方治疗不能根治。诊时黄带虽不多，但阴中灼热，小便色黄，手足心热，口干咽燥，眩晕耳鸣，腰膝酸软，形体瘦弱，舌红苔光，脉小带数。证属肝肾阴虚，热毒蕴伏，适时窜动。治当滋阴拔毒，清热利湿。药用：炒黄柏、蝉蜕各9g，炒知母、玄参各12g，土茯苓、败酱草、红藤、椿根皮各30g，苦参、地榆、车前子各15g，生地黄24g，7剂；外用方：苦参、蛇床子各 30g，胡黄连、地龙、青黛、生白及各 12g，每日 1 剂，水煎，坐浴。二诊，阴中灼热已除，带色由黄转白，口干咽燥、手足心热显著好转，原方去红藤、地榆，加野菊花 15g，桑寄生 30g，10 剂；外用方继续使用。三诊，眩晕耳鸣、腰膝酸软轻减，精神已振，原方去蝉蜕、苦参，加甘杞子、白芍各 12g，10 剂，仍用外用方坐浴。四诊，诸症全罢，面色转华，改用成药知柏地黄丸，连服 2 个月，以巩固疗效。

2. 脾肾阳虚，寒毒残余内伏

带下色白，清稀而黏，时作时休，病程长久，阴户有冷感，偶有微痒，腰部酸痛，神疲乏力，小便频多，舌淡苔白，脉沉缓。治宜温阳拔毒，祛寒燥湿。方用温带拔毒汤加减。

治例：黄某，40 岁，1975 年 11 月 29 日诊。患慢性盆腔炎、子宫颈炎多年，白带清稀而黏，有腥气味，时多时少，阴户湿冷，或微有瘙痒。诊时白带量虽不多，但阴冷阴痒不舒，腰部酸痛，精神疲惫，小溲频多，面色灰黄，形体较胖，舌淡胖，苔白腻，脉沉小缓。此为脾肾阳虚，寒毒余邪内伏。治当温阳拔毒，祛寒化浊。药用：熟附子、露蜂房各 9g，吴茱萸 4.5g，蜈蚣 2 条，淫羊藿、粉萆薢、蛇床子、补骨脂各 15g，炙黄芪、巴戟肉、土茯苓各 30g，蛇蜕 6g，7 剂；外用方：蛇床子、百部各 30g，川椒、丁香、吴茱萸各 18g，明矾 6g，每日 1 剂，水煎，坐浴。二诊，阴冷阴痒消失，白带减少如常人，精神好转，原方续服 10 剂，外用方同上法。三诊，面色由灰转红，腰痛尿频近除，原方用量酌减，又服 10 剂，外用方仍同上法。四诊，诸症皆去，舌淡苔薄白，脉小缓，改用成药金匮肾气丸合理中丸和匀，一日 2 次，每次 9g，连服 2 个月善后。

二、恶露不绝

恶露，是指分娩或流产后，由于子宫肌肉收缩和细胞自体分解作用，阴道陆续排出少量暗紫色的液体。一般在 2～3 周内颜色由红转淡，最后自行停止，这属正常情况。如产后超过 3 周以上色紫红不止者，则属病态，称之为恶露不绝，或称为"恶露不尽""恶露不止"。历代治疗大致近似《医学心悟·恶露不绝》所说："产后恶露不绝，大抵因产时劳伤经脉所致也。其证若肝气不和，不能藏血者，宜用逍遥散；若脾气不能统血者，宜用归脾汤；若气血两虚，经脉亏损者，宜用八珍汤；若瘀血停积，阻碍新血，不得归经者，其证腹痛拒按，宜用归芎汤，送下失笑丸，先去其瘀，而后补其新，则血归经矣。"笔者在运用古法时，治疗未能取效者亦屡见不鲜，故以解毒为主试治，意外获得了满意疗效。兹举例于下。

（一）动层证

瘀热毒积：恶露不止，量较多，色紫红，质稠黏，有臭味；兼有面色潮红，口干咽燥，心烦易怒，小便短黄；舌红苔黄，脉弦滑数。治宜清热败毒，化瘀止血。方用益母草化毒汤加减。

治例：施某，27 岁，1977 年 9 月 3 日诊。产后 4 周，恶露不止，服生化汤等药，未见显效。诊时恶露量多，色紫红，质稠黏，有臭味，小便短赤，心烦不安，口干而苦，夜寐不宁，舌质红，苔黄微糙，脉弦滑带数。证属胞宫瘀热酿毒，迫血下行。治当败毒清热，化瘀安宫。药用：益母草、土茯苓各 30g，炒当归、炒蒲黄各 12g，炒川芎 9g，炒银花、炒生地黄、蒲公英、红藤、天花粉、炒地榆各 15g，人工牛黄 0.6g（分吞），4 剂。二诊，恶露明显减少，且色转淡，口干心烦十去其六，原方续服 5 剂。三诊，恶露已止，小便增多，睡眠安宁，舌红转淡，苔薄黄，脉小滑。此为瘀热毒渐去，但产后究属气血虚损。治拟化余毒，养营血。药用：炒当归、炒白芍、阿胶珠各 12g，益母草、炒生地黄、炒地榆、炒金银花各 15g，土茯苓 30g，炒黄柏、炒黄芩各 9g，生甘草 6g，服 7 剂，告愈。

（二）伏层证

营阴亏损未复，热毒内伏：恶露量少，断续不止；兼有头目眩晕，面色少华，形体瘦弱，手足心热，心悸少寐，小便色黄；舌质偏红，苔光少津，脉象沉小。治宜养营益血，拔毒清热。方用知柏拔毒汤加减。

治例：柯某，28 岁，1976 年 7 月 8 日诊。产后一月半，恶露断续，干净 2～3 天后复又恶露淋漓，量少色红，面色少华，形体瘦弱，眩晕耳鸣，心悸少寐，手足心热，小便色黄，口干咽燥，舌偏红苔光，脉小弱。证属营阴亏损未复，热毒余邪内蕴。治当滋阴拔毒，和血安宫。药用：炒黄柏、炒蒲黄各 9g，炒知母、炒当归、生白芍、焙白薇各 12g，白茅根、鸭跖草、土茯苓、煅牡蛎各 30g，炒生地黄 15g，生晒参 6g（另炖冲），5 剂。二诊，恶露甚少，口干咽燥、心悸少寐均有好转，小便已清，原方去鸭跖草，加阿胶珠 12g，7 剂。三诊，恶露已止，头晕耳鸣轻减，原方去白茅根，加女贞子 15g，生晒参易太子参 24g，7 剂。四诊，诸症尽除，面露华色，饮食增加，精神好转，仍以原方 7 剂，以巩固疗效。

第二节　妇人杂病

一、阴挺（子宫脱垂）

阴挺，又称阴脱、阴癫、子宫脱出等，是指子宫由正常位置沿阴道下垂，或脱出阴道口外的病症。临床按脱坠程度不同，分为三度：Ⅰ度，子宫颈下垂至坐骨棘平面以下，但不超过阴道口；Ⅱ度，子宫颈与部分子宫体脱出于阴道口外，常伴有阴道前后壁膨出；Ⅲ度，宫颈与宫体全部脱出于阴道口外，伴有阴道前后壁膨出。本病的发生原因，历代医家大抵多认为元气不足，中气下陷，冲任不固，或劳力过度，或产育过多，以及便秘努责，损伤胞络所致。正气不足，确是本病的根本，但在临床上，常遇寒湿毒淫遏阳气，伤及冲任，或湿热毒下迫，累及冲任，使之胞宫下坠。现就从毒论治为主，略举例辨治于下。

（一）动层证

1.寒湿毒阴挺

子宫脱垂，小腹作胀，带下量多，色白稠黏，有腥臭味，或兼阴冷阴痒，小便短少，面色灰白，畏寒，腰痛，遇阴雨潮湿天气，则证势加剧，舌淡胖，苔白腻，脉沉弦缓。治宜祛寒拔毒，化湿健脾。方用蜂房白芷逐毒汤加减。

治例：林某，43岁，1975年11月25日诊。自诉患子宫下垂多年，近半年来，时有阴户有物脱出，经服补中益气汤、十全大补汤未见明显好转。诊时面色灰白而滞，形体肥胖，小腹作胀，白带量多，黏稠气秽，且有阴中湿冷或微阴痒，小便短少，大便时溏。妇检子宫脱垂（Ⅱ度）。舌淡胖，苔白腻，脉沉缓。证属寒湿毒乘虚而入，冲任受伤。只治其虚，不去其毒，难制强寇。治当祛寒逐毒，化湿振脾。药用：露蜂房、蛇蜕、熟附子各9g，炙升麻、吴茱萸、白芷各6g，苍术、炒当归各12g，炙黄芪45g，益母草、土茯苓各30g，7剂；外用方：蛇床子、枳壳各30g，川椒、吴茱萸、艾叶各15g，明矾6g，每日1剂，水煎，坐浴。二诊，子宫脱出回缩，小腹作胀、阴冷阴痒十衰其七，原方加红枣8枚，服7剂，外用方依法坐浴。三诊，诸症近罢，原法去外用方，内服方用量酌减，续服10剂，停汤药，又服中成药补中益气丸1个月，培本御邪，以巩固疗效。

2.湿热毒阴挺

子宫脱出，阴户肿痛，黄带秽臭，小溲短赤，大便较结，心烦口干，舌质红，苔黄腻，脉弦数。治宜败毒清热，利湿泻火。方用龙胆泻肝汤加减。

治例，张某，41岁，1974年7月11日诊。自述曾患子宫下垂，4年来未复发，1个月前几度淋雨，近又农忙勤耕，出现子宫脱出，且阴户肿痛，黄带颇多，质黏稠，气秽臭，小便短赤涩痛，大便干燥，心烦不安，口干而苦，舌质红，苔黄腻，脉象小弦数。此为脾气素虚，近又感湿热毒邪，从火毒而化。治当逐毒泻火，利湿导浊。药用：龙胆草、生甘草各6g，制大黄、生升麻、玄参、炒栀子、车前子各12g，炒柴胡、紫草各9g，土茯苓、椿根皮各30g，生地黄15g，7剂；外用方：蛇床子、苦参、生枳壳各30g，黄连、黄柏各18g，明矾6g，每日1剂，水煎，坐浴。二诊，子宫脱出回缩，阴部红肿消失，黄带秽臭好转，大便通畅，小便得利，原方去大黄，加羊乳30g，7剂，外用方如法坐浴。三诊，诸症近除，湿火毒渐去，原方去紫草、椿根皮，加生黄芪30g，生枳壳15g，服10剂停汤药，改用成药知柏地黄丸合补中益气丸连服一月，以培根本。

（二）伏层证

1. 中阳虚弱未复，寒湿毒内蕴

子宫脱垂（轻度）时出时回，或阴中微冷，面色㿠白，神疲乏力，小腹坠胀，腰腿酸软，白带较多，质薄气腥，小便频数，舌质淡，苔薄白，脉缓滑。治宜温阳拔毒，祛湿益脾。方用芪附拔毒汤加减。

治例：夏某，40岁，1974年11月8日诊。患子宫下垂（Ⅰ度）多年，时缓时剧，长服补中益气丸，近3个月来其效不显著。诊时小腹略有坠胀，阴中微冷，子宫脱垂时作时缩，证势虽不重，但觉不舒，兼有白带量多，质薄气腥，小便频数，神疲少力，面色㿠白，畏寒肢清，舌胖淡，苔薄腻，脉缓滑。证属中阳已虚，寒湿毒内蕴。若仅以温补阳气，毒邪焉能自去。拟温阳拔毒，化湿健脾。药用：熟附子、露蜂房、鹿角片、炙升麻各9g，吴茱萸4.5g，炒白术、炒当归各12g，炒党参18g，土茯苓、益母草各30g，炙黄芪45g，大蜈蚣2条，7剂；外用方：蛇床子、生枳壳各30g，川椒、吴茱萸、艾叶各18g，明矾6g，每日1剂，水煎，坐浴。二诊，阴冷已除，子宫脱垂未作，白带显著减少，原方续服7剂，外用方依法坐浴。三诊，畏冷肢清、小腹坠胀均消失，精神振作，小便如常，阴挺未作，原方去蜈蚣，加淫羊藿15g，服10剂后停汤药，改用成药补中益气丸，用露蜂房9g，炙黄芪30g，红枣6枚（剪碎）煎汤送下，连服1个月，以巩固疗效。

2. 气阴受伤未返，湿热毒内伏

子宫脱垂轻微，阴中觉热，时有黄带绵下，质黏稠气秽，或阴痒不适，小便短黄，手足心热，口干咽燥，大便较结，舌质红，苔薄黄或微光，脉小弦带数。治宜益气阴，清热毒，利湿邪。方用知柏拔毒汤加减。

治例：翁某，36岁，1976年9月24日诊。患子宫下垂6年，时作时回，证势较轻，但阴中热涩不舒，黄带时有绵下，质黏稠而气秽臭，或阴部微痒，小便短黄，手足心热，口干咽燥，形体较瘦，神疲少力，舌质偏红，苔中微光，脉小弦带数。此属气阴受伤未复，湿热毒内伏。治当滋气阴，化毒邪，利湿浊。药用：炒黄柏9g，炒知母、车前子、炒蒲黄、生升麻、玄参、生白芍各12g，生地黄15g，生黄芪、羊乳、鸭跖草、土茯苓各30g，7剂；外用方：蛇床子、生枳壳、苦参各30g，黄柏、黄连各12g，明矾6g，每日1剂，水煎，坐浴。二诊，阴中热痒近除，带下锐减，子宫脱垂未作，原方续服10剂，外用方如法坐浴。三诊，口干咽燥、手足心热十去其七，阴挺未作，小便已清，原方用量酌减，又服10剂，外用方去黄连，依法坐浴。四诊，临床症状消失，改用中成药知柏地黄丸，用生黄芪、羊乳各30g，蝉蜕9g，生甘草6g，煎汤送服，连服1个月告愈。

二、胞宫癥块（子宫肌瘤）

胞宫癥块，属于癥瘕积聚范围。癥与瘕虽都有结块征象，但以其病变性质来说是不同的。癥，其块坚硬，固定不移，推揉不散，痛有定处，以血分病变为多见；瘕，其块痞满，时聚时散，推揉转动，痛无定处，以气分病变为多见。所谓癥者征也，瘕者假也，癥为坚硬不移，瘕为痞满可聚可散。积聚者，实是与癥瘕同病异名，诚如《景岳全书·癥瘕类》所说："癥瘕之病，即积聚之别名。"

胞宫癥块，当属于癥病之中，而癥病常指腹中诸多肿块，故冠以胞宫，以明确子宫中的肿块。宫中癥块历代医家有称之石瘕，多责于气滞瘀血，在治疗上则用行气活血、破瘀消癥之法，笔者仿此治疗，其效欠佳，后以逐毒消癥为主，则疗效明显提高，且疗程缩短。兹举例如下。

（一）动层证

寒毒血瘀癥块：子宫逐渐增大，触之坚硬，月经尚准，经来腹痛，经量较多，色紫有块，经期延长。妇科检查为子宫肌瘤。兼有面色灰暗，白带较多，黏稠气秽，舌质暗或紫点，脉沉弦或涩。治宜祛寒毒，化瘀血，调冲任。方用蜂房土茯苓汤加减。

治例：徐某，41岁，1976年3月11日诊。患子宫肌瘤两年余，每次月经来潮量多，色紫有块，经期延长，小腹疼痛，微有冷感，近半年来证势加剧，平时白带量多，黏稠气秽。诊时月经将来临，已觉小腹作痛，面色灰暗，舌边紫，苔薄白，脉沉弦。曾服桂枝茯苓丸等活血化瘀药，其效不明显。此为寒毒内阻，气血凝滞，结为癥块。治当逐寒毒，行气血，调冲任。药用：熟附子、露蜂房、炒桂枝、蜣螂虫各9g，大蜈蚣2条，吴茱萸4.5g，土茯苓、马鞭草各30g，炙黄芪45g，蓬莪术、桃仁、威灵仙各12g，7剂。复诊，服药后月经期缩短，5天即净，腹中冷痛明显好转，原方续服20剂，并嘱其每月服本方20剂，连续3个月，以观效果。服药60剂后，经妇科复查，原肌瘤为3个月妊娠大，现已缩小至鸽蛋大。原方每月服15剂，再连续服3个月，经妇科复查未见肌瘤，月经如常，并改用成药八珍丸，连服1个月，以补养气血，调理冲任。

（二）伏层证

脾肾气虚，寒毒内蕴：子宫肌瘤经治疗已缩小至鸽蛋大以下，再经治疗不能消失，月经周期规律，但经量偏多，色紫或有块，略有腹痛，经期易延长，神疲少力，腰膝酸软，白带绵下，质黏稠，量较多，舌淡苔白，脉沉小缓。治宜补脾肾，拔寒毒，调冲任。方用蜂房灵脾拔毒汤加减。

治例：徐某，40岁，1976年11月15日诊。自诉患子宫肌瘤多年，经中西药治疗已由鸡蛋大缩小至鸽蛋大，但再经多方治疗未能消失。诊时月经尚准，但经来腹痛，量较多，色紫黯，平时白带量多，稠腻或稀薄如浊水样，略有腥臭气，神疲少力，腰痛腿酸，舌淡胖，苔薄白，脉沉小少力。此为脾肾气虚未复，寒毒内伏，冲任失调。治当补脾肾，化寒毒，理冲任。药用：露蜂房、熟附子各9g，淫羊藿、补骨脂、鬼箭羽各15g，鹿角片、京三棱、炒当归各12g，蜈蚣2条，生黄芪60g，土茯苓、马鞭草各30g，10剂。二诊，药后经来尚正常，无腹痛，经量明显减少，精神好转，腰腿酸痛轻减，原方续服10剂，并嘱其每月服20剂，连续服3个月，以观察疗效。服药60剂后，妇科复查未见肌瘤，其他症状也消失，再以中成药八珍丸连服1个月，以补气血，安冲任，告愈。

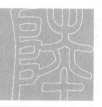

第十章 | 解毒疗法在儿科的运用

第一节　小儿时病

一、麻疹

麻疹是由外感麻毒引起的发疹性传染病，主要发生于6个月至8岁的儿童，四季均可发病，常流行于冬春两季。临床表现初起以发热、咳嗽、喷嚏等为主，但以发热明显，眼红多泪，口腔颊黏膜近臼齿处出现"麻疹黏膜斑"为特征。发热3～4天则出疹，从颜面开始，经3天左右全身皮疹出齐后，热渐退，疹渐回，则属于顺证的表现。如逆证者，或疹出不透，或出而即没，毒邪壅闭，为麻疹之险证。麻疹的发生，前人也认为是麻毒所致，故有"麻宜发表透为先，形出毒解便无忧"之说。《医宗金鉴·痘疹心法》说得更具体："凡麻疹出，贵透彻，宜先用发表，使毒尽达于肌表。若过用寒凉，冰伏毒热，则必不能出透，多致毒气内攻，喘闷而毙。至若已出透者，又当用清利之品，使内无余热，以免疹后诸证。"但古人仅用解表以代排毒，或清热以代去毒，毒邪轻者可随发汗、清热以除之，若毒稍重者就难于排除，顺证即可酿成逆证。汗吐下诸法是去毒的途径，没有足够的解毒药物，仅靠透表或清热，毒邪是不会自动随汗随热而消失。所以麻疹在疹前期以解毒发表为主，出疹期则以清毒透发为重点，疹回期又以养阴益气、清泄余毒为根本。但患者素体虚弱，麻疹初期欲出不能出，无力透发者，宜以解毒、扶正、发表三者兼顾而治之。逆证者常见有热毒闭肺、热毒攻喉和毒陷心肝。热毒闭肺以败毒清热、宣肺开闭为主，方用麻逆开肺汤；热毒攻喉，则以败毒清热、利咽消肿，方用清咽下痰汤；如毒陷心肝，宜以败毒清营，平肝息风，方用羚角钩藤汤或加安宫牛黄丸等。现举热毒闭肺治例如下。

（一）动层证

热毒闭肺：高热烦躁，咳嗽气促，鼻翼扇动，喉间痰鸣，疹点紫黯或隐没，甚则面色青灰，口唇紫绀，舌质红，苔黄干，脉滑数。治宜败毒清热，宣肺开闭。方用麻逆开肺汤或加紫雪丹、安宫牛黄丸。

治例：唐某，男，5岁，1974年12月22日诊。麻疹发热5天，前日起咳嗽气急加剧，故于某医院住院治疗，西医诊断为麻疹并发肺炎，并邀中医会诊。诊时高热不退，体温39.7℃，烦躁不安，咳嗽喘促，鼻翼扇动，喉中痰鸣，疹点稀少而色紫黯，舌质红，苔黄微糙，脉象滑数。证属麻毒内陷，肺气壅闭。治当败毒开闭，清热化痰。药用：猴枣散0.9g（分3次服），清炙麻黄、生甘草各15g，生石膏、鱼腥草各30g，甜葶苈、牛蒡子、杏仁、制僵蚕、天竺黄、川贝母各9g，紫草6g，紫雪丹1.5g（分吞），2剂。二诊，身热减退，体温38.2℃，喘促痰鸣得平，鼻翼扇动已除，疹点增多色红，原方去葶苈子，加鲜石斛15g，2剂。三诊，身热渐退，体温37.6℃，烦躁已除，咳嗽好转，舌红转淡，苔薄黄、中微光，脉小滑数。麻毒渐解，痰热势平，治从拔毒、肃肺、养阴并顾。药用：鱼腥草、石膏各30g，北沙参、天花粉、炙桑皮各12g，制僵蚕、天竺黄、地骨皮、麦冬各12g，川贝母6g，鲜石斛15g，生甘草4.5g，3剂。三诊，身热退净，体温36.9℃，疹点依次已回，咳嗽轻微，胃纳已启，原方去僵蚕、桑白皮、天竺黄，生石膏易冰糖炒石膏15g，加玉竹9g，稽豆衣15g，炒谷芽12g，5剂告愈。

（二）伏层证

肺阴受伤，麻毒余邪内伏：麻疹回后，低热不退，咳嗽少痰，夜间汗出，心烦不安，口干，舌质红，苔中光，脉小数少力。治宜拔毒润肺，止咳祛痰。方用羊乳抽毒饮加减。

治例：冯某，女，6岁，1975年4月13日诊。麻疹回后1周，午后低热，体温37.5℃，干咳无痰，盗汗，口干，心烦不安，手足心热，舌质红，苔根薄黄、中微光，脉小数少力。证属肺阴受伤，麻毒余邪内伏。治当拔毒益肺，止咳宁嗽。药用：羊乳、鱼腥草各30g，天花粉、炙桑皮各12g，生麦冬、北沙参、地骨皮、制僵蚕各9g，川贝母6g，青黛3g，稽豆衣18g，5剂。二诊，低热尽退，体温36.8～37.1℃，咳嗽十衰其六七，口干、心烦、手足心热、盗汗均明显好转，原方加蜂蜜30g（冲入药汁中），5剂。三诊，诸症近除，食欲渐增，二便如常，舌苔薄净，脉小滑。原方去僵蚕、川贝母、桑白皮，加太子参12g，生甘草3g，又服5剂，告愈。

二、顿咳

顿咳，通称百日咳，古称顿呛、疫咳、天哮呛、鸬鹚咳等，是小儿常见的呼吸道传染病。临床以阵发性痉挛性咳嗽，咳时有特殊的吸气性吼声，即鸡鸣样的回声，最后倾吐痰沫而咳止为特征。本病四季都可发生，但以冬春两季尤为多见，常发于5岁以下儿童，年龄愈小则病情愈重。如不及时治疗或治不得法，其病程可持续2～3个月以上。本病成因，西医认为由百日咳嗜血杆菌所引起，而中医则责之时行疠气袭肺所致。

所以，在治疗上只用一般的疏风宣肺或清肺止咳，往往无济于事，顿咳依然。笔者运用以解毒为主，灵活配用，如病在浮层者用解毒宣肺以止咳、若邪在动层者则攻毒肃肺以止咳，每获满意疗效。至于后期的沉层证、伏层证可用常规的润肺益气，适加拔余毒之品，如羊乳、绞股蓝等即可，无须大攻其毒，戕伐正气。

（一）浮层证

风毒犯肺：初起如感冒，二三日后咳嗽日渐加剧，虽未明显出现阵发性痉咳，但入夜咳嗽加重，服桑菊饮或杏苏散不效者，可以顿咳论治。如属风寒毒者，宜用一枝黄花汤加减；若属风热毒者，宜用野菊汤加减。

治例：汤某，男，3岁，1976年4月11日诊。咳嗽6天，曾用杏苏散、止嗽散及西药青霉素、链霉素等药治疗未见明显效果。诊时舌苔薄白腻，脉浮紧，其母代诉夜间咳嗽甚剧，不易咯出痰沫。暗思之，此非一般咳嗽，似属顿咳之象。治以解毒散寒，宣肺止咳。药用：炙麻黄、细辛各3g，青防风、醋常山、桔梗、炙甘草各4.5g，一枝黄花、制僵蚕各12g，杏仁、焙百部各9g，蜈蚣1条。3剂后，咳嗽衰半，睡眠已佳，舌苔薄白，脉弦滑，原方去防风，加炒当归9g。又3剂后，咳嗽近除，余无不适，苔薄净，脉小滑，原方去麻黄、细辛、常山、蜈蚣，加生黄芪、羊乳各15g，再服3剂告愈。

（二）动层证

热毒阻肺：咳嗽阵作，咳后有长鸣回声，咳时涕泪俱出，面红目赤，甚则眼翻手搐，痛苦万状，往往于吐出痰涎或食物后，咳嗽方能暂时缓解。常伴眼睑浮肿，或咯血、衄血和眼结膜出血。舌质红，苔黄糙，脉滑数。治宜败毒清热，肃肺止咳。方用天竺黄化毒汤加减。

治例：任某，男，4岁，1974年5月3日诊。顿咳半个月，眼睑浮肿，眼结膜出血，咳剧时鼻衄，口干，大便较结，小便色赤，舌质红，苔黄糙，脉象滑数带弦。此为疫毒化热，痰热阻肺，气机不利。治当逐毒泄热，肃肺止咳。药用：天竺黄、蚤休、制僵蚕、桃仁各9g，制大黄6g，桑白皮、生石膏、生赭石、白茅根各15g，全瓜蒌12g，全蝎3g，蜈蚣1条，另加蜂蜜2匙（分服）。3剂后，咳嗽明显好转，大便通畅，鼻衄已止，原方去大黄。服5剂后，阵咳近除，眼结膜出血点消失，舌转淡红，苔薄黄，脉小滑带数，原方去石膏、代赭石、蜈蚣，余药用量酌减，并加北沙参、麦冬各9g，羊乳15g，7剂痊愈。

第二节 小儿杂病

一、哮喘

哮喘是小儿疾患中的常见病证，临床以哮鸣气促、呼气延长为特征。哮指声响而言，喘指气息而语，而哮都兼有喘，故通称哮喘。本病的成因，一般既有外因，又有内因。其内因者，大都肺、脾、肾三脏不足，痰饮留阻，久伏化为痰毒饮毒，盘踞不出；外因者，时气邪毒，动风发物，是诱发本病的重要条件。在治疗上，分为发作期和缓解期。一般认为发作期治标，消除症状即可；缓解期治本，是治疗最根本的目的。笔者认为，引起本病的原因，当有三层，即本虚、痰饮、毒邪，有虚无痰不能产生本病，有痰无毒不能发生哮喘。因而治本是杜绝痰饮的产生，治标既可消除痰饮，又可驱除毒邪，痰尽去，毒尽除，正气充足，痰湿不生，营卫调和，焉能哮喘再发。若祛痰不净，拔毒不清，痰毒留伏于内，既能伤正，又可复感外邪诱发。故治标不可轻视，通过治标往往可以使伏痰、伏毒得到有效清除。缓解期治本，通常是指某脏虚损补某脏，即肺气虚则补肺益气，如玉屏风散等；脾气虚予补益脾气，如六君子汤等；肾气虚则补肾纳气，如肾气丸等。这些与常规辨证治疗大致相同，无非适加拔毒之品。但依照毒证四层辨证中可归在动层证和伏层证，发作期属于动层证，缓解期属于伏层证。现举发作期辨治如下。

（一）动层证

1. 热毒壅肺

咳喘哮鸣，痰稠色黄，不能平卧，胸膈满闷，发热面红，渴喜冷饮，小溲短黄，大便秘结，舌红苔黄，脉象滑数。治宜败毒清热，肃肺化痰。方用天竺黄化毒汤加减。

治例：季某，男，12岁，1988年10月6日诊。患哮喘8年，每年均有4~6次发作，近半月来每夜哮喘发作，发时喉中痰鸣，气急不能平卧，心烦不安，胸膈满闷，口渴欲饮水。诊时口苦而干，舌质红，苔黄糙，脉滑带数，大便较结，小溲色黄。此为热毒壅肺，顽痰内阻，气道不利。治当败毒涤痰，肃肺定喘。药用：天竺黄、制大黄、竹沥、半夏各10g，制僵蚕、地龙、瓜蒌、蚤休、甜葶苈各12g，桑白皮、生石膏、鱼腥草各30g，生甘草8g，3剂。二诊，哮喘证势明显减轻，发作时间缩短，大便已通畅，原方去大黄，加地肤子15g，5剂。三诊，哮喘发作已停止，夜间偶有喉痒微咳，舌微红，苔薄黄，脉象滑，原方去蚤休、石膏、鱼腥草，加羊乳30g，乌梅10g，红枣8枚，连服20余剂告愈，随访年余未见复发。

2. 寒毒阻肺

咳嗽气急，喉间哮鸣，咯痰清稀色白，胸膈痞闷，面色晦滞，形寒无汗，四肢不温，口中不渴，舌苔白腻，脉弦滑。治宜祛寒湿毒，肃肺化痰。方用蜂房紫菀拔毒汤加减。

治例：王某，女，13 岁，1978 年 12 月 18 日诊。素禀不足，幼年即患哮喘，半个月前患感冒，哮喘又作，诊时哮喘发作近半月，屡治鲜效。症见咳嗽气促，喉中略有痰鸣，咯痰清稀色白，胸闷，畏寒，夜间每易症状加剧，甚至不能平卧，舌苔白腻，脉弦滑。此为寒浊痰毒阻肺，气机不利。治当祛寒浊痰毒，利肺中气机。药用：露蜂房、制胆南星、桃仁各 10g，炙麻黄、红花、炙甘草各 6g，制僵蚕、炙紫菀、葶苈子各 12g，蜈蚣 2 条，全蝎 3g，土茯苓 30g，另加生姜 3 片，红枣 6 枚，5 剂。二诊，哮喘近止，唯神疲少力，纳食欠佳，原方去葶苈子、僵蚕，加炙黄芪 30g，炒白术 10g，7 剂。三诊，哮喘消失，精神好转，饮食有所增加，原方去麻黄、桃仁、土茯苓，加炒当归 10g，炒党参 12g，炒乌梅 10g，续服 30 余剂告瘥，随访近两年未见复发。

二、疳证

疳证常见于 5 岁以下的幼儿，多由于喂养不当，或患他病影响，使脾胃受伤，气液耗伤而致全身虚弱羸瘦、面黄发枯等常见的小儿慢性病证。故《幼幼集成》说："夫疳之为病，亦小儿恶候……真元怯弱，气血虚衰之所致也。"疳证分类繁多，《证治准绳·幼科》提出六十一候，《医宗金鉴·幼科心法》又归纳为十九候，如肝疳、心疳、脾疳、肺疳、肾疳、蛔疳、疳泻、疳痢、脑疳、眼疳、鼻疳、脊疳等。疳证分类虽多，而主要病变在于脾胃，脾胃为后天之本，生化之源不足，则诸疳之证，自然可以发生。疳证的发生虽与饮食不节、营养失调有关，而与毒邪也有至密关系，初期常夹气毒，中后期常夹积毒和瘀毒。治疳不治毒，其获效甚为缓慢；治疳既治毒，则得效迅速，也不易变为他病。

（一）浮层证

疳气毒滞：病程不长，轻度消瘦，面色黄滞，毛发稍稀，畏寒，易患感冒，食欲减退或厌食，精神不振，易发脾气，大便或溏或结，舌苔薄白或微黄，脉象弦滑。治宜健脾胃，去气毒。方用健脾丸加土茯苓、八月札、生鸡内金、石菖蒲、使君子等。

治例：柳某，女，4 岁，1969 年 5 月 7 日诊。形体瘦小，面色黄滞，毛发稀黄，易患感冒，食欲减退，脘腹满胀，精神不振，易发脾气，大便结溏不一，多食则溏，少食则结，由来半载，经多方治疗，或中药，或割治，或推拿，时好时差，消瘦不能改善，饮食无以增加，苔白中夹黄，脉来多弦滑。证属脾胃不健，气滞酿毒，气毒郁结，中宫焉能复醒。治当健脾醒胃，调气化毒。药用：炒白术、生鸡内金、八月札、使君子各 9g，炒麦芽、炒山楂各 12g，土茯苓 15g，炒枳实、蓬莪术、炒防风、干石菖蒲各 6g，砂仁、胡黄连各 1.5g。5 剂后，腹胀显著好转，食欲见启，烦躁不安近除，大便每日 1 次，粪质偏烂，原方去枳实，加红枣 5 枚。又服 7 剂后，食欲近似正常，面色好转，改用简易方：炒山药、生鸡内金、八月札各 9g，砂仁 1.5g，红枣 6 枚，每日 1 剂服半月，面色已转华，发有光泽，嘱其停药，注意寒暖、饮食，随访2个月，体重增1.5kg。

（二）动层证

1. 疳积毒壅

病程较长，消瘦明显，肚腹膨胀，甚则青筋暴露，面容萎黄，毛发稀黄无泽，精神不振，或烦躁激动，睡眠不宁，或伴揉眉挖鼻，咬指磨牙，动作异常，馋食或厌食，舌苔黄，脉弦数。治宜消疳化积，拔毒清热。方用肥儿丸或加槟榔、生鸡内金、人工牛黄等。

治例：戚某，男，5岁，1971年8月4日诊。患疳积10个月，诊时形体消瘦，肚腹膨胀，面容萎黄，发黄疏稀无泽，精神或惫或扬，惫则疲乏不堪，扬则急躁激动，睡眠不宁，咬指磨齿，贪食不消，大便时结时溏，舌苔黄腻，脉小弦带数。此为疳积已成，脾胃受伤，湿热毒壅滞。治当消疳化积，祛毒利湿，健脾悦胃。药用：炒黄连、胡黄连各3g，炒白术、使君子、炒槟榔、生鸡内金各9g，炒神曲、麦芽、山楂、地骷髅各12g，红枣5枚。5剂后，急躁不安、肚腹膨胀已减，睡眠较前安宁，原方去黄连、地骷髅，加芦荟0.9g，炙甘草3g。又5剂后，诸症均减，食欲、大便已趋正常，原方去芦荟，加八月札9g。又7剂后，症状大减，近似常人，原方去胡黄连、槟榔，加山药15g，连服10剂，嘱其停药，以饮食调养2月余，体重增加2kg，告愈。

2. 疳干瘀毒

病程长久，极度消瘦，面呈老人貌，皮肤干瘪起皱，大肉已脱，皮包骨头，精神萎靡，啼哭无力，毛发干枯，腹凹如舟，杳无思食，时有低热，唇干口燥，舌淡苔光，脉小弱。治宜补益气血，拔毒化瘀，健脾进食。方用十全大补丸加䗪虫、露蜂房、生鸡内金、五灵脂、猪脊髓、百合等。

治例：周某，男，5岁，1969年10月25日诊。疳症年余，形体消瘦，皮包骨头，貌如小老头，精神疲惫，语声低微，毛发稀疏干枯，腹凹如舟，不思饮食，常有低热，唇干口燥，舌淡苔光，脉小弱，经多方治疗，如中药、西药、割治等均未有显著效果。证属先后天不足，气血俱亏，瘀毒内阻。治当补气益血，拔毒化瘀。药用：炒党参、炒白术、炒当归、炒熟地黄、炒白芍各9g，炙黄芪、生山药各15g，露蜂房、䗪虫、五灵脂各6g，生鸡内金、炒谷芽各12g。5剂后，精神略振，食欲稍启，原方加炙鳖甲12g。又7剂后，症状明显好转，语声有力，原方鸡内金用量减至9g，连服20余剂后，体重增加0.7kg，腹凹如舟近除，平坦柔软，改用粉剂调治：炒党参、炒当归、炒熟地黄、百合、炒山楂、炒白芍、炒白术各30g，生山药、黑大豆、炙黄芪60g，露蜂房、炙䗪虫各12g，炙鸡内金24g，猪脊髓3大条，炒粳米（不去糠皮）500g，白砂糖250g。上药除猪脊髓、砂糖外，焙燥研磨细末，与猪脊髓（先熬熟，去外膜）、砂糖拌匀，微炒香，每次1匙，每日2～3次，用开水调服，连服二料，3个月后，体重增加3.5kg，小老头貌完全消失，面色已转红润，毛发乌泽，口干唇燥、低热等均除而告瘳。

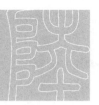

第十一章 | 解毒疗法在癌症的应用

癌症古代有之，并非现今所生，无非称谓有些不同而已。古代虽有"癌"或"喦"或"岩"的病症，但与现代所称的癌症不尽全同。古代仅指肿块坚硬，宛如岩石等症状而言，绝非全是恶性肿瘤。所以用今之癌症对照古之"癌（喦或岩）"不甚确切。而古代所称的息贲则近似肺癌，石瘿似如甲状腺癌，茧唇似如唇癌，舌疳、舌蕈似如舌癌，喉蕈似如喉癌，噎膈、反胃似如食管癌、胃癌，石瘕似如卵巢癌，等等。当然这些病症中亦不全部属于癌症，很大一部分属于其他病变。现将癌症的病变机制、辨证论治探讨于下。

第一节　病因病机探究

癌症的发生原因和病理机制，虽然不甚明了，但以中医的观点来看，大都可概括为以下几个方面。

1. 六淫毒邪

《灵枢·九针论》说："四时八风之客于经络之中，为瘤病者也。"《灵枢·百病始生》说："积之始生，得寒乃生。"古代所称"瘤"和"积"等病在很大程度上与目前癌症相近似，认为癌瘤的发生与寒邪有密切关系。但从临床实践观察中，单纯性寒邪不易导致癌肿，只有寒毒才有可能引起癌变。其他的外感病邪也如此，仅是单纯的风邪、湿邪、暑邪、火邪、燥邪可能对机体损害不大，只有风毒、湿毒、暑毒、火毒、燥毒对机体损害较大。其病机大都可归纳为以下几点：①寒凝血滞：当寒毒侵入体内，最易伤阳，毒邪直入血分，使血行不畅，形成瘀毒结肿；②湿聚痰凝：当湿毒侵袭体内，最易碍气，毒邪内停，酿为痰毒结肿；③热郁毒结：当热毒（包括风毒、暑毒、火毒、燥毒、温毒及寒湿转化为热毒者）壅阻，气阴受损，血伤肉腐，而致热毒结肿。此外，毒邪愈盛，其发展愈速，肿瘤转移可能性愈大，同时邪毒量愈多，主要脏器发病率愈高，如肺癌、肝癌、胃癌等。

2. 七情酿毒

《素问·通评虚实论》说："膈塞闭绝，上下不通，则暴忧之病也。"说明了噎膈发病与忧有关。《外科正宗·乳痈乳岩论》认为乳岩的病因，是"忧郁伤肝，思虑伤脾，积想在心，所愿不得，致经络痞涩，聚结成核"。《澹寮集验方》说："盖五积者，因怒忧思七情之气以伤五脏，遇传克不行而成病也。"由于七情失调，气机不畅，脉络受阻，气滞血瘀而为积病。七情失调轻者一般不会发生病变，待气机调和，即无他事。如七情太过，长期得不到缓解，或反复刺激，气机郁结，久郁酿毒，变成气毒，损害脏腑气血，可发为肿瘤，甚至癌症。

3. 饮食失节

由于过食油煎炙煿，或食霉变毒物，或长期饮酒，或食过热燥焦之品，或饥饱无度，损伤脾胃，湿聚酿痰，气滞成瘀，阴盛于阳，则寒毒、痰毒结肿，阳盛于阴，则火毒、热毒结块，而成肿瘤。《重订严氏济生方》说："夫积者，伤滞也，伤滞之久，停留不化，则成积矣。"《外科正宗》说："茧唇因过食煎炒炙煿，又兼思虑暴急，留注于唇。"《医学统旨》说："酒面炙煿，黏滑难化之物，滞于中宫，损伤肠胃，渐成痞满吞酸，甚则为噎膈反胃。"说明平素饮食失调，偏食嗜饮，油煎燥物，好饮热汤等刺激和不易消化之物，都是引发癌症的因素。

4. 某些慢性病不愈

在临床观察中，长期慢性疾病反复不愈，大都内有毒邪，正气不足，正气不能胜毒邪，毒害脏腑，如部分慢性肝病（尤其乙型肝炎的肝硬变）、少数慢性胃炎（尤其是萎缩性胃炎）等可演变为癌症。因此，在临证中凡遇好发癌症的脏器如有慢性病变而反复不愈者，应予引起重视，争取及早发现，及早治疗。

第二节　识病辨证论治

癌症，首先必须通过详细的检查，得出明确的诊断，达到完全认识疾病的目的。识病愈确，辨证愈精，才可获得正确的治疗。识病必须善于利用现代医学各种检查手段，弄清是否患有癌症；如患有癌症，应明确发病部位有否转移，这是诊治癌症的大前提。辨证，主要辨别毒证的四层辨证，并抓住阴证与阳证、虚证与实证、在气与在血等，并结合脏腑辨证、六经辨证、卫气营血辨证等，进一步分析癌症性质，为治疗提供正确的依据。论治，是根据识病的确定、辨证证候类型，采取针对性消除疾病的治疗手段而言。癌症总的治则，以解毒消癌为宗旨，但补益培本切勿轻视，常常以守为攻是良法。解毒消癌的方法，临床常用有解毒清热、攻毒化瘀、逐毒消痰、拔毒扶正等。解毒清热的药物，如鱼腥草、蒲公英、紫花地丁、连翘、金银花、野菊花、蚤休、山豆根、三叶青、板蓝根、黄连、黄芩、黄柏、大黄、栀子、土茯苓、穿心莲、半枝莲、半边莲、败酱草、山慈菇、白头翁、蛇莓、白英、龙葵、苦参、升麻、干蟾皮等；攻毒化瘀的药物，如当归、赤芍、川芎、丹参、红花、蒲黄、五灵脂、牡丹皮、紫草、三棱、莪术、水蛭、穿山甲、䗪虫、刘寄奴、马鞭草、守宫等；逐毒消痰的药物，如天南星、半夏、贝母、瓜蒌、白芥子、皂角刺、海浮石、海蛤壳、猫爪草、青礞石、黄药子、海藻、昆布、生牡蛎等。如兼夹湿邪者，可配用藿香、佩兰、蔻仁、茯苓、猪苓、薏苡仁等化湿解毒；兼夹气滞者，可配用八月札、郁金、青皮、枸橘李、佛手柑、枳壳、香附、刀豆子、川楝子、乳香、没药等调气解毒；兼有气虚者，宜配用黄芪、人参、党参、太子参、山药、白术、黄精等益气扶正，推毒外出；兼有阴虚者，宜配用生地黄、天冬、麦冬、北沙参、山海螺、玄参、石斛、天花粉等滋阴养液，拔毒清热；兼有血虚者，宜配用当归身、白芍、熟地黄、何首乌、阿胶等补血养营，培本祛毒。现将有关各类癌症的辨证论治概述如下。

一、肺癌

肺癌常以咳嗽、胸痛、气急、咯痰带血不止，时有发热等为主症。但早期往往无明显症状，常于"体检"中发现。肺癌所引起的咳嗽，常以阵发性干咳为首发症状，或有少量黏痰，如合并感染可见脓痰；咯血为肺癌的中晚期症状，常为持续痰中带血，如癌肿腐蚀血管时可引起大咯血；胸痛（或伴腰背痛）为癌肿影响肋骨，刺激胸膜（或影响脊柱）压迫神经，产生持续、尖锐、固定而剧烈的胸痛（或腰背痛）；气急为癌肿堵塞支气管，或病灶范围广，或有多量胸水所引起，甚至还可产生喘鸣、紫绀；发热，早期较少见，中晚期较多出现，常因合并感染或癌肿坏死所致。此外，晚期还可出现：①极度消瘦：由于食欲下降，恶性消耗及癌肿毒素致全身营养状况恶化所致；②颈胸部经脉怒张（上腔静脉综合征）：为肺癌转移或压迫邻近器官所致；③目眼异常（霍纳综合征）：常见上眼睑下垂、同侧瞳孔缩小、眼球内陷等，为颈交感神经麻痹所引起；④颈部和锁骨处痰核（淋巴结肿大）。少数患者有杵状指或关节红肿，活动障碍。现将肺癌辨证论治简述于下。

1. 瘀毒壅肺

咳嗽不爽，痰中带血，胸痛气急，痛有定处，唇甲紫黯，舌有紫点，脉弦或涩。治宜化瘀攻毒。方用水蛭化毒汤加减。

2. 痰毒贮肺

咳嗽较剧，痰多而黏或咳咯脓痰，气促，胸闷且痛，并有神疲乏力，食欲不振，脘腹作胀，大便不实，舌苔白腻或淡黄腻，脉沉滑。治宜祛痰逐毒，方用蜂房化毒汤加减。

3. 阴虚火毒

咳嗽无痰或少痰，咯血时作或痰中带血，胸痛心烦，低热盗汗，形体消瘦，口干咽燥，溲黄便结，舌红少苔，脉象细数。治宜滋阴拔毒。方用肺经增液解毒汤加减。

4. 气阴虚积毒

咳嗽少痰，或稀而黏，咳声低微，气短喘促，面色㿠白，自汗盗汗，口干唇燥，舌淡红或中光，脉虚弱。治宜补气益阴，逐毒肃肺。方用羊乳抽毒饮加减。

二、肝癌

肝癌起病隐匿，大都早期症状与体征均不十分明显，中期以后渐即显露，如食欲减退、消瘦乏力、肝区疼痛、发热、腹泻、黄疸、腹水等相继出现。肝癌引起的食欲减退、消瘦乏力均呈进行性发展，主要由于癌肿毒性产物抑制了消化腺的分泌和恶性消耗所致。肝区疼痛，常以肝区胀痛为多见。疼痛呈间歇性或持续性，疼痛的部位可因肿瘤生长的方位不同而异：如右上方的肿瘤，可侵及膈肌，而疼痛可放射至右肩或右背；向右后生长的肿瘤，可致右侧腰部疼痛；突然剧烈腹痛或腹膜刺激征，常提示癌肿结节包膜内出血或向腹腔内溃破；发热，为癌肿坏死产物的吸收与代谢率增高所引起，其热型呈持续性低热或弛张型高热；腹泻，为门静脉癌栓的栓塞，致肠黏膜水肿，肠功能紊乱所致，并常伴腹胀；黄疸，为癌肿侵犯肝内胆管，或肝门淋巴结肿大，压迫胆道所引起；腹水，为肝癌的晚期征象，常见于合并肝硬化与门静脉高压的患者，癌栓栓塞门静脉或肝静脉，可出现高度顽固性腹水。肝癌临床可分以下证型辨治。

1. 湿热毒壅肝

身目俱黄，口苦黏腻，胁肋胀痛，胸闷脘痞，大便不畅，小便短赤，舌边尖紫红，脉弦滑。治宜驱除湿热毒邪，清肝利胆退黄。方用清肝拔毒汤加减。

2. 气瘀毒着肝

右胁下癥积坚硬，应手而得，疼痛难忍，脘腹胀满，食欲减退，舌质紫黯或有瘀斑，脉象弦涩。治宜理气活血，解毒散结。方用化瘀毒汤加减。

3. 虚火毒损肝

右胁下块垒高突，坚硬如石，疼痛朝轻暮剧，形体消瘦，心烦少寐，口干咽燥，大便艰难，舌红苔光，脉象细数。治宜滋阴养液，拔毒降火。方用鳖甲清毒汤加三棱、莪术、䗪虫、穿山甲、皂角刺等。

三、食管癌

食管癌为常见恶性肿瘤之一。以吞咽困难、食物或黏液反流、进行性消瘦为主症。吞咽困难，常为继续性和进行性吞咽困难，开始仅是食物通过时有些不适感或堵塞感，数月后逐渐发展为食物通过受阻，先不能进固体食物，以后只能食流汁，最后完全不能进食。食物或黏液反流，由于食管癌肿不能使食物完全通过，故可出现食物反流；癌瘤可分泌大量黏液，因此也可出现黏液反流。进行性消瘦，主要由于不能正常进食和癌肿恶性消耗所致。此外，还可见胸部疼痛（胸骨后疼痛，有时可放射至背部或咽喉部）、声音嘶哑（为癌肿影响喉返神经所引起）、呃逆（癌肿影响膈神经所致）以及癌肿压迫气管可出现气急、干咳，侵蚀主动脉可出现大出血，并发食管气管瘘时，吞咽液体或进食时可引起咳呛及呼吸困难。故《严氏济生方》说："（噎膈）其为病也，令人胸膈痞闷，呕逆噎塞，妨碍饮食，胸痛彻背，或胁下支满，或怔忡喜忘，咽噎气不舒。"

1. 痰毒内阻

吞咽梗阻，胸膈痞闷，呕泛痰涎，舌苔薄白，脉象小弦滑。治宜化痰毒，降逆气。方用开膈消痰毒汤加减。

2. 瘀毒内结

饮食不得下，或虽下而复出，甚或呕吐物如赤豆汁，胸膈疼痛，固定不移，形体消瘦，肌肤干燥，舌红少津，或带青紫，脉象细涩。治宜逐瘀毒，宽胸膈，利食道。方用开膈破瘀毒汤加减。

3. 津枯火毒

食物格拒不下，或入而复出，甚至饮水难下，胸膈疼痛，形体消瘦，皮肤干枯，口干唇燥，心烦不安，胃中灼热，大便干结，状如羊矢，舌光红少津，脉象细数。治宜清火毒，养津液。方用黄连绞股蓝汤加减。

4. 阳虚寒毒

长期饮食不下，面色苍白，精神疲惫，面浮足肿，怯寒畏冷，呕泛白沫，大便不实，舌淡胖，脉沉细。治宜祛寒毒，补阳气。方用开膈祛寒毒饮加减。

四、胃癌

胃癌是临床最常见的肿瘤之一。其发病年龄以 40～60 岁最多，男性多于女性。临床表现，早期以上腹部不适，胃脘痞胀，或有隐痛；以后出现食欲减退，嗳气，胃脘疼痛加剧，或吞咽受阻，或朝食暮吐，暮食朝吐等。其上腹部饱胀不适，开始发作多呈间歇性，并能在减少食量或服助消化药物后缓解。胃脘疼痛，早期多为隐痛，晚期可有剧痛，疼痛无节律性，食后反而加重。食欲减退，尤其厌食油腻，厌恶肉类食物。吞咽受阻、食物反流，多为贲门部癌肿所引起。呕吐宿食，常为幽门部癌肿引起幽门梗阻的表现。晚期还可出现上腹部肿块、呕血、黑粪、极度消瘦，以及左锁骨上窝淋巴结肿大（提示已有转移）、腹水（为腹膜转移或转移至肝的征象）。

1. 气毒伤胃

胃脘胀满疼痛，嗳气或呃逆，食欲减退，呕吐反胃，舌色黯滞，苔薄白，脉多弦。治宜理气拔毒，和胃止痛。方用化气毒汤加减。

2. 痰湿毒中阻

胸膈满闷，食欲不振，厌食油腻，吞咽困难，泛吐痰涎，舌苔白腻，脉象弦滑。治宜化痰解毒，祛湿和中。方用二陈汤合玉枢丹加刀豆子、菝葜、藤梨根等。

3. 瘀血毒内结

胃脘刺痛拒按，痛有定处，或肿块质硬，不思饮食，呕吐宿食，或呕吐物如赤豆汁，或黑便如柏油状，舌质紫黯或有瘀点，脉象细涩。治宜化瘀毒，通胃气。方用化瘀毒汤加减。

4. 阳虚寒毒

胃脘疼痛，痛势不凶，喜温喜按，朝食暮吐，暮食朝吐，宿谷不化，或呕泛清水，面色苍白或萎黄，大便溏薄，舌淡苔白，脉象细弱。治宜温阳拔毒，和胃降逆。方用大理中汤加减。

5. 阴虚火毒

胃脘灼痛，嘈杂如饥，口干欲饮，食欲减退，五心烦热，大便干结，舌光红，脉细数。治宜养阴拔毒，安胃和中。方用黄连绞股蓝汤加减。

五、胰腺癌

胰腺癌原发性多于继发性，其继发性多由毗邻器官癌肿（如胃癌等）转移所致。发病年龄以 50～59 岁最多，男性多于女性。临床表现以腹部疼痛，纳减体轻，进行性黄疸为常见症状。腹痛，典型部位为中上腹和左季肋部，可向背部、前胸、右肩胛放射痛。早期常为定位难清的隐痛，随着病情发展，可有阵发性绞痛或持续性进行性加剧的钝痛，主要是癌肿压迫和侵蚀腹腔神经丛所致。食欲减退、体重减轻也是本病临床常见症状之一，并常伴腹泻、便秘、腹胀、恶心等，部分患者还可出现脂肪泻、高血糖、糖尿。癌肿溃烂或感染，可继发胆道感染出现发热。黄疸，以胰头癌为多见，胰体、胰尾癌在晚期也可出现黄疸，主要由于癌肿压迫并浸润胆总管及胆囊所致。其黄疸为阻塞性，呈进行性加深，伴浓茶样尿液、陶土色粪便、皮肤瘙痒等。此外，因胆汁郁结，常可引起肝脾肿大，晚期还可出现腹水和左锁骨上或直肠前陷凹肿大的淋巴结；部分胰体、胰尾癌可见肢体血栓性静脉炎，局部肢体浮肿。

1. 寒湿顽毒

目黄身黄，进行性加深，色如烟熏，脘腹疼痛，胸胁痞满，大便溏薄，舌淡苔腻，脉濡缓或沉迟。治宜温阳祛寒，拔毒消黄。方用温肝拔毒汤加减。

2. 瘀血积毒

身目俱黄，面色晦暗，腹中疼痛日渐加重，固定不移，舌暗有瘀斑，脉弦缓或沉涩。治宜化瘀祛毒，退黄定痛。方用膈下逐瘀汤加减。

3. 正虚毒结

目黄身黄甚深，腹胀疼痛，胁下肿块，形体消瘦，面色萎黄，神疲乏力，食欲减退，舌暗有紫点，苔薄白，脉弦细。治宜消结除毒，扶正退黄。方用鳖甲煎丸合四君子汤加减。

六、结肠癌

结肠癌是常见的肠道癌肿，多发于乙状结肠和直肠。其临床表现常以腹泻、便秘交替出现，血便和黏液便，腹胀肠鸣，肠绞痛为主症。左侧结肠癌主要为腹胀、便秘及腹痛，晚期粪便带鲜血或黏液。癌肿侵及直肠则出现里急后重，肉眼血便，粪便变细等特点；右侧结肠癌主要为消化不良，食欲不振，腹泻或便秘，或腹泻、便秘交替出现，腹胀腹痛，骶尾部持续性疼痛，发热等。具体可分为以下四种证型进行治疗。

1. 湿热毒蕴结于肠

腹部阵痛，下利赤白，里急后重，胸闷口苦，恶心纳呆，舌苔黄腻，脉象滑数。治宜清热解毒，化湿理肠。方用重剂白头翁汤加减。

2. 瘀血毒壅阻肠道

腹胀刺痛，腹中肿块坚硬，固定不移，大便脓血紫黑，里急后重，舌质紫黯或有瘀斑，脉沉弦或细涩。治宜祛瘀逐毒，理肠止痛。方用少腹逐瘀汤加减。

3. 阳虚寒毒累及脾肾

腹痛绵绵，喜按喜温，怯寒肢冷，便溏污浊，或五更泄泻，舌质淡，苔白腻，脉沉细无力。治宜温阳拔毒，理肠祛浊，兼以健脾益肾。方用温肠丸加红参、白术、石榴皮、蜂房、乌梅等。

4. 阴虚热毒，损及肝肾

腹痛隐隐，大便干结，口干咽燥，或有干呕，五心烦热，或潮热盗汗，头晕腰酸，舌淡少苔，脉弦细数。治宜滋阴败毒，调中理肠。方用黄连绞股蓝汤加八月札、川楝子、蚤休、无花果等。

七、膀胱癌

膀胱癌是泌尿系统常见的肿瘤，好发于 50 ~ 75 岁的男性，其临床症状常以无痛性血尿为先兆。早期多为间歇性无痛性血尿，后期可出现尿频、尿急、尿痛的膀胱刺激症状，晚期可触及下腹部肿块及腹股沟淋巴结肿大。具体可分为以下三种证型进行治疗。

1. 湿热毒阻脬

血尿频作，小腹疼痛，并常伴尿痛、尿急、尿频、尿热，舌质红，苔黄腻，脉象细数。治宜清热解毒，利湿通淋，活血止血。方用土茯苓饮加减。

2. 阴虚火毒灼脬

血尿持续，形体消瘦，口干唇燥，手足心热，大便干结，舌红苔光，脉小弦数。治宜滋阴解毒，清脬止血。方用知柏拔毒汤加减。

3.气虚寒毒伤脬

血尿常作，排尿不畅，淋漓不尽，神疲乏力，少气懒言，怯寒肢清，舌质淡，苔薄白，脉象沉缓。治宜补气温阳，祛寒拔毒。方用附子蠲毒汤加减。

总之，中草药治疗癌肿有一定效果，但还缺乏规律性的研究，同一处方有的病例疗效甚好，有的病例则疗效不佳，经不起重复，疗效欠稳定，还须进一步研究，以此发挥中医药更大的作用。

第三节　癌瘤术后辨治要法

癌瘤术后往往人体气血受到重创，有形之癌瘤毒邪大部分清除，而无形之致癌毒邪犹存。若正气充足，余毒可沉伏不出；若正气不足以抑邪，则毒邪可引发癌瘤复发及转移。癌瘤术后犹存之"致癌毒邪"，与引发癌瘤复发转移之"癌毒"不同。癌毒通常是指癌肿本身或癌肿切除后不为肉眼所见，但尚能复发转移的残留毒邪。癌瘤术后之致癌毒邪内涵更为丰富，包括导致恶变的寒毒、热毒、湿毒、痰毒、瘀毒、气毒、食毒等诸毒邪，且各种毒邪往往夹杂存在。因此，癌瘤术后的毒邪，既有术后残留的实体癌毒，又有具恶变倾向的非实体毒邪，后者也可称为致癌的"毒"邪。癌瘤术后，致癌毒邪潜伏体内，虽外症不显，病情看似稳定，但实则不然，若调治不当，或外邪引动，则毒邪鸱张，恶化扩散，症势加剧。因此，癌瘤术后的治疗，有外症者，自须对症施治；无外症者，亦须时刻固护气血阴阳，调理脏腑，祛解毒邪。

一、补气健脾，化湿解毒

癌瘤属湿毒为患者，术后虽将有形之病灶切除，然体内无形之癌毒未清，气虚湿阻之体质状况未得改善。手术致脾胃更伤，气血化生不足，气虚无以化湿，湿邪或单独为患，或与余毒缠结，若湿毒再次交阻于内，则易成为术后复发之隐患。

癌瘤术后，脾虚湿毒证常见于结肠癌、胃癌、胆囊癌等术后。症见神疲乏力，形体消瘦，面色㿠白，食欲不佳，大便溏薄，舌苔薄白，质淡无华，脉象濡弱。治以益气为主，兼以养血，更以化湿解毒。方药以党参、白术、猪苓、茯苓、黄芪、红景天等为主。如有水肿、胸水、腹水者，可配伍葶苈子、葫芦壳、大腹皮、桑白皮、生姜皮、茯苓皮等利水消肿；有脾气不升，胃气不降而兼见短气懒言、崩漏带下、脱肛便溏者，可配伍升麻、枳壳等升阳提气；有脾虚湿滞，气机不畅，症见胸脘胀闷、两胁胀痛者，可配伍枳壳、香附、川楝子、合欢皮等行气宽中；有脾虚痰凝，见恶心呕吐、痰多黏腻、咯痰不爽者，可配伍半夏、生姜、瓜蒌、竹茹等化痰止呕。

治例：戴某，男，50岁，2010年7月19日诊。患胃癌伴淋巴结转移性癌术后1

个月，化疗 1 次后。病理示低分化腺癌。诊时胃脘痞闷，偶有隐痛，饮食少思，食后作胀，神疲少力，大便不实，舌苔薄白腻，脉沉滑、重按少力。此为胃气虚弱，痰湿毒停留。治当补益胃气，解毒散结。药用：生黄芪、白花蛇舌草、藤梨根、夜交藤各30g，太子参、白茯苓各25g，浙贝母、炒白术、夏枯草、合欢皮、炒谷芽、炒麦芽各20g，薜荔果、片姜黄、大枣各15g，铁皮石斛（先煎）12g，刀豆子、山慈菇、露蜂房各10g，炮山甲（先煎）、炙甘草各5g，14 剂。二诊：胃脘不适缓解，或神疲乏力，矢气较多，夜寐欠宁易醒，舌苔浮腻，脉沉滑。上方去夏枯草、藤梨根、薜荔果、铁皮石斛、片姜黄、山慈菇、大枣，加灵芝25g，淫羊藿、炙鸡内金各20g，补骨脂、炒当归、丝瓜络各15g，白英、石见穿各30g，14 剂。三诊：胃脘痞胀基本未作，精神较前振作，睡眠觉安，舌苔白腻中光剥，脉沉弱而滑。此为胃气渐充但仍虚，痰湿毒蕴未清。药用：生黄芪、太子参、白英、白花蛇舌草各30g，炒白术、灵芝、夏枯草、合欢皮、炙鸡内金各20g，白茯苓25g，淫羊藿、补骨脂、浙贝母、刘寄奴各15g，刀豆子、露蜂房各10g，片姜黄、铁皮石斛（先煎）各12g，炮山甲（先煎）、生甘草各5g，14 剂。后在此方基础上调理年余，病情稳定。

二、益血养阴，清火解毒

癌瘤属火毒为患者，术后虽将有形之病灶切除，然体内无形之癌毒未清；又术后脾胃损伤，气血化生不足，"火与元气不两立"，气血亏虚则阴火更旺；若兼行火燥之放疗，则阴血更耗，虚火或单独为患，或与余毒缠结，如火毒再次交阻于内，则易成为术后复发之隐患。

癌瘤术后阴虚火毒证，常见于肝癌、肺癌、胃癌等术后。症见咽干口燥，心烦易怒，或夜寐多梦，或小便短赤，或头痛，或干咳少痰、痰中带血，或骨蒸潮热，面红，目干涩痛，口苦，大便干结，舌苔中光、质红、有裂纹，脉细数或细弦。治以益血养阴为主，兼以补气，更以清火解毒。方药以石斛、浙贝母、白芍、天冬、麦冬、黄连、蛇舌草、野葡萄根等为主。如大便秘结者，加制大黄、火麻仁等泻火解毒、润肠通便；清热解毒药有苦寒败胃之虞，尽量炒制为用，并配伍和胃健脾之品，如党参、白术、茯苓、陈皮、砂仁、生姜等；滋养阴血之药易滋腻碍胃，亦当辅以健脾理气药，如陈皮、佛手、广木香等。

治例：尤某，男，52 岁，2014 年 9 月 10 日诊。食管鳞癌术后一年余，颈淋巴结肿大石硬，右肩疼痛，形体瘦弱，大便秘结，咽喉焮红，吞咽欠利，舌苔中光，脉象浮滑、重按无力。此为阴血亏虚，火毒内蕴。治当益血养阴，清火解毒。药用：炒天冬、炒麦冬、川石斛各12g，藤梨根、白花蛇舌草、野葡萄根各30g，浙贝母、石见穿、火麻仁、生麦芽各20g，皂角刺8g，蓬莪术、煅代赭石、太子参、生鸡内金各15g，净全蝎2g，制胆南星、制大黄、刀豆子各10g，生甘草5g，7 剂。二诊：症如前述，或咯吐痰涎，舌苔薄腻，脉沉滑。原方去炒麦冬，加天龙2条，姜半夏10g，7剂。三诊：颈部淋巴结缩小，石硬感有所转软，咽红便秘缓解，或语声嘶哑，舌苔光红、质微紫，脉沉细无力。原方去半夏，太子参增至20g，天冬增至15g，加木蝴蝶5g。7剂。后在此方基础上调理年余，病情稳定。

三、脾肾双补，祛寒散毒

癌瘤属寒毒为患者，术后虽将有形之病灶切除，然体内无形之癌毒未清；加之术后气血重伤，化疗药物更为寒凉之品而致脾肾阳气受损，寒邪易与余毒缠结，若寒毒酿热，亦为术后复发之因由。

癌瘤术后阳虚寒毒证，常见于肠癌、胃癌、肾癌、子宫内膜癌、卵巢癌、前列腺癌、胰腺癌等术后。症见形寒肢冷，面色㿠白，腰膝酸软，腹中冷痛，久泻久痢，五更泄泻，下利清谷，小便不利，肢体浮肿，甚则腹胀如鼓；或见小便频数，余沥不尽，或夜尿频多。舌淡胖或边有齿痕，舌苔白滑，脉沉细无力。治以温补脾肾为主，更以祛寒散毒。方药以附子、肉桂、桑寄生、盐续断、盐杜仲、炒党参、炒白术等为主。晚期癌瘤见阳虚损及阴者，可以适当配合补阴药如熟地黄、龟甲、山茱萸、菟丝子等，使阳根于阴，阳有所附，借养阴药之滋润以制补阳药之温燥。

治例：陈某，男，62岁，2016年12月16日诊。前列腺癌术后近半年，自觉肛门口有灼热感，小便或有失禁，腰部酸楚，面部潮红，苔黄腻，质紫红，脉沉细。此为脾肾两虚，寒毒内蕴。治当脾肾双补，祛寒散毒。药用：肉桂3g，桑寄生、盐杜仲、炒党参、炒泽泻、莪术、片姜黄各15g，盐续断12g，炒白术、射干、藤梨根、葶苈子、灵芝、鸡内金各20g，水杨梅根、煅牡蛎、煅龙骨各30g，炒桑螵蛸、炒黄连各5g，附子（先煎）、生甘草各6g，14剂。二诊：面部潮红，小便或失禁，舌薄净，质紫红，脉沉细。治当兼顾。原方去肉桂、炒泽泻、煅龙骨；加臭椿皮、葫芦壳各20g，补骨脂10g，益智仁、乌药各12g，14剂。三诊：服药后精神尚可，小便失禁较前好转，苔薄净紫红，舌底脉络偏紫。原方去葫芦壳、补骨脂；加葛根20g，降香8g。14剂。后在此方基础上加减调理1年，小便基本正常。

四、肝肾并补，清热疗毒

癌瘤属热毒为患者，术后虽将有形之病灶切除，然体内无形之癌毒未清，又术后气血损伤，无以滋养肝肾，加重阴虚内热，郁久化毒，则易成为术后复发之隐患。

癌瘤术后肝肾阴虚热毒证，常见于胆囊癌、胰腺癌、肾癌、子宫内膜癌、卵巢癌、前列腺癌等术后。症见腰膝酸软，潮热盗汗，目干眼花，眩晕耳鸣，面色黯黑或颧红，舌红少苔，脉沉弦数。治以滋养肝肾为主，兼以益气养血，更以清热解毒。方药以淫羊藿、黄柏、灵芝、鳖甲、地骨皮、石斛、当归、半枝莲、野葡萄根等为主。

治例：朱某，女，60岁，2014年3月24日诊。子宫内膜癌术后3年，语声不扬，神疲乏力，口内糜烂反复不愈，舌苔薄净，边伴齿痕，脉细弱而数，自觉口干。此为肝肾阴虚，热毒内蕴。治当肝肾并补，清热疗毒。药用：制女贞子25g，炙龟板（先煎）、炙鳖甲（先煎）、地骨皮、白茯苓各15g，枸杞子、浙贝母、炒天冬、炒麦冬各12g，淫羊藿、夏枯草、炒麦芽各20g，炒川柏10g，人中白6g，木蝴蝶、炒川连、桔梗、生甘草各5g，14剂。二诊：口内糜烂已愈，语声重浊，咽红，脉缓滑，重按无力。原方去麦冬、炙鳖甲、地骨皮；加北沙参12g，铁皮石斛（先煎）8g，八月札15g，28剂。三诊：胃脘或不适，口干唇燥，余症详前。原方去夏枯草、天冬、桔梗；加姜半夏10g，炙鸡内金15g，21剂。四诊：精神较前振作，劳累时四肢酸楚，腰部酸软，面色少华，苔薄净，舌底脉络微紫，脉细弱。原方去木蝴蝶、北沙参、八月札；加广藿香10g，络石藤15g，炒白术20g，14剂。后在此方基础上加减调理2年，诸症平稳。

五、温肺益气，化痰解毒

癌瘤属痰毒为患者，术后虽将有形之病灶切除，然体内无形之癌毒未清，术后脾胃气血损伤，加重气虚，无以化痰，痰邪或与余毒缠结，则痰毒交阻于内，易有复发转移之虞。

癌瘤术后气虚痰毒证，常见于肺癌、淋巴瘤等术后。症见咳嗽痰多，痰中带血，胸痛气急，自汗低热，神疲乏力，舌淡，苔白滑或腻，脉滑或濡。治以温肺益气为主，更以解毒化痰。方药以干姜、五味子、炙紫菀、炙款冬花、化橘红、猫人参等为主。痰邪来源甚多，如兼因脾虚生痰者，配伍白术、茯苓等健脾药以化痰；如兼因气滞而痰气交阻者，配伍陈皮、佛手、砂仁、蔻仁等理气化痰。此外，还可配伍软坚药以化痰软坚，通经络药以化痰通络。

治例：王某，男，66岁，2014年4月16日诊。右肺癌化疗后，时有咳嗽，少眠或心烦，食欲减退，大便尚可，舌苔黄腻夹白，舌底脉络紫红，脉沉滑。此为肺气虚寒，痰毒内蕴。治当温肺益气，解毒化痰。药用：干姜、北五味子、琥珀屑、炒川连、生甘草各5g，炒麦冬12g，炙紫菀、姜半夏、化橘红各10g，茯苓、瓜蒌皮、炒白术各15g，白花蛇舌草、猫人参、金荞麦各30g，灵芝、合欢皮、炒鸡内金、炒麦芽各20g，7剂。二诊：药后症情有所缓解，苔黄腻，舌质淡紫红，脉弦滑。原方去化橘红、炙紫菀；加葛根20g，水蛭3g，佛手12g，7剂。后在此方基础上加减，间断性服药治疗3年，病情稳定。

六、疏肝利胆，调气解毒

癌瘤属气毒为患者，术后虽将有形之病灶切除，然体内无形之癌毒未清，手术损伤加重肝胆气滞，气毒交阻，易术后复发或转移。

癌瘤术后气毒证，常见于甲状腺癌、乳腺等术后。症见情志抑郁，胸胁或少腹胀满窜痛，或易怒、善太息，或见咽部异物感，或乳房胀痛，月经不调，痛经，舌苔薄白，脉弦。治以调气解毒为主，兼以行血，更以疏肝利胆。方药以香橼皮、合欢皮、柴胡、白芍、蛇舌草、藤梨根等为主。如兼痰者，配化痰药以理气化痰；兼湿者，配化湿药以理气化湿；兼瘀者，配化瘀药以理气化瘀。理气药大多辛香温燥，重用、久用会有化燥、伤阴、助火等弊端，可适当配伍养阴药物。

治例：孙某，女，44 岁，2014 年 6 月 27 日诊。甲状腺癌术后 1 年，睡眠不佳，或有畏寒，面色少华，大便秘结，苔薄黄，质微紫红，脉细滑、重按无力。此为肝胆气滞，余毒内蕴。治当疏肝利胆，调气解毒。药用：炒柴胡 8g，炒白芍、甘杞子、夏枯草、炒麦冬各 15g，龙胆草、琥珀屑、生甘草各 5g，制女贞、薏苡仁、蛇舌草、合欢皮、夜交藤、酸枣仁、大枣各 20g，浙贝母 12g，藤梨根 30g，生麦芽 25g，7 剂。二诊：药后睡眠、食欲尚可，面色少华，颈项不适，苔薄黄脉细滑。原方去夜交藤、夏枯草；加炒当归、香橼皮各 15g，片姜黄 12g，粉葛根 20g，7 剂。三诊：睡眠、脘腹不适较前好转，肩背部酸痛，皮肤常有细小丘疹。原方去葛根、甘杞子、香橼皮、龙胆草；炒麦冬减至 12g，炒当归减至 12g，酸枣仁减至 15g，加炙鸡内金、生槐花各 15g，地肤子、焦六曲各 20g。7 剂。后在此方基础上加减治疗 7 个月，诸症平稳。

七、益肾化浊，祛湿渗毒

癌瘤属浊毒为患者，术后虽将有形之病灶切除，然体内无形之癌毒未清，手术致脏腑气血更伤，气虚无以化湿浊，湿毒或浊毒交结，易成术后隐患。

癌瘤术后浊毒证，常见于膀胱癌、肾癌等术后。症见小便频数，淋漓不净，神疲乏力，舌苔白腻或黄腻，脉细滑或缓滑。治以益肾化浊为主，兼以益气，更以祛湿渗毒。方药以生地黄、石斛、猪苓、茯苓、车前子、土茯苓、野葡萄根等为主。

治例：叶某，男，50 岁，2014 年 5 月 9 日诊。膀胱癌（肌层浸润）术后 3 个月。目前大小便畅，倦怠乏力，苔白黄腻，脉缓滑。此为浊毒蕴脬。治当益肾化浊，祛湿渗毒。药用：车前子、土茯苓、灵芝、桑寄生、炒麦芽各 20g，薏苡仁、白花蛇舌草、野葡萄根、水杨梅根各 30g，白茯苓、炒党参、炙鸡内金各 15g，猪苓 9g，炒生地黄 12g，鲜铁皮石斛 10g，生甘草 5g，14 剂。二诊：神疲乏力较前好转，小便频数，舌苔薄白黄腻，边有齿痕，脉缓滑。原方去桑寄生，党参增至 20g；加白茅根、石见穿各 30g，广藿香 10g，大枣 20g，14 剂。三诊：小便已畅通，大便或偏溏，舌苔薄白，脉沉滑。原方去石见穿；加枸杞子 15g，焦六曲 20g，14 剂。后在此方基础上加减治疗 1 年余，随访 4 年，精神尚可，大小便基本正常。

八、清脑通络，坚骨疗毒

癌瘤属脑络瘀毒为患者，术后虽将有形之病灶切除，然体内无形之癌毒未清，术后气血损伤，无以贯通脑络骨髓，瘀毒内蕴，则留后患。

癌瘤术后脑络瘀毒证，常见于脑瘤、骨髓癌、间质瘤等术后。症见头痛、头晕，耳鸣眼花，恶心，视物模糊、视歧，睑废，言语不利，肢麻，甚则出现舌强、失语、抽搐、震颤、昏厥，舌质黯，舌下络脉瘀，脉象细涩。治以清脑通络为主，兼以行气，更以坚骨疗毒。方药以鳖甲、生地黄、天冬、枸杞子、水蛭、穿山甲、川芎、白附子、僵蚕、蜈蚣、牡蛎、黄芪、葛根等为主。如瘀与寒结，须与温热药如桂枝、生姜、吴茱萸等配伍；如兼气滞，须与理气药如乌药、香附、枳壳等配伍；如兼气虚，可配伍益气扶正中药如黄芪、茯苓、党参等。

治例：莫某，男，47 岁，2016 年 6 月 28 日诊。2016 年 5 月 16 日因突然昏厥，住院发现左颞叶占位。术后诊断：脑胶质瘤Ⅲ级。病理诊断：少量胶质细胞癌。现已术后化疗 1 月余，头胀不适，行路不稳，头重脚轻，易跌扑，面部热感，纳可，二便调，夜寐安，舌红，苔薄白，脉弦。此为瘀阻脑络，余毒内蕴。治当清脑通络，坚骨疗毒。药用：葛根、生黄芪各 20g，川芎、陈胆南星、竹沥半夏、桃仁、炙僵蚕各 10g，制白附子 9g，制大黄 6g，炙鳖甲（先煎）、枸杞子各 15g，蜈蚣 2 条，漏芦 12g，7 剂。二诊：症情缓解，纳可，二便可，寐安，舌红，苔薄白，脉细。原方加川石斛 12g，14剂。三诊：已无头胀，步态平稳，纳可，大便可，口不渴，舌红，苔薄白，脉细数。原方 14 剂。四诊：诸症平稳，唯口气重，舌红，苔薄腻，脉浮数。首诊方加佩兰叶 9g，14 剂。五诊：有时鼻塞，舌红中裂，脉弦。首诊方加白蒺藜、沙苑子、炒黄芩、辛夷各 9g，14 剂。六诊：患者手术 1 年后，生活完全自理，已恢复工作，言语、思维、动作如常人。首诊方去生地黄，加党参 12g，14 剂。随访 2 年，诸症平稳。

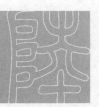

<h2 style="text-align:center">一　画</h2>

一枝黄花汤（作者验方）：麻黄、防风、常山、一枝黄花、细辛、僵蚕、杏仁、桔梗、甘草、葱白、生姜。

<h2 style="text-align:center">二　画</h2>

二陈汤（《太平惠民和剂局方》）：半夏、橘红、茯苓、甘草，另加生姜、乌梅。

十全大补丸（《太平惠民和剂局方》）：人参、当归、川芎、白芍、熟地黄、白术、茯苓、甘草、黄芪、肉桂。

八正散（《太平惠民和剂局方》）：木通、车前子、萹蓄、瞿麦、滑石、甘草梢、大黄、栀子、灯芯。

九一丹（《医宗金鉴》）：石膏、升丹。

<h2 style="text-align:center">三　画</h2>

三仁汤（《温病条辨》）：杏仁、滑石、通草、蔻仁、竹叶、厚朴、生薏苡仁、半夏。

三苏保和汤（作者验方）：苏叶、藿香、薄荷、莱菔子、神曲、山楂、麦芽、黄连、姜半夏、连翘、陈皮、鸡内金。

土茯苓饮（作者验方）：土茯苓、鸭跖草、白茅根、白花蛇舌草、海金沙、生地黄、小蓟、紫花地丁、蒲公英、冬瓜皮、蝉蜕、大黄。

大已寒丸（《太平惠民和剂局方》）：荜茇、肉桂、干姜、高良姜。

大青解毒汤（作者验方）：大青叶、僵蚕、野菊花、蝉蜕、羚羊角、人工牛黄、天花粉、大黄、连翘、鲜石菖蒲。

大承气汤（《伤寒论》）：大黄、厚朴、枳实、芒硝。

大柴胡汤（《金匮要略》）：柴胡、黄芩、芍药、半夏、枳实、大黄、大枣、生姜。

大理中汤（作者验方）：红参、炒白术、干姜、炙甘草、熟附子、吴茱萸、九香虫、干蟾皮、藤梨根、八月札、半夏。

大黄牡丹汤（《金匮要略》）：大黄、牡丹皮、桃仁、冬瓜子、芒硝。

大黄黄连泻心汤（《伤寒论》）：大黄、黄连。

山楂理毒汤（作者验方）：山楂、蒲黄、五灵脂、艾绒、莪术、延胡索、青皮、白术、鸡内金、蜈蚣。

小肺经增液解毒汤（作者验方）：麦冬、生地黄、玄参、天花粉、鱼腥草、板蓝根、川贝母、白蜜。

小蜂房紫菀拔毒汤（作者验方）：露蜂房、炙紫菀、蜈蚣、炙黄芪、炒党参、姜半夏、煅赭石、炙甘草、当归。

四　画

开膈祛寒毒饮（作者验方）：附子、红参、白术、黄芪、猪苓、干姜、蜂房、干蟾皮、蜣螂虫、大枣、炙甘草。

开膈破瘀毒汤（作者验方）：三棱、莪术、五灵脂、参三七、急性子、蜣螂虫、干蟾皮、龙葵、徐长卿、当归、刀豆子、红枣。

开膈消痰毒汤（作者验方）：姜半夏、干蟾皮、刀豆子、枳椇子、代赭石、八月札、急性子、天南星、徐长卿、象贝母、沉香、红枣。

天花粉败毒汤（作者验方）：天花粉、四叶参、蒲公英、生石膏、金银花、野菊花、连翘、北沙参、生麦冬、土牛膝、玄参、生甘草、生白蜜。

天竺黄化毒汤（作者验方）：天竺黄、制僵蚕、桑白皮、生石膏、鱼腥草、大黄、川贝母、瓜蒌、蚤休、白头翁、西洋参、生甘草、猴枣散。

木香槟榔丸（《儒门事亲》）：木香、槟榔、青皮、陈皮、莪术、黄连、黄柏、大黄、香附、黑牵牛。

五生止血汤（作者验方）：生藕节、生侧柏叶、生大黄、生赭石、生参三七粉。

五味子汤（《景岳全书》）：五味子、麦冬、黄芪、人参、甘草。

五味消毒饮（《医宗金鉴》）：金银花、野菊花、蒲公英、紫花地丁、紫背天葵。

五虎追风散（山西史传恩家传方）：僵蚕、制胆南星、天麻、全蝎、蝉蜕、朱砂。

五神汤（《外科真诠》）：茯苓、金银花、牛膝、车前子、紫花地丁。

五积散（《太平惠民和剂局方》）：苍术、白芷、川芎、半夏、茯苓、当归、陈皮、麻黄、干姜、肉桂、厚朴、甘草、白芍、枳壳、桔梗、生姜。

五藤解毒祛风汤（作者验方）：忍冬藤、络石藤、红藤、鸡血藤、海风藤、野桑枝、石膏、生地黄、赤芍、紫草、僵蚕、人工牛黄。

太和神术散（罗太无方，《医方集解》）：苍术、陈皮、藿香、厚朴、石菖蒲、甘草、生姜、大枣。

少腹逐瘀汤（《医林改错》）：桂心、赤芍、干姜、当归、川芎、蒲黄、五灵脂、没药、玄胡索、小茴香。

牛黄承气汤（《温病条辨》）：即安宫牛黄丸化开，调生大黄末。

牛黄清心丸（《痘疹世医心法》）：牛黄、朱砂、黄连、黄芩、栀子、郁金。

牛蒡解肌汤（《疡科心得集》）：牛蒡子、薄荷、荆芥、连翘、栀子、牡丹皮、石斛、玄参、夏枯草。

升降散（《寒温条辨》）：僵蚕、蝉蜕、姜黄、大黄。

升麻托毒汤（作者验方）：黄连、黄芩、栀子、绿升麻、犀角（可用水牛角）、连翘、金银花、蒲公英、蚤休、野菊花、生地黄、赤芍。

化气毒汤（作者验方）：八月札、无花果、枳壳、黄连、玉蝴蝶、绿豆衣、皂角刺、青皮、九香虫。

化湿毒汤（作者验方）：黄连、土茯苓、黄柏、苍术、半枝莲、薏苡仁、野菊、金银花、茵陈、白鲜皮。

化瘀毒汤（作者验方）：当归、赤芍、牡丹皮、刘寄奴、石见穿、威灵仙、蓬莪术、大黄、乳香、䗪虫、露蜂房。

化痰毒汤（作者验方）：皂角刺、制胆南星、白芥子、牵牛子、半夏、石见穿、漏芦、白僵蚕、全蝎、甘草。

化瘀利水汤（作者验方）：当归、赤芍、红花、桃仁、蒲黄、生黄芪、益母草、蝉蜕、土茯苓、茯苓皮、生姜皮、大黄。

乌头汤（《金匮要略》）：麻黄、芍药、黄芪、甘草、川乌、蜂蜜。

乌蛇驱风汤（《朱仁康临床经验集》）：乌蛇、蝉蜕、荆芥、防风、羌活、白芷、黄芩、黄连、金银花、连翘、甘草。

丹参化毒汤（作者验方）：丹参、生山楂、绞股蓝、黄芪、红花、红参、甘草、参三七、露蜂房、南星。

凤尾草解毒汤（作者验方）：凤尾草、地锦草、黄连、酒炒黄芩、炒车前子、陈艾叶、焦山楂、莱菔子、焦神曲、煨木香、炙甘草。

风毒消肿汤（作者验方）：净麻黄、生石膏、白茅根、连翘、金银花、野菊花、车前子、冬瓜皮、生姜皮、蝉蜕、紫背浮萍。

六君子汤（《医方考》）：人参、白术、茯苓、甘草、陈皮、半夏。

六神丸（《雷允上诵芬堂方》）：珍珠粉、牛黄、麝香、雄黄、蟾酥、冰片，研细末为丸。

水蛭化毒汤（作者验方）：水蛭、干蟾皮、桑白皮、蒲公英、连翘、金银花、白头翁、葶苈子、桃仁、瓜蒌、海藻、川贝母。

五 画

玉枢丹（《麻科活人全书》引《丹溪心法附余》太一神丹）：雄黄、五倍子、山慈菇、红芽大戟、千金子、朱砂、麝香。

玉屏风散（《世医得效方》）：黄芪、白术、防风。

甘露消毒丹（《温热经纬》）：滑石、茵陈、黄芩、石菖蒲、川贝母、木通、藿香、射干、连翘、薄荷、白豆蔻。

龙胆泻肝汤（东垣方，《医宗金鉴》）：龙胆草、柴胡、泽泻、当归、车前子、木通、生地黄、黄芩、栀子、甘草。

平胃散（《太平惠民和剂局方》）：苍术、厚朴、陈皮、甘草。

四君子汤（《太平惠民和剂局方》）：人参、白术、茯苓、甘草。

四妙勇安汤（《验方新编》）：玄参、当归、金银花、甘草。

生肌玉红膏（《外科正宗》）：当归、白芷、白蜡、轻粉、甘草、紫草、血竭、麻油。

代抵当丸（《证治准绳》）：当归尾、大黄、山甲片、芒硝、桃仁、官桂、生地黄。

代麻黄汤（作者验方）：青防风、荆芥穗、一枝黄花、淡豆豉、制僵蚕、连翘、野菊花、川独活、生甘草。

白头翁汤（《伤寒论》）：白头翁、黄柏、黄连、秦皮。

白虎汤（《伤寒论》）：生石膏、知母、粳米、甘草。

加味三子养亲汤（作者验方）：苏子、莱菔子、白芥子、半夏、僵蚕、地龙、葶苈子、紫菀、蜂房。

加味玉真散（作者验方）：天南星、防风、白芷、羌活、天麻、白附子、全蝎、蜈蚣、僵蚕。

加味苇茎汤（作者验方）：苇茎、薏苡仁、冬瓜仁、桃仁、贝母、皂角刺、白英、鱼腥草、僵蚕、人工牛黄。

加味桔梗汤（《医学心悟》）：桔梗、甘草、贝母、橘红、薏苡仁、葶苈子、白及。

加味麻杏甘石汤（作者验方）：麻黄、生石膏、杏仁、甘草、鱼腥草、桑白皮、蚤休、蒲公英、川贝母、僵蚕。

加味清营汤（《脾胃明理论》）：水牛角、玄参、麦冬、鲜石斛、黄连、连翘、金银花、淡竹叶、丹参、牡丹皮、大青叶。

加味清燥救肺汤（作者验方）：桑叶、石膏、人参、甘草、胡麻仁、阿胶、麦冬、杏仁、枇杷叶、绞股蓝、鱼腥草、天花粉、白茅根、生白蜜。

加重风毒消肿汤（作者验方）：生麻黄、生石膏、紫背浮萍、蒲公英、紫花地丁、白茅根、玄参、赤芍、金银花、生姜皮、茯苓皮、葎草、蝉蜕。

六 画

芍药疗毒汤（作者验方）：生白芍、生赤芍、石榴皮、木瓜、五味子、蚤休、生地黄、玄参、栀子、川楝子、生鸡内金、丹参。

百部酒（《赵炳南临床经验集》）：百部、75% 酒精。

至宝丹（《太平惠民和剂局方》）：生乌犀屑（可用水牛角）、生玳瑁屑、琥珀、朱砂、雄黄、龙脑、麝香、牛黄、安息香、金箔、银箔，研末为丸。

托毒建中汤（作者验方）：炙桂枝、黄芪、白芍、露蜂房、蒲公英、生鸡内金、红枣。

虫蛇拔毒祛风汤（作者验方）：全蝎、蜈蚣、露蜂房、蜣螂虫、乌梢蛇、蕲蛇、黄芪、生地黄、地龙、乳香、威灵仙、鸡血藤。

竹叶石膏汤（《伤寒论》）：竹叶、石膏、人参、麦冬、半夏、甘草、粳米。

竹沥败毒饮（作者验方）：鲜竹沥、羚羊角、川贝母、天竺黄、胆南星、青礞石、生石膏、鲜石菖蒲、大黄、僵蚕。

仿防风通圣散（作者验方）：防风、荆芥、连翘、麻黄、石膏、薄荷、大黄、芒硝、栀子、独活、板蓝根、天花粉。

血府逐瘀汤（《医林改错》）：桃仁、红花、当归、生地黄、川芎、赤芍、牛膝、桔梗、柴胡、枳壳、甘草。

羊乳抽毒饮（作者验方）：羊乳、天花粉、麦冬、北沙参、甘草、川贝母、青黛、地骨皮、僵蚕、玄参、栀子。

安宫牛黄丸（《温病条辨》）：牛黄、郁金、犀角（可用水牛角）、黄连、朱砂、梅片、麝香、真珠、栀子、雄黄、黄芩，上药极细末，炼蜜做丸，金箔为衣。

冰硼散（《外科正宗》）：冰片、朱砂、玄明粉、硼砂。

阳和汤（《外科证治全生集》）：熟地黄、肉桂、麻黄、鹿角胶、白芥子、姜炭、生甘草。

防己黄芪汤（《金匮要略》）：防己、甘草、白术、黄芪。

防风秦艽汤（《外科正宗》）：防风、秦艽、当归、川芎、生地黄、白芍、茯苓、连翘、槟榔、甘草、栀子、地榆、槐角、白芷、苍术。

防风通圣散（《宣明论方》）：防风、连翘、麻黄、薄荷、荆芥、白术、栀子、川芎、当归、芍药、大黄、芒硝、石膏、黄芩、桔梗、甘草、滑石。

七　画

苇茎汤（《备急千金要方》）： 苇茎、薏苡仁、桃仁、冬瓜子。

苍术鸡金化毒汤（作者验方）： 苍术、白术、大腹皮、鸡内金、炒党参、干姜、地骷髅、厚朴、露蜂房、制大黄。

苍术黄连化毒汤（作者验方）： 黄连、苍术、苦参、赤芍、地肤子、土茯苓、蜈蚣、蒲公英。

芪附拔毒汤（作者验方）： 熟附子、黄芪、吴茱萸、白术、党参、露蜂房、蜈蚣、土茯苓、升麻、鹿角片、当归。

苏合香丸（《苏沈良方》）： 吃力伽（白术）、光明砂、麝香、诃子皮、香附、沉香、丁香、青不香、安息香、白檀香、荜茇、犀角（可用水牛角代）、熏陆香、苏合香、龙脑香，捣为极细末，白蜜煎沸，去沫和为丸。

苏藿祛毒汤（作者验方）： 紫苏、藿香、制厚朴、姜半夏、炙鸡内金、炒黄连、石菖蒲、白蔻仁、玉枢丹、焦山楂、生姜。

攻毒承气汤（作者验方）： 生大黄、芒硝、黄连、枳实、芦荟、玄参、人中黄。

沉香散（《金匮翼》）： 沉香、石韦、滑石、当归、橘皮、冬葵子、甘草、王不留行。

补阳还五汤（《医林改错》）： 黄芪、当归尾、赤芍、地龙、川芎、桃仁、红花。

附子蠲毒汤（作者验方）： 附子、白术、黄芪、益母草、晚蚕沙、威灵仙、补骨脂、杜仲、甘草、带皮茯苓。

驱风散热饮子（《审视瑶函》）： 连翘、牛蒡子、羌活、薄荷、大黄、赤芍、防风、当归、甘草、栀子、川芎。

八　画

苦参安心解毒汤（作者验方）： 苦参、灵磁石、丹参、蚤休、金银花、玄参、生蒲黄、石菖蒲、生晒参、生甘草。

板蓝根清毒汤（作者验方）： 板蓝根、人工牛黄、石膏、大青叶、金银花、僵蚕、牛蒡子、玄参、大黄、栀子、蝉蜕、薄荷、桔梗、甘草。

板蓝根清毒加苦参汤（作者验方）： 板蓝根清毒汤加苦参、生麦冬、玉竹、白薇。

拔毒六磨汤（作者验方）： 沉香、大黄、木香、槟榔、枳实、八月札、火麻仁、黄连、蟑螂虫、鸡内金、牵牛子。

拔毒归脾汤（作者验方）： 归脾汤加阿胶、穿心莲、丹参、苦参。

拔毒黄连阿胶汤（作者验方）： 黄连、黄芩、白芍、阿胶、枳实、制大黄炭、地锦草、石榴皮、半枝莲、白槿花。

拔毒温心汤（作者验方）： 鹿角胶、黄芪、红参、参三七、附子、红花、北五加皮、甘草。

拔毒温中汤（作者验方）：红人参、甘草、大枣、川椒、干姜、姜黄、厚朴。

拔毒温肺散（作者验方）：黄芪、蛤蚧、红参、苏子、蝎尾、川贝母、五味子。

拔毒滋心汤（作者验方）：白薇、麦冬、酸枣仁、生地黄、丹参、苦参、珍珠母。

拔毒滋肺汤（作者验方）：鱼腥草、黄芩、桑叶、佛耳草、北沙参、麦冬、天花粉。

肾气丸（《金匮要略》）：干地黄、山药、山茱萸、泽泻、茯苓、牡丹皮、附子、桂枝。

败毒止痉饮（作者验方）：鲜生地、玄参、天花粉、紫草、蚤休、生石膏、蝉蜕、僵蚕、水牛角、羚羊角、鲜石菖蒲。

败毒化痹汤（作者验方）：制川乌、黄芪、当归、补骨脂、乳香、白花蛇舌草、威灵仙、甘草、蜂蜜。

败毒理肠汤（作者验方）：地锦草、黄连、黄芩、制大黄、银花炭、萹蓄、马齿苋、神曲。

败毒羚钩汤（作者验方）：羚羊角、鲜生地黄、生赤芍、钩藤、桑叶、野菊花、大青叶、琥珀屑、僵蚕、地龙、蝉蜕、生甘草。

知柏地黄丸（《医宗金鉴》）：六味地黄加黄柏、知母。

知柏拔毒汤（作者验方）：知母、黄柏、生蒲黄、生地黄、生白芍、茅根、鸭跖草、生牡蛎、桑寄生、绞股蓝、车前子。

金铃子散（《太平圣惠方》）：川楝子、延胡索。

肥儿丸（《医宗金鉴》）：人参、茯苓、白术、黄连、胡黄连、使君子、神曲、麦芽、山楂、芦荟、甘草。

实热败毒汤（作者验方）：生石膏、知母、黄连、黄芩、栀子、大黄、金银花、蚤休、人工牛黄、蝉蜕、僵蚕。

实脾散（《严氏济生方》）：厚朴、白术、木瓜、木香、草果仁、大腹子、炮附子、白茯苓、炮干姜、炙甘草、生姜、大枣。

泻心汤（《金匮要略》）：大黄、黄连、黄芩。

泻黄散（《小儿药证直诀》）：栀子、石膏、生甘草、藿香叶、防风。

参附龙牡汤（作者验方）：人参、附子、龙骨、牡蛎。

参附蜈蚣汤（作者验方）：红参、红花、炙甘草、淡附片、炙桂枝、炒川芎、细辛、炙黄芪、丹参、石菖蒲、蜈蚣。

九　画

荆防汤（《眼科集成》）：荆芥、防风、当归、生地黄、牡丹皮、蝉蜕、柴胡、赤芍、黄芩、车前子。

茵陈鲜皮解毒汤（作者验方）：茵陈、黄连、大黄、连翘、土茯苓、虎杖根、贯众、白鲜皮、栀子、柴胡、秦艽、生鸡内金、生麦芽。

厚肠疗毒汤（作者验方）：黄芩、黄连、地锦草、木香、神曲、鸡内金。

贯众解毒饮（作者验方）：贯众、苦参、蝉蜕、常山、秦艽、僵蚕、连翘、金银花、生甘草、炙甘草、薏苡仁、大豆黄卷、党参。

重剂白头翁汤（作者验方）：白头翁、秦皮、黄连、黄柏、枳实、制大黄、赤芍、水牛角、马齿苋、白花蛇舌草、金银花、生甘草。

保安万灵丹（《医宗金鉴》）：茅术、羌活、荆芥、何首乌、川乌、乌药、川芎、甘草、石斛、全蝎、防风、细辛、当归、麻黄、天麻、雄黄。

急黄汤（作者验方）：黄连、茵陈、紫草、栀子、赤芍、牡丹皮、升麻、玄参、水牛角片、牛黄、半枝莲、白花蛇草。

肺经增液解毒汤（作者验方）：生麦冬、生地黄、玄参、天花粉、北沙参、板蓝根、鱼腥草、生石膏、川贝母、地骨皮、生甘草、生白蜜。

活血退黄汤（作者验方）：当归、红花、赤芍、䗪虫、蜣螂虫、蓬莪术、生鸡内金、苍术、白鲜皮、大黄、马鞭草、茵陈。

穿心莲化毒汤（作者验方）：穿心莲、大青叶、生地黄、白头翁、水牛角、生石膏、苦参、玄参、石菖蒲、黄连、生甘草。

济生肾气丸《严氏济生方》）：炮附子、官桂、茯苓、泽泻、山药、山萸肉、牡丹皮、牛膝、车前子、熟地黄。

祛风胜湿汤（《朱仁康临床经验集》）：荆芥、防风、羌活、蝉蜕、茯苓、陈皮、金银花、甘草。

祛毒茵䗪汤（作者验方）：茵陈、白鲜皮、蜂房、当归、红花、赤芍、蒲黄、三棱、莪术、马鞭草、牡蛎、䗪虫。

祛毒胃苓汤（作者验方）：桂枝、泽泻、茯苓皮、猪苓、苍术、白术、陈皮、厚朴、生姜皮、蜈蚣、露蜂房、萆薢、甘草。

祛毒痛泻要方（作者验方）：八月札、青皮、黄连、地锦草、白术、白芍、陈皮、防风、升麻。

祛湿散（《朱仁康经验集》）：黄柏、白芷、轻粉、石膏、冰片。

祛瘀化毒止血汤（作者验方）：桃仁、赤芍、水蛭、制大黄、蒲黄、参三七、人工牛黄、沉香。

神犀丹（《温热经纬》）：犀角、石菖蒲、黄芩、生地黄、金银花、金汁、连翘、板蓝根、淡豆豉、玄参、天花粉、紫草。

绞股蓝清毒饮（作者验方）：绞股蓝、苦参、丹参、生晒参、五味子、生甘草、生蒲黄、生酸枣仁、生麦冬、生牡蛎、生龙骨。

除湿胃苓汤（《医宗金鉴》）：苍术、陈皮、厚朴、白术、猪苓、茯苓、泽泻、滑石、甘草、防风、栀子、木通、肉桂。

十　画

莱菔子解毒汤（作者验方）：莱菔子、大黄、制厚朴、淡干姜、紫苏、黄连、番泻叶。

桃红四物汤（《医宗金鉴》）：桃仁、红花、当归、川芎、熟地黄、芍药。

桃核承气汤（《伤寒论》）：桃仁、大黄、桂枝、甘草、芒硝。

逐毒失笑散（作者验方）：蒲黄、五灵脂、没药、乳香、延胡索、制大黄炭、参三七、紫珠草、山楂。

柴胡清肝汤（《医宗金鉴》）：柴胡、黄芩、生地黄、当归、白芍、川芎、栀子、天花粉、防风、牛蒡子、连翘、甘草。

健脾丸（《医方集解》）：人参、白术、陈皮、麦芽、山楂、枳实、神曲。

益母草化毒汤（作者验方）：益母草、当归、川芎、红藤、蒲公英、蒲黄、天花粉、金银花、生地黄、地榆、土茯苓。

益胃汤（《温病条辨》）：沙参、麦冬、玉竹、生地黄、冰糖。

凉膈散（《太平惠民和剂局方》）：大黄、朴硝、甘草、栀子、薄荷、黄芩、连翘、竹叶、蜂蜜。

消风清热饮（《朱仁康临床经验集》）：荆芥、防风、浮萍、蝉蜕、当归、赤芍、大青叶、黄芩。

消积化毒饮（作者验方）：黄连、黄芩、藿香、紫苏、半夏、山楂、神曲、鸡内金、大黄、红曲、延胡索、生姜。

消瘀定喘汤（作者验方）：当归、丹参、桂枝、红花、桃仁、苏子、葶苈子、降香、郁金、贝母、茯苓、蜂房、人参。

涤痰汤（《严氏济生方》）：半夏、胆南星、橘红、枳实、茯苓、人参、石菖蒲、竹茹、甘草、生姜、红枣。

通窍活血汤（《医林改错》）：赤芍、川芎、桃仁、红花、麝香、老葱、生姜、红枣。

十一画

理中丸（《伤寒论》）：人参、干姜、白术、炙甘草。

黄连地龙解毒汤（作者验方）：黄连、秦艽、地龙、全蝎、石菖蒲、滑石、白头翁、桑枝、蚕沙、土茯苓。

黄连阿胶汤（《伤寒论》）：黄连、黄芩、芍药、鸡子黄、阿胶。

石菖蒲郁金汤（《温病全书》）：鲜石菖蒲、广郁金、栀子、连翘、菊花、滑石、竹叶、牡丹皮、牛蒡子、竹沥、姜汁、玉枢丹。

黄连绞股蓝汤（作者验方）：黄连、绞股蓝、山海螺、天花粉、生地黄、麦冬、石斛、蜂蜜、生赭石、青黛。

黄连温胆汤（《六因条辨》）：黄连、半夏、陈皮、茯苓、甘草、竹茹、枳实、大枣、生姜。

黄连解毒汤（《外台秘要》引崔氏方）：黄连、黄芩、黄柏、栀子。

石菖蒲解毒汤（作者验方）：石菖蒲、青木香、徐长卿、制大黄、僵蚕、制南星、郁金、黄连、山慈菇、白檀香、水牛角、生姜汁。

萆薢祛毒汤（作者验方）：川萆薢、粉萆薢、苍术、猪苓、泽兰、茯苓皮、益母草、土茯苓、蝉蜕、官桂、生姜皮、蜈蚣。

排毒四物汤（作者验方）：即四物汤加何首乌、鸡血藤、桑椹、赤小豆、胡黄连。

排毒温肾汤（作者验方）：附子、补骨脂、巴戟天、海马、牛膝、猪苓、土茯苓、泽泻。

排毒滋肝汤（作者验方）：枸杞子、女贞子、生地黄、白芍、茵陈、白鲜皮、川楝子、白花蛇舌草。

排毒滋肾汤（作者验方）：地黄、知母、牡蛎、龟板、牛膝、黄柏、车前子、石韦。

野菊汤（作者验方）：野菊、大青叶、金银花、连翘、石膏、玄参、僵蚕、蝉蜕、浮萍、牛蒡子、生甘草。

银花葎草汤（《症状辨证与治疗》）：金银花、野菊花、蒲公英、白茅根、车前子、牡丹皮、冬瓜皮、小蓟、生地黄、葎草。

银翘散（《温病条辨》）：连翘、金银花、桔梗、薄荷、淡竹叶、甘草、荆芥穗、淡豆豉、牛蒡子。

麻逆开肺汤（作者验方）：麻黄、鱼腥草、生石膏、葶苈子、杏仁、僵蚕、猴枣散、鲜竹沥、生甘草、川贝母、蝉蜕。

麻黄细辛附子汤（《伤寒论》）：麻黄、细辛、附子。

羚角钩藤汤（《通俗伤寒论》）：羚羊角、桑叶、川贝母、生地黄、钩藤、菊花、白芍、甘草、竹茹、茯神。

羚角解毒汤（作者验方）：羚羊角、大青叶、连翘、金银花、野菊花、僵蚕、鲜石菖蒲、天花粉、生石膏、黄连。

清风解毒汤（作者验方）：秦艽、连翘、石膏、防风、葛根、羌活、野菊花、天花粉、地龙、僵蚕、蝉蜕。

清肝拔毒汤（作者验方）：生大黄、制大黄、黄连、厚朴、黄芩、生栀子、茵陈、半枝莲、白花蛇舌草、水牛角、人工牛黄、芦荟。

清肝润肺汤（《症状辨证与治疗》）：生赭石、桑白皮、川贝母、海蛤壳、青黛、栀子、地骨皮、麦冬、木蝴蝶、蜂蜜。

清肾败毒汤（作者验方）：水牛角、鸭跖草、白茅根、半枝莲、牡丹皮、赤芍、黄柏、生栀子、生地黄、蚤休、生大黄、蝉蜕。

清毒止痛汤（作者验方）：无花果、蒲公英、红藤、延胡索、鸡内金、红枣。

清带拔毒汤（作者验方）：炒黄柏、知母、生地黄、车前子、墓头回、土茯苓、椿根皮、苦参、败酱草、地榆、红藤、玄参。

清胃散（《兰室秘藏》）：黄连、牡丹皮、升麻、生地黄、当归身。

清咽下痰汤（作者验方）：玄参、桔梗、甘草、牛蒡子、贝母、瓜蒌、射干、荆芥、马兜铃、六神丸。

清营汤（《温病条辨》）：犀角（可用水牛角）、生地黄、玄参、竹叶心、麦冬、丹参、黄连、金银花、连翘。

清瘟败毒饮（《疫疹一得》）：犀角（可用水牛角）、黄连、黄芩、栀子、生石膏、知母、牡丹皮、赤芍、生地黄、玄参、连翘、鲜竹叶、桔梗、生甘草。

清震汤（《素问病机气宜保命集》）：升麻、苍术、荷叶。

十二画

琥珀逐毒汤（作者验方）：琥珀、丹参、红花、桃仁、当归、乳香、没药、牵牛子、泽兰、土茯苓、茯苓、泽泻、生姜皮。

葛根汤（《伤寒论》）：葛根、麻黄、桂枝、芍药、甘草、生姜、大枣。

葶苈泻肺解毒汤（作者验方）：葶苈子、地龙、制大黄、桃仁、水牛角、鱼腥草、金荞麦、芦根、败酱草、冬瓜仁、天花粉、麦冬、人工牛黄。

雄黄膏（《中医外科临床手册》）：雄黄、硫黄、氧化锌、凡士林。

紫苏干姜汤（《症状辨证与治疗》）：紫苏、干姜、木香、防风、神曲、麦芽、茯苓。

紫雪丹（《千金翼方》）：寒水石、滑石、磁石、石膏、玄参、升麻、甘草、芒硝、丁香、沉香、青木香、羚羊角、犀角（可用水牛角）、朱砂、麝香、黄金，多制成中成药服用。

猴枣散（《上海市中成药制剂规范》）：猴枣、羚羊角、麝香、硼砂、伽楠香、川贝母、青礞石、天竺黄。

普济消毒饮子（《东垣试效方》）：黄芩、黄连、连翘、玄参、板蓝根、马勃、牛蒡子、僵蚕、升麻、柴胡、陈皮、桔梗、甘草。

湿毒消肿汤（作者验方）：苍术、蚤休、白茅根、土茯苓、蒲公英、苦参、茯苓皮、冬瓜皮、金银花、地肤子、生姜皮。

温肝拔毒汤（作者验方）：附子、苍术、山慈菇、当归、蒲黄、干姜、红花、蜂房、茵陈、岩柏草、椒目、吴茱萸。

温肠丸（《杨氏家藏方》）：黄连、干姜、肉豆蔻、赤石脂、龙骨、吴茱萸、诃子。

温带拔毒汤（作者验方）：附子、露蜂房、吴茱萸、粉萆薢、蜈蚣、淫羊藿、蛇床子、黄芪、巴戟肉、补骨脂、土茯苓、蛇蜕。

犀地清络饮（《通俗伤寒论》）：犀角（可用水牛角）、牡丹皮、连翘、竹沥、鲜生地黄、赤芍、桃仁、生姜汁。

犀角地黄汤（《备急千金要方》）：犀角（可用重剂量水牛角）、生地黄、赤芍、牡丹皮。

犀角散（《备急千金要方》）：犀角（可用水牛角）、绿升麻、黄连、茵陈。

犀角解毒饮（《医宗金鉴》）：犀角（可用水牛角）、牛蒡子、荆芥穗、防风、连翘、金银花、赤芍、生地黄、黄连、灯心、甘草。

犀黄丸（《外科证治全生集》）：牛黄、麝香、乳香、没药。

十三画

蜂房土茯苓汤（作者验方）：熟附子、露蜂房、土茯苓、蜈蚣、桂枝、牛膝、蛴螬虫、桃仁、威灵仙、吴茱萸、蓬莪术、黄芪。

蜂房化毒汤（作者验方）：露蜂房、僵蚕、葶苈子、胆南星、蚤休、土茯苓、红花、麻黄、甘草、紫菀、莱菔子。

蜂房白芷逐毒汤（作者验方）：露蜂房、白芷、苍术、吴茱萸、附子、黄芪、土茯苓、蛇蜕、粉萆薢、升麻、益母草、当归。

蜂房灵脾拔毒汤（作者验方）：露蜂房、淫羊藿、鹿角片、黄芪、京三棱、蜈蚣、熟附子、补骨脂、马鞭草、当归、鬼箭羽、土茯苓。

蜂房紫菀拔毒汤（作者验方）：露蜂房、僵蚕、葶苈子、胆南星、蚤休、土茯苓、红花、麻黄、甘草、紫菀、莱菔子。

解毒白虎汤（作者验方）：石膏、知母、甘草、淡竹叶、大青叶、连翘、青蒿、天花粉、金银花。

解毒导痰汤（作者验方）：陈皮、半夏、胆南星、枳实、石菖蒲、藿香、山慈菇、茯苓、沉香、紫苏。

解毒辟秽止疟汤（作者验方）：常山、草果、槟榔、藿香、厚朴、苍术、石菖蒲、半夏、陈皮、茯苓、马鞭草、徐长卿。

滚痰丸（王隐君方，《丹溪心法附余》）：大黄、黄芩、礞石、沉香。

十四画

膈下逐瘀汤（《医林改错》）：五灵脂、当归、川芎、桃仁、牡丹皮、赤芍、乌药、延胡索、甘草、香附、红花、枳壳。

蜜根抽毒饮（作者验方）：蜜根、黄芪、紫菀、款冬花、苏子、当归、绞股蓝、炙甘草、露蜂房、五味子。

十五画及以上

聪耳芦荟丸（《杂病源流犀烛》）：大黄、芦荟、青黛、柴胡、龙胆草、当归、青皮、栀子、黄芩、木香、胆南星、麝香、神曲。

增液汤：玄参、生麦冬、生地黄。

僵蚕解毒汤（作者验方）：制僵蚕、地龙、羚羊角、山羊角、玄参、大青叶、野菊花、金银花、栀子、生石膏、鲜生地黄、黄连。

薏苡仁疗毒汤（作者验方）：生薏苡仁、生山药、生鸡内金、生黄芪、生白术、生晒参、绞股蓝、天花粉、炒麦芽。

燃照汤（《霍乱论》）：草果仁、淡豆豉、栀子、省头草、厚朴、半夏、黄芩、滑石。

藿香正气散（《太平惠民和剂局方》）：藿香、大腹皮、紫苏、茯苓、白芷、半夏曲、陈皮、厚朴、白术、桔梗、甘草。

藿朴夏苓汤（《医原》）：藿香、半夏、赤苓、杏仁、生薏苡仁、白蔻仁、猪苓、淡豆豉、泽泻、厚朴。

鳖甲清毒汤（作者验方）：炙鳖甲、生地黄、百合、地骨皮、麦冬、胡黄连、白薇、野菊花、僵蚕、赤芍。

鳖甲煎丸（《金匮要略》）：鳖甲、射干、黄芩、柴胡、鼠妇、干姜、大黄、芍药、桂枝、葶苈子、石韦、厚朴、牡丹皮、瞿麦、紫葳、半夏、人参、䗪虫、阿胶、蜂窠、朴硝、蜣螂、桃仁。